P. Weydt, S. Bernsen

Amyotrophe Lateralsklerose (ALS) und andere Motoneuronerkrankungen

Patrick Weydt, Sarah Bernsen

Amyotrophe Lateralsklerose (ALS) und andere Motoneuronerkrankungen

Mit Beiträgen von:
Johannes Friese, Meckenheim
Péter Körtvélyessy, Berlin

ELSEVIER

Elsevier GmbH, Bernhard-Wicki-Str. 5, 80636 München, Deutschland
Wir freuen uns über Ihr Feedback und Ihre Anregungen an kundendienst@elsevier.com

Amyotrophe Lateralsklerose (ALS) und andere Motoneuronerkrankungen kompakt, 1. Auflage, von Patrick Weydt und Sarah Bernsen (Hrsg.)

ISBN 978-3-437-21781-4
eISBN 978-3-437-05900-1

1. Auflage 2024

Wichtiger Hinweis
Die medizinischen Wissenschaften unterliegen einem sehr schnellen Wissenszuwachs. Der stetige Wandel von Methoden, Wirkstoffen und Erkenntnissen ist allen an diesem Werk Beteiligten bewusst. Sowohl der Verlag als auch die Autorinnen und Autoren und alle, die an der Entstehung dieses Werkes beteiligt waren, haben große Sorgfalt darauf verwandt, dass die Angaben zu Methoden, Anweisungen, Produkten, Anwendungen oder Konzepten dem aktuellen Wissensstand zum Zeitpunkt der Fertigstellung des Werkes entsprechen.
Der Verlag kann jedoch keine Gewähr für Angaben zu Dosierung und Applikationsformen übernehmen. Es sollte stets eine unabhängige und sorgfältige Überprüfung von Diagnosen und Arzneimitteldosierungen sowie möglicher Kontraindikationen erfolgen. Jede Dosierung oder Applikation liegt in der Verantwortung der Anwenderin oder des Anwenders. Die Elsevier GmbH, die Autorinnen und Autoren und alle, die an der Entstehung des Werkes mitgewirkt haben, können keinerlei Haftung in Bezug auf jegliche Verletzung und/oder Schäden an Personen oder Eigentum, im Rahmen von Produkthaftung, Fahrlässigkeit oder anderweitig übernehmen.

Für die Vollständigkeit und Auswahl der aufgeführten Medikamente übernimmt der Verlag keine Gewähr.
Geschützte Warennamen (Warenzeichen) werden in der Regel besonders kenntlich gemacht (®). Aus dem Fehlen eines solchen Hinweises kann jedoch nicht automatisch geschlossen werden, dass es sich um einen freien Warennamen handelt.

Bibliografische Information der Deutschen Nationalbibliothek
Die Deutsche Nationalbibliothek verzeichnet diese Publikation in der Deutschen Nationalbibliografie; detaillierte bibliografische Daten sind im Internet über https://www.dnb.de abrufbar.

24 25 26 27 28 5 4 3 2 1

In ihren Veröffentlichungen verfolgt die Elsevier GmbH das Ziel, genderneutrale Formulierungen für Personengruppen zu verwenden. Um jedoch den Textfluss nicht zu stören sowie die gestalterische Freiheit nicht einzuschränken, wurden bisweilen Kompromisse eingegangen. Selbstverständlich sind **immer alle Geschlechter** gemeint.

Planung: Ursula Jahn, München
Projektmanagement: Birgit Pietzsch, München; Michaela Mohr/Michael Kraft, mimo-booxx|textwerk., Büro für Verlagsdienstleistungen, Augsburg
Redaktion: Michaela Mohr/Michael Kraft, mimo-booxx|textwerk., Büro für Verlagsdienstleistungen, Augsburg
Herstellung: Dietmar Radünz, Leipzig
Satz: Thomson Digital, Noida/Indien
Druck und Bindung: EGEDSA, Sabadell (Barcelona)/Spanien
Umschlaggestaltung: SpieszDesign, Neu-Ulm
Titelfotografie: Zervikales Rückenmark (re.), Rückenmark mit Motoneuronen (Vergrößerung; li.) © Dr. med. Lea L. Friker und Dr. med. Annett Halle, Institut für Neuropathologie, Universitätsklinikum Bonn und DZNE Brain Bank, DZNE, Bonn

Aktuelle Informationen finden Sie im Internet unter **www.elsevier.de**

Vorwort

Amyotrophe Lateralsklerose gehört zu den schwerwiegendsten Diagnosen in der Neurologie und in der Medizin überhaupt. Die Krankheit stellt aufgrund ihres oft sehr raschen und immer unerbittlichen progredienten Verlaufs enorme Anforderungen an Patienten, Angehörige, Ärzte, Therapeuten und das gesamte Gesundheitssystem.

Obwohl die Krankheit weiterhin nicht heilbar ist, haben viele erfreuliche Fortschritte der Medizin dazu geführt, dass die Ursachen besser verstanden werden und dass viele Maßnahmen zur Verfügung stehen, um den Verlauf der Erkrankung erträglicher zu machen. In dem vorliegenden Buch haben wir unsere langjährige Erfahrung als Kliniker und Forscher zusammengefasst, die sich intensiv mit der amyotrophen Lateralsklerose (ALS) und anderen Motoneuronerkrankungen befasst haben. Wir sind dabei sehr dankbar, dass wir für zwei wichtige angrenzende Gebiete, die Frontotemporale Demenz und die spinale Muskelatrophie, auf die Unterstützung von zwei erfahrenen Klinikern, Dr. Friese und Dr. Körtvélyessy zurückgreifen konnten.

Das Buch „Amyotrophe Lateralsklerose (ALS) und andere Motoneuronerkrankungen" richtet sich vorrangig an Ärztinnen und Ärzte, sowohl im Krankenhaus als auch in der Niederlassung. Wir sind uns aber bewusst, dass viele Therapeuten und medizinisch vorgebildete Angehörige ebenfalls gut zugängliche Informationen zu dieser schweren Erkrankung suchen und hoffen, dass unser Buch auch ihnen nutzt.

Wir sind dem Elsevier Verlag dankbar, dass er die Notwendigkeit für ein gut zugängliches, wissenschaftlich und praktisch-klinisch orientiertes ALS-Fachbuch erkannt hat und uns die Möglichkeit gegeben hat, seine Plattform zu nutzen.

Neben den Fortschritten bei dem Verständnis der Ursachen der Erkrankung und beim Management der Symptome haben sich jetzt, nach einigen enttäuschenden Rückschlägen, auch wichtige neue therapeutische Durchbrüche ergeben, was uns vor Augen geführt hat, wie wichtig ein solches Fachbuch gerade zum jetzigen Zeitpunkt ist.

Es war sehr motivierend für uns zu sehen, dass wenige Wochen vor Drucklegung des Buches mit Tofersen zum ersten Mal seit fast 30 Jahren ein neues ALS-Medikament mit klar kankheitsmodifizierendem Effekt zugelassen wurde und wir dies noch in unser Buch einschließen konnten.

Wir hoffen, dass zukünftige Auflagen noch weitere Fortschritte auf diesem Gebiet aufnehmen werden können.

Dieses Buch wäre ohne die Unterstützung durch unsere Familien und unsere Freunde und Kollegen nicht möglich gewesen und wir sind Ihnen zu großem Dank für Ihr Verständnis für unser Projekt verpflichtet.

Bonn, im April 2024
PD Dr. Patrick Weydt
Dr. Sarah Bernsen

Benutzerhinweise

Kernaussagen

Das Wichtigste zu jedem Kapitel in Stichworten

PRAXISTIPP

Hinweise zur therapeutischen Praxis

MERKE

Wichtige Zusatzinformationen

INFO

Hintergrundinformationen und Ergänzungen zum vorgestellten Thema

CAVE

Warnhinweise

EXKURS

Themenbezogene Ergänzung

AUS DER PRAXIS

Patientenfälle aus der Praxis

Adressen

Dr. Sarah Bernsen
Fachärztin für Neurologie, neurologische Intensivmedizin und fachgebundene Humangenetik
Universitätsklinikum Bonn AöR
Zentrum für Neurologie
Klinik f. Neuromuskuläre Erkrankungen
Venusberg-Campus 1
53127 Bonn
und
Deutsches Zentrum für Neurodegenerative Erkrankungen (DZNE)
Standort Bonn
Venusberg-Campus 1
53127 Bonn

Dr. Johannes Friese
Facharzt für Kinder- und Jugendmedizin, Schwerpunkt Neuropädiatrie
Praxis für Kinder- und Jugendmedizin und Neuropädiatrie
Zypressenweg 9
53340 Meckenheim

PD Dr. Péter Körtvélyessy
Facharzt für Neurologie und fachgebundene Humangenetik
Charité Universitätsmedizin Berlin
MVZ Neurologie und Gedächtnissprechstunde
Hindenburgdamm 30
12200 Berlin

PD Dr. Patrick Weydt
Facharzt für Neurologie und fachgebundene Humangenetik
Universitätsklinikum Bonn AöR
Zentrum für Neurologie
Klinik f. Neuromuskuläre Erkrankungen
Venusberg-Campus 1
53127 Bonn
und
Deutsches Zentrum für Neurodegenerative Erkrankungen (DZNE)
Standort Bonn
Venusberg-Campus 1
53127 Bonn

Abkürzungen

A	
ACC	Acetylcystein
AChR	Acetylcholin-Rezeptor
Ak	Antikörper, Autoantikörper
ALS	amyotrophe Lateralsklerose
ALSAQ	Amyotrophic Lateral Sclerosis Assessment Questionnaire
ALSFRS-R	ALS Functional Rating Scale-revised
AOS	Sprechapraxie (Apraxia of Speech)
ASO	Antisense-Oligonukleotid/e
B	
BB	Blutbild
BFKS	benignes Faszikulations-Krampus Syndrom
BGA	Blutgasanalyse
BMI	Body-Mass-Index
BP	Bulbärparalyse
bvFTD	behavioral variant Frontotemporale Demenz
C	
CBD	kortikobasale Degeneration
CBS	kortikobasales Syndrom
CIDP	chronisch inflammatorische demyelinisierende Polyneuropathie
CK	Kreatinkinase
CM	zervikale Myelopathie
CMAP	Muskelsummenaktionspotenzial (Compound Muscle Action Potential)
CNV	chronisch neurogene Veränderungen
CSA	Cross-sectional Area
cTnT	kardiales Troponin T
D	
d	Tag/e
DD	Differenzialdiagnose/n
DGN	Deutschen Gesellschaft für Neurologie
dHMN	distale hereditäre Motoneuropathie/n
DMC	Dextromethorphan/Chinidin
DML	distal motorische Latenz
DNA	Desoxyribonukleinsäure
DTI	Diffusion Tensor Imaging
E	
ECAS	Edinburgh Cognitive and Behavioral ALS Screen
ED	Einzeldosis/-dosen
EEC	El-Escorial-Kriterien
EStG	Einkommensteuergesetz
EMG	Elektromyografie
ENG	Elektroneurografie
ER	endoplasmatisches Retikulum
F	
FAS	Flail-Arm-Syndrom
FEES	flexible endoskopische Evaluation des Schluckens
FEWDON-MND	Finger Extension Weakness and Downbeat Nystagmus Motor Neuron Disease
FLS	Flail-Leg-Syndrom
FOSMN	Facial Onset Sensory and Motor Neuropathy
FTD	Frontotemporale Demenz
FTLD	Frontotemporale lobäre Degeneration
FUS	Fused in Sarcoma
FVET	freiwilliger und bewusster Verzicht auf Essen und Trinken
G	
G-BA	Gemeinsamer Bundesausschuss
GdB	Grad der Behinderung
GenDG	Gendiagnostikgesetz (Gesetz über genetische Untersuchungen bei Menschen)
H	
h	Stunde/n
hnRNP	heterogeneous nuclear Ribonucleoproteins
hNSC	humane neurale Stammzellen
HSP	hereditäre spastische Paraplegie (Spinalparalyse)
HWS	Halswirbelsäule
I	
IHI	interhemisphärische/transcallosale Inhibition
i. v.	intravenös
IV	invasive Beatmung (Ventilation)
IVIG	intravenöse Immunglobuline
K	
kDA	Kilodalton
L	
LEMS	Lambert-Eaton-Myasthenes-Syndrom
Lj.	Lebensjahr/e
LLN	Lower Limit of Normal (unterer Normwert)
LMN	Lower Motoneuron (unteres Motoneuron)
LRP4	Lipoprotein-Receptor-Related-Protein 4
M	
MA	monomelische Amyotrophie
MBI	Mild Behavioral Impairment
MCI	Mild Cognitive Impairment
MEP	motorisch evozierte Potenziale; maximaler exspiratorischer Mundverschlussdruck
MG	Myasthenia gravis
Min	Minute/n
MIP	maximaler inspiratorischer Mundverschlussdruck
MiToS	Milano-Torino-Staging
MMI	Mild Motor Impairment
MMN	multifokal motorische Neuropathie/n
MMST	Mini-Mental-Status-Test
MN	Motoneuron
MoCa	Montreal Cognitive Assessment Test
MRT	Magnetresonanztomografie
MSC	mesenchymale Stammzellen
MUNE	Motor Unit Number Estimate
MUNIX	Motor Unit Number Index
MuSK	muskelspezifische Tyrosinkinase
N	
Nf	Neurofilament/e
NfL	Neurofilament Light Chain

nfPPA	nonfluente primär progressive Aphasie
NIV	nichtinvasive Beatmung (Ventilation)
NLG	Nervenleitgeschwindigkeit
NM	Neuromyotonie

O

OSAS	obstruktives Schlaf-Apnoe-Syndrom

P

PB	Phenylbutyrat
PBA	pseudobulbärer Affekt
PCF	Hustenspitzenstoß (Peak Cough Flow)
PEG	perkutane endoskopische Gastrostomie
PET	Positronenemissionstomografie
PLS	primäre Lateralsklerose
PMA	progressive Muskelatrophie
pNfH	Phosphorylated Neurofilament Heavy Chain (phosphorylierte schwere Kette)
PNP	Polyneuropathie/n
PNS	paraneoplastische/s Syndrom/e
p. o.	peroral, per os
PPA	primär progressive Aphasie/n
PSA	pathologische Spontanaktivität
PSG	Polysomnografie
PSP-RS	progressive supranukläre Blickparese vom Richardson-Typ

R

RNA	Ribonukleinsäure
ROS	reaktive Sauerstoffspezies

S

S	Sekunde/n
SAPV	spezialisierte ambulante Palliativversorgung
SBMA	spinobulbäre Muskelatrophie
s. c.	subkutan
sIBM	sporadische Einschlusskörpermyositis
s. l.	sublingual
SLE	systemischer Lupus erythematodes
sLMND	sporadic Lower Motor Neuron Disease
sLMNS	sporadic Lower Motor Neuron Syndrome
SMA	spinale Muskelatrophie
SMALED1	Spinal Muscular Atrophy, Lower Extremety Predominant 1
SMARD1	Spinal Muscular Atrophy with Respiratory Distress Type 1
SMN1	Survival Motor Neuron 1
SNIP	Short Nasal Inspiratory Pressure
SOD	Superoxid-Dismutase
SOP	Standard Operating Procedure/s
SSEP	somatosensible evozierte Potenziale
SSP	spastische Spinalparalyse
SSRI	Serotonin-Wiederaufnahmehemmer
svPPA	semantische primär progressive Aphasie

T

TDP-43	Transactive Response DNA Binding Protein TAR DNA Binding Protein 43
TUDCA	Taurursodiol/Tauroursodeoxycholsäure

U

ULN	Upper Limit of Normal (oberer Normwert)
UMN	Upper Motoneuron (oberes Motoneuron)

V

V. a.	Verdacht auf
VC	Vitalkapazität
VGCC	Voltage Gated Calcium Channel
VLCFA	Very Long Chain Fatty Acids

Z

ZNS	Zentralnervensystem

Abbildungsnachweis

Der Verweis auf die jeweilige Abbildungsquelle befindet sich bei allen Abbildungen im Werk am Ende des Legendentextes in eckigen Klammern. Alle nicht besonders gekennzeichneten Grafiken und Abbildungen © Elsevier GmbH, München.

E355-026	Goldman L., Schafer AI. Goldman-Cecil Medicine, 26th Ed. Elsevier 2020.
E607-005	Muscolino JE. Kinesiology - The Skeletal System and Muscle Function, 4th Edition, Elsevier 2022
E731-003	Kumar V, et al. Robbins & Kumar Basic Pathology, 11th Edition, Elsevier 2022
F210-046	Kiernan MC, Vucic S, Cheah BC, et al. Amyotrophic lateral sclerosis. Lancet. 2011;377(9769):942-955. doi:10.1016/S0140-6736(10)61156-7
F233-002	Noda S, Murakami A, Kazuta T, et al. Clinical implication of denervation in sporadic inclusion body myositis. J Neurol Sci. 2022;439:120317. doi:10.1016/j.jns.2022.120317
F235-004	Schreiber S, Vielhaber S, Schreiber F, Cartwright MS. Peripheral nerve imaging in amyotrophic lateral sclerosis. Clin Neurophysiol. 2020;131(9):2315-2326. doi:10.1016/j.clinph.2020.03.026
F235-005	Décard BF, Pham M, Grimm A. Ultrasound and MRI of nerves for monitoring disease activity and treatment effects in chronic dysimmune neuropathies - Current concepts and future directions. Clin Neurophysiol. 2018;129(1):155-167. doi:10.1016/j.clinph.2017.10.028
F260-002	Oguro K, Kita M, Mori Y, Watanabe Y, Taniguchi Y. A case of Hirayama disease. Brain Dev. 2008;30(2):151-154. doi:10.1016/j.brain-dev.2007.06.004
F312-002	Sasaki S. Sporadic lower motor neuron disease with a snake eyes appearance on the cervical anterior horns by MRI. Clin Neurol Neurosurg. 2015;136:122-131. doi:10.1016/j.clineuro.2015.06.006
F382-002	Bourque PR, Chardon JW, Massie R. Autoimmune peripheral neuropathies. Clin Chim Acta. 2015;449:37-42. doi:10.1016/j.cca.2015.02.039
F391-002	Simon NG, Noto YI, Zaidman CM. Skeletal muscle imaging in neuromuscular disease. J Clin Neurosci. 2016;33:1-10. doi:10.1016/j.jocn.2016.01.041
F391-003	Muley SA, Parry GJ. Multifocal motor neuropathy. J Clin Neurosci. 2012;19(9):1201-1209. doi:10.1016/j.jocn.2012.02.011
F730-002	Shapira-Galitz Y, Shoffel-Havakuk H, Halperin D, Lahav Y. Correlation Between Pharyngeal Residue and Aspiration in Fiber-Optic Endoscopic Evaluation of Swallowing: An Observational Study. Arch Phys Med Rehabil. 2019;100(3):488-494. doi:10.1016/j.apmr.2018.05.028
F971-004	Brettschneider J, Del Tredici K, Lee VM, Trojanowski JQ. Spreading of pathology in neurodegenerative diseases: a focus on human studies. Nat Rev Neurosci. 2015;16(2):109-120. doi:10.1038/nrn3887
F999-004	Winhammar JM, Rowe DB, Henderson RD, Kiernan MC. Assessment of disease progression in motor neuron disease. Lancet Neurol. 2005;4(4):229-238. doi:10.1016/S1474-4422(05)70042-9
F1172-002	WHO Multicentre Growth Reference Study Group. WHO Motor Development Study: windows of achievement for six gross motor development milestones. Acta Paediatr Suppl. 2006;450:86-95. doi:10.1111/j.1651-2227.2006.tb02379.x
G236-004	Parrillo JE, Dellinger RP. Critical Care Medicine: Principles of Diagnosis and Management in the Adult, 4th Edition, Elsevier 2014
G1305	McManus LM, Mitchell RN. Pathobiology of Human Disease - A Dynamic Encyclopedia of Disease Mechanisms, 1st Edition, Elsevier 2014
G1307	Velasco JM. Essential Surgical Procedures, 1st Edition, Elsevier 2016
G1310	Ross JS, Moore KR. Diagnostic Imaging: Spine, 4th Edition, Elsevier 2020
G1312	Lazaro T, Reina-Guerra SG, Quiben M. Umphred's Neurological Rehabilitation, 7th Edition, Elsevier 2019
G1313	O'Brien JC, Kuhaneck H. Case-Smith's Occupational Therapy for Children and Adolescents, 8th Edition, Elsevier 2016
G1314	Anderson K. Mosby's Textbook for Medication Assistants, 2nd Edition, Elsevier 2023
H017-004	Zambon M, Greco M, Bocchino S, Cabrini L, Beccaria PF, Zangrillo A. Assessment of diaphragmatic dysfunction in the critically ill patient with ultrasound: a systematic review. Intensive Care Med. 2017;43(1):29-38. doi:10.1007/s00134-016-4524-z
H129-002	Ravits J, Stack J. The lower motor neuron homunculus [published correction appears in Brain. 2022 Nov 16]. Brain. 2022;145(11):3727-3729. doi:10.1093/brain/awac310
H346-002	Khalil M, Teunissen CE, Lehmann S, et al. Neurofilaments as biomarkers in neurological disorders - towards clinical application. Nat Rev Neurol. Published online April 12, 2024. doi:10.1038/s41582-024-00955-x
H383-002	Zaidman CM, Malkus EC, Siener C, Florence J, Pestronk A, Al-Lozi M. Qualitative and quantitative skeletal muscle ultrasound in late-onset acid maltase deficiency. Muscle Nerve. 2011;44(3):418-423. doi:10.1002/mus.22088
H383-003	Sarwal A, Walker FO, Cartwright MS. Neuromuscular ultrasound for evaluation of the diaphragm. Muscle Nerve. 2013;47(3):319-329. doi:10.1002/mus.23671
H423-002	Requardt MV, Görlich D, Grehl T, Boentert M. Clinical Determinants of Disease Progression in Amyotrophic Lateral Sclerosis - A Retrospective Cohort Study. J Clin Med. 2021;10(8):1623. Published 2021 Apr 12. doi:10.3390/jcm10081623
H426-001	Fleckenstein JL. MRI of neuromuscular disease: the basics. Semin Musculoskelet Radiol. 2000;4(4):393-419. doi:10.1055/s-2000-13162
H429-001	Hoffman HT, Pagedar NA. Ultrasound-Guided Salivary Gland Techniques and Interpretations. Atlas Oral Maxillofac Surg Clin North Am. 2018;26(2):119-132. doi:10.1016/j.cxom.2018.04.001
H430-001	Brandicourt P, Sol JC, Aldéa S, Bonneville F, Cintas P, Brauge D. Cervical laminectomy and micro resection of the posterior venous plexus in Hirayama disease. Neurochirurgie. 2018;64(4):303-309. doi:10.1016/j.neuchi.2018.04.004
J787-183	Colourbox.de / Peopleimages.com
J787-184	Colourbox.de / Arne Trautmann
J787-190	Colourbox.de / #821
L231	Stefan Dangl, München
M1363	Dr. med. Sarah Bernsen, Köln
R308	Bartolome G, Schröter-Morasch H. Schluckstörungen - Diagnostik und Rehabilitation, 5. Aufl., Elsevier Urban & Fischer 2013
T422	Universitätsklinikum Essen
T955	Dr. med. Patrick Weydt, Bonn
T1424	Prof. Dr. med. Angela Rosenbohm, Ulm
T1425	Dr. Jean Michaud, Department of Pathology, Children's Hospital of Eastern Ontario
V081-002	ResMed GmbH & Co KG, Martinsried
V802	Vitalograph GmbH, Hamburg
V922	OxyCare GmbH, Bremen
V1049	Microlife Corporation

Fehler gefunden?

An unsere Inhalte haben wir sehr hohe Ansprüche. Trotz aller Sorgfalt kann es jedoch passieren, dass sich ein Fehler einschleicht oder fachlich-inhaltliche Aktualisierungen notwendig geworden sind.
Sobald ein relevanter Fehler entdeckt wird, stellen wir eine Korrektur zur Verfügung. Mit diesem QR-Code gelingt der schnelle Zugriff.

https://else4.de/978-3-437-21781-4

Wir sind dankbar für jeden Hinweis, der uns hilft, dieses Werk zu verbessern. Bitte richten Sie Ihre Anregungen, Lob und Kritik an folgende E-Mail-Adresse: kundendienst@elsevier.com

Inhaltsverzeichnis

KAPITEL

1

Patrick Weydt und Sarah Bernsen

Definition, Epidemiologie und klinischer Verlauf

Kernaussagen

- Die ALS ist durch einen degenerativen Funktionsverlust von oberen und unteren motorischen Nervenzellen bedingt.
- Leitsymptom der Motoneuronerkrankungen im Allgemeinen und der ALS im Speziellen sind schmerzlose, progrediente Lähmungen.
- Mit geschätzt 8000 Betroffenen in Deutschland zählt die ALS zu den seltenen Erkrankungen.
- Das klinische Bild und der Verlauf der ALS sind variabel. Die Klassifikation der Symptome und Einteilung in Phänotypen hilft bei der Prognoseabschätzung.

1.1 Clinico-anatomische Grundlagen

Amyotrophe Lateralsklerose (ALS) und andere Motoneuronerkrankungen sind neurodegenerative Erkrankungen, die durch den Niedergang und Funktionsverlust der motorischen Nervenzellen (Motoneurone) gekennzeichnet sind. **Motoneurone** sind jene Nervenzellen die mittelbar oder unmittelbar die (willkürliche) Skelettmuskulatur innervieren und so Bewegungserfolge vermitteln. **Leitsymptom der Motoneuronerkrankungen** sind daher schmerzlose, progrediente Lähmungen.

Wichtig für die klinische Zuordnung von Lähmungserscheinungen ist die neuroanatomische Unterscheidung zwischen dem sog. 1. Motoneuron und dem 2. Motoneuron. Die Affektion der beiden Motoneurone ist anhand neurologischer Symptome unterscheidbar (➤ Kap. 5). Sie sind nacheinander geschaltet. Der Verlauf der Axone des ersten Motoneurons bildet die Pyramidenbahn (Tractus corticospinalis bzw. Tractus corticonuclearis). Die Zellkörper des 1. (oberen) Motoneurons sitzen im primären und sekundären Motorkortex (Brodmann-Areal 4 und 6) und projizieren ihre Axone auf die Zellkörper des zweiten Motoneurons im Vorderhorn des Rückenmarks. Die Axone des 2. (unteren) Motoneurons treten über die Vorderhornwurzeln aus dem Rückenmark aus und erreichen die jeweiligen Skelettmuskeln (➤ Abb. 1.1 und ➤ Abb. 1.2). Die charakteristische Ausbreitung der ALS-Symptome folgt unterschiedlichen regionalen Mustern, die Unterschiede in der somatotopischen Anatomie der beiden Motoneuronpopulationen widerspiegeln. Nach Ravits und Stack (2022) lassen sich die Motoneurone und ihre Versorgungsgebiete mit zwei unabhängigen Homunkuli veranschaulichen. (Abb 1.2)

Der Begriff **amyotrophe Lateralsklerose** (bzw. frz. sclérose latérale amyotrophique) wurde von dem französischen Pathologen und Neurologen Jean-Martin Charcot (1825–1893) eingeführt und beschreibt anschaulich zwei clinico-anatomische Hauptcharakteristika der Erkrankung: **amyotroph** bedeutet Muskelschwund, **Lateralsklerose** bezieht sich auf die sklerotische Verhärtung der Pyramidenbahn, insbesondere des spinalen Seitenstrangs des (Tractus corticospinalis lateralis), der im seitlichen Bereich des weißen Anteils des Rückenmarks verläuft und sich an pathologischen Präparaten verhartet tasten lässt (➤ Abb. 1.3)

Neben dem krankheitsdefinierenden Niedergang der Motoneurone finden sich bei 35–50 % der Betroffenen im Verlauf der Erkrankung Verhaltensauffälligkeiten und kognitive Einschränkungen. Bei etwa 10 % sind die Kriterien für das Vorliegen einer frontotemporalen Demenz (FTD) erfüllt (➤ Kap. 15).

1.2 Epidemiologie

ALS ist eine seltene Erkrankung, die etwa 2–3/100.000 Menschen betrifft. Sie manifestiert sich typischerweise zwischen dem 40. und 60. Lj., kann aber auch bei jüngeren oder älteren Menschen auftreten. Es gibt keine Altersober- oder Untergrenze für diese Erkrankung. Männer sind etwas häufiger betroffen als Frauen (M : F 1,3 : 1). In Deutschland gibt es zu jedem gegebenen Zeitpunkt etwa 8000 Menschen mit ALS. Das Lebenszeitrisiko, an ALS zu erkranken liegt bei etwa 1 : 350, was vergleichbar mit der multiplen Sklerose ist.

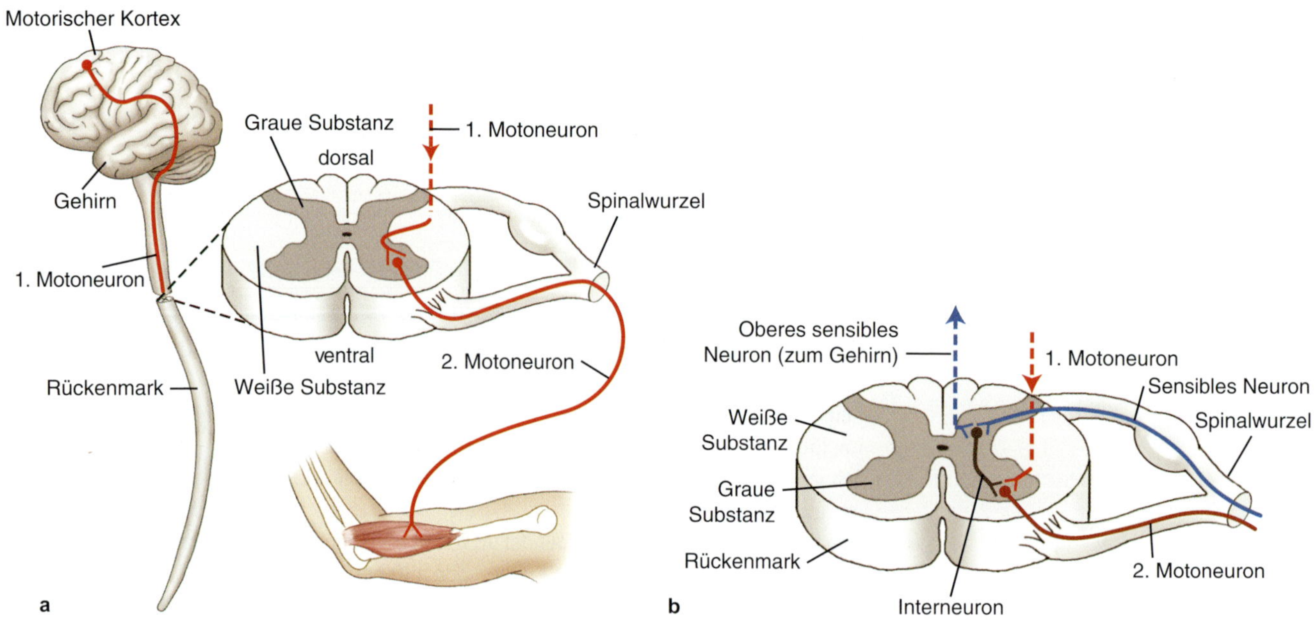

Abb. 1.1 Schematische Darstellung der Pyramidenbahn [E607-005]

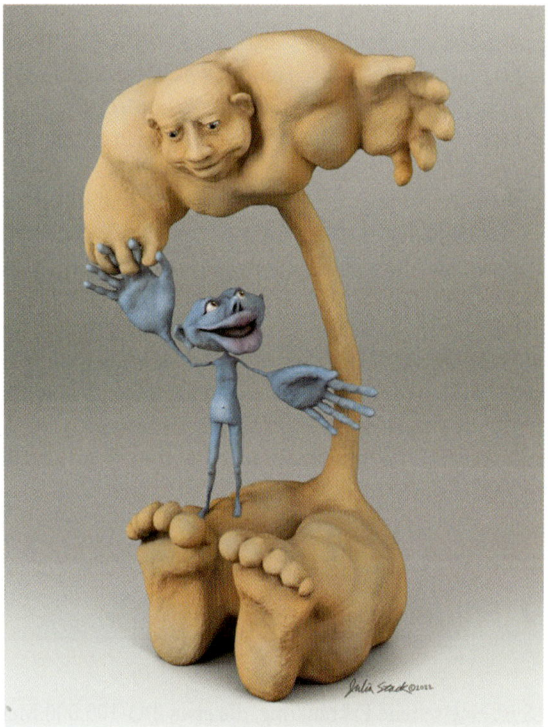

Abb. 1.2 Der Homunkulus des unteren Motoneurons und sein berühmterer Partner des oberen Motoneurons. Der Homunkulus des unteren Motoneurons (gelb/rechts) wird dem Homunkulus des oberen Motoneurons (blau/links) gegenübergestellt. Beide sind in anatomischen Proportionen gezeichnet (License: CC BY 4.0 DEED). [H129-002]

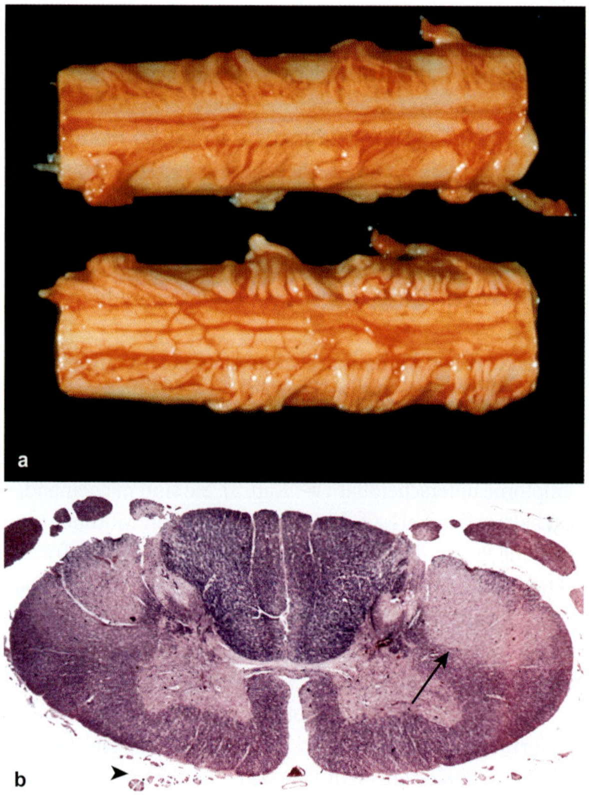

Abb. 1.3 Pathologische Veränderungen im Rückenmark bei amyotropher Lateralsklerose, Verlust der Fasern im kortikospinalen Trakt (anatomisches Präparat a, histologisches Präparat b) [E731-003]

Die Lebenserwartung ist mit typischerweise 3–5 J. nach Erstmanifestation sehr begrenzt. Es gibt auch deutlich langsamere (aber auch beschleunigte) Verläufe. Die Zeit zwischen ersten Symptomen und der Diagnose beträgt oft ➢ 8 Mon. In 5–10 % der Fälle lässt sich eine klare familiäre Belastung herausarbeiten, d. h. die Patienten haben Verwandte ersten Grades bei denen eine ALS (oder eine FTD) vorlag oder vorliegt. Bei den übrigen Fällen spricht man von einem sporadischen Auftreten.

1.3 Klinischer Verlauf und Klassifikation

Der klinische Verlauf bei der typischen oder klassischen ALS-Form ist gekennzeichnet durch einen fokalen Beginn (bulbär, respiratorisch oder spinal) mit kontinuierlicher Ausbreitung („Spreading", ➢ Kap. 2) der Symptome auf angrenzende Körperregionen und einerkombinierten Beteiligung des 1. und 2. motorischen Neurons in den betroffenen Abschnitten. Die respiratorische Insuffizienz durch die Beteiligung der Atemmuskulatur ist meist das lebensbegrenzende Symptom.

Der Verlauf der ALS kann sehr individuell sein.

Es werden unterschiedliche klinische Phänotypen anhand der Region der Erstmanifestation der Symptome, dem räumlichen und zeitlichen Ausbreitungsverhalten und dem Ausmaß der klinischen Beteiligung des 1. und 2. Motoneurons definiert. Diese Phänotypen können mit fortschreitender Erkrankung ineinander übergehen (➢ Kap. 5).

Diese phänotypische Klassifikation wird nicht nur zur besseren klinischen Charakterisierung verwendet, sondern hat auch eine wesentliche prognostische Bedeutung. So hat z. B. ein bulbärer Beginn eine schlechtere Prognose als ein spinaler (➢ Abb. 1.4). Eine bessere Prognose haben Patienten mit einer führenden oder isolierten Beteiligung des 1. Motoneurons. Ebenfalls prognostisch günstiger ist es, wenn Symptome zunächst begrenzt auf eine Körperregion bleiben und die Ausbreitung deutlich protrahiert oder gar nicht einsetzt (z. B. Flail-Leg-Syndrom, ➢ Kap. 5).

Das Auftreten von kognitiven oder Verhaltensstörungen bis hin zu einer frontotemporalen Demenz ist ebenfalls prognostisch ungünstig. Somit kann der klinische Verlauf anhand des Symptombeginns, des Ausbreitungsverhaltens und des Ausmaßes der Beteiligung des 1. und 2. Motoneuron deskriptiv unterteilt werden (➢ Tab. 1.1).

Diese Zuordnung kann sich durch die Progredienz der Erkrankung im Krankheitsverlauf verändern. Ein weiterer wichtiger Faktor für die Einordnung und Prognose der ALS ist

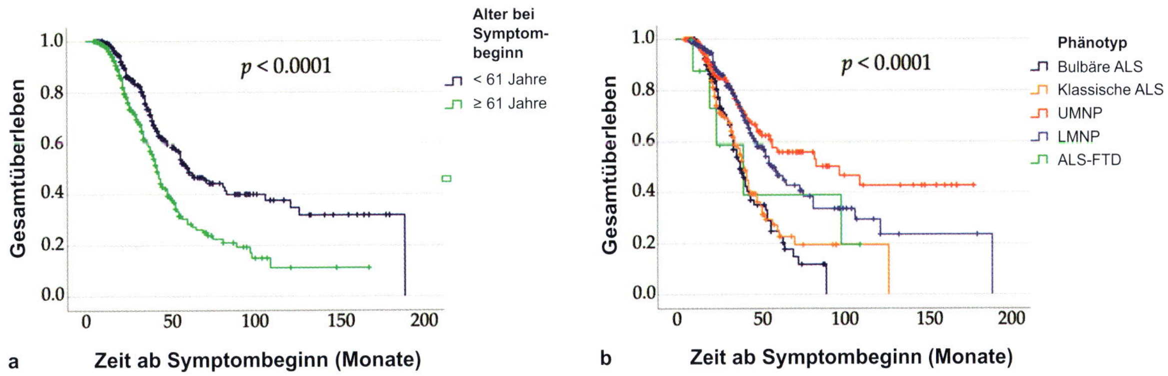

Abb. 1.4 Überleben von ALS Erkrankten in Monaten in Abhängigkeit des klinischen Phänotyps (Übersetzung: S. Bernsen/P. Weydt. © 2021 by the original authors. License: CC BY 4.0 DEED) [H423-002]
ALS = amyotrophe Lateralsklerose

Tab. 1.1 Beteiligung des 1. und 2. Motoneurons

Beteiligung von 1. u. 2. Motoneuron					
	PLS (nur 1. Motoneuron)	1. Motoneuron dominant Spastische ALS (überwiegend 1. Motoneuron)	Kombinierte Zeichen 1. u. 2. Motoneuron (klassische ALS)	2. Motorneuron dominant ALS (überwiegend 2. Motoneuron)	PMA (nur 2. Motoneuron)

ALS = amyotrophe Lateralsklerose, PMA = progressive Muskelatrophie, PLS = primäre Lateralsklerose

die **Progressionsrate:** die Geschwindigkeit des Fortschreitens der Symptome im Krankheitsverlauf.

EXKURS

Lou Gehrig (1903–1941) war ein deutschstämmiger Baseballspieler und Kapitän der New York Yankees. Er gilt als einer der größten Baseballspieler seiner Zeit. Sein Spitzname lautete „The Iron Horse" („Der eiserne Pferd"), da er für seine Zuverlässigkeit und Ausdauer auf dem Spielfeld bekannt war. Gehrig spielte von 1923–1939 für die New York Yankees und gewann mit ihnen sechs World-Series-Titel. Gehrig hielt den Rekord für die meisten aufeinanderfolgenden Spiele in der Major League Baseball, bevor er sich selbst aufgrund von zunächst nicht erklärbaren Leistungseinbußen aus der Mannschaft nahm.

Kurz darauf wurde bei Gehrig im Alter von nur 36 Jahren amyotrophe Lateralsklerose (ALS) diagnostiziert. Er verbrachte die letzten Jahre seines Lebens mit dem Kampf gegen die Erkrankung und der Steigerung der Aufmerksamkeit für ALS. Unter anderem war er Proband in einer der ersten Medikamentenstudien bei ALS. Seine engste Unterstützerin und Pflegerin war seine Ehefrau Eleanor. Sie half ihm bei den Alltagsverrichtungen, die er aufgrund seiner fortschreitenden Muskelschwäche nicht mehr allein erledigen konnte, und sorgte dafür, dass er so gut wie möglich versorgt war. Eleanor Gehrig wurde auch eine wichtige Unterstützerin in der ALS-Forschung und half dabei, Bewusstsein und Spenden für die Krankheit zu sammeln. Sie ist somit eine der Pionierinnen der Patientenselbsthilfegruppen. Lou Gehrig starb 1941 im Alter von nur 37 J. Sein Tod trug erheblich dazu bei, das Bewusstsein für ALS in der amerikanischen Öffentlichkeit zu verankern und die Forschung und Entwicklung von Behandlungsmöglichkeiten voranzutreiben. Die Erkrankung wird in den USA auch als **Lou-Gehrig-Krankheit** bezeichnet.

EXKURS

Die Ice Bucket Challenge war eine virale Spendenaktion, die im Sommer 2014 weltweit bekannt wurde und das Bewusstsein für die amyotrophe Lateralsklerose (ALS) erhöhen sollte. Die Herausforderung bestand darin, ein Video von sich selbst zu erstellen, in dem man einen Eimer mit Eiswasser über dem eigenen Kopf ausgießt und anschließend andere Personen herausfordert, dasselbe zu tun oder Geld an ALS-Organisationen zu spenden.

Die Ice Bucket Challenge wurde erstmals vom ALS-Patienten **Pete Frates** und seinen Freunden in Boston ins Leben gerufen, um ein Bewusstsein zu erzeugen und um Spenden für die Erforschung und Behandlung der ALS zu sammeln. Das Phänomen verbreitete sich schnell über soziale Medien und erreichte sehr viele Prominente, Sportler und Politiker auf der ganzen Welt, die sich der Herausforderung stellten und die Bekanntheit der Krankheit enorm erhöhten. Die Ice Bucket Challenge war eine der erfolgreichsten Spendenaktionen aller Zeiten und brachte weltweit mehr als 220 Mio. US-Dollar für die ALS-Forschung ein. Obwohl einige Kritik an der Aktion geäußert wurde, da einige Teilnehmer nur das Eiswasser über sich gossen, ohne jedoch zu spenden, ist die Aktion im Allgemeinen als ein großer Erfolg für die ALS-Gemeinschaft anerkannt worden und hat dazu beigetragen, dass die Krankheit in der Öffentlichkeit besser wahrgenommen wurde.

LITERATUR

Brenner D, Weishaupt JH. Update on amyotrophic lateral sclerosis genetics. Curr Opin Neurol. 2019; Oct;32(5): 735–739.

Brown, RH, Al-Chalabi A. Amyotrophic lateral sclerosis. New England Journal of Medicine. 2017; 377.2: 162–172.

Chiò A, Logroscino G, Traynor BJ et al. Global epidemiology of amyotrophic lateral sclerosis: a systematic review of the published literature. Neuroepidemiology. 2013; 41(2): 118–30. doi: 10.1159/000351153. Epub 2013 Jul 11. PMID: 23860588; PMCID: PMC4049265.

Masrori P, Van Damme P. Amyotrophic lateral sclerosis: a clinical review. Eur J Neurol. 2020; Oct;27(10): 1918–1929. doi: 10.1111/ene.14393. Epub 2020 Jul 7. PMID: 32526057; PMCID: PMC7540334.

Feldman EL, Goutman SA, Petri S et al. Amyotrophic lateral sclerosis. Lancet. 2022; Oct 15;400(10360): 1363–1380. doi: 10.1016/S0140–6736(22)01272-7.

Ravits JM, La Spada AR. ALS motor phenotype heterogeneity, focality, and spread: deconstructing motor neuron degeneration. Neurology. 2009; Sep 8;73(10): 805–811. doi: 10.1212/WNL.0b013e3181b6bbbd. PMID: 19738176; PMCID: PMC2739608.

Ravits J, Stack J. The lower motor neuron homunculus. Brain. 2022; Nov 21;145(11): 3727–3729. doi: 10.1093/brain/awac310. Erratum in: Brain. 2022 Nov 16: PMID: 36029046; PMCID: PMC9679163.

Talbott EO, Malek AM, Lacomis D. The epidemiology of amyotrophic lateral sclerosis. Handb Clin Neurol. 2016; 138: 225–238. doi: 10.1016/B978-0-12-802973-2.00013-6. PMID: 27637961.

van Es MA, Hardiman O, Chio A et al. Amyotrophic lateral sclerosis. Lancet. 2017; Nov 4;390(10107): 2084–2098. doi: 10.1016/S0140–6736(17)31287-4. Epub 2017 May 25. PMID: 28552366.

KAPITEL

2

Patrick Weydt und Sarah Bernsen

Pathogenese und Pathophysiologie

Kernaussagen

- Proteinaggregate im ZNS des TDP-43-Proteins finden sich bei nahezu allen sporadischen und familiären ALS-Fällen.
- Aktuell sind in über 40 verschiedenen Genen ALS-verursachende Mutationen beschrieben, die aber nur etwa 10% der ALS-Fälle erklären.
- Bislang wurden keine replizierbaren, definitiven Umweltrisikofaktoren für ALS identifiziert.
- Für die sporadische ALS wird ein Modell postuliert, bei dem eine bereits vorhandene polygenetische Belastung durch Alterung und Umwelteinflüsse beeinflusst wird, bis ein Kipppunkt erreicht wird und die Neurodegenerati on beginnt.

2.1 Einleitung

Der Wissenszuwachs um genetische Mutationen, Umweltfaktoren und pathophysiologische Mechanismen hat in den letzten Jahren zu einem deutlich verbesserten, aber bei Weitem nicht vollständigen Krankheitsverständnis geführt.

Histopathologisch finden sich Ablagerungen von Proteinen, insbesondere TDP-43, im ZNS in Neurone und nicht neuronalen Zellen. Eine TDP-43-Dysfunktion und -Aggregation geht u. a. mit Störungen bei der RNA-Prozessierung, im Energiestoffwechsel, beim Proteintransport, mitochondrialer Dysfunktion, verstärktem oxidativem Stress, glutamaterger Exzitotoxizität einher.

2.2 Genetik

Die **amyotrophe Lateralsklerose** wird pragmatisch unterteilt in eine **familiäre** oder eine **sporadische Form.**

Die **familiäre amyotrophe Lateralsklerose** macht 5–15 % der Fälle aus und wird von Betroffenen i. d. R. einem autosomal-dominanten Erbgang folgend vererbt, d. h. die Patienten haben Verwandte ersten Grades, bei denen eine ALS (oder eine FTD) vorlag. Und jeder Nachkomme hat eine 50%-ige Wahrscheinlichkeit, die pathogene Mutation geerbt zu haben. In fast 70 % der familiären Fälle lässt sich eine einzelne ursächliche Genmutation identifizieren. Aktuell sind in über 40 verschiedenen Genen ALS-verursachende Mutationen beschrieben. Die häufigsten sind (in absteigender Reihenfolge): *C9ORF92, SOD1, FUS, TARDP43, CHCHD10* und *TBK1.* Einige Genveränderungen sind nicht für sich allein krankheitsauslosend, sondern erhöhen das Risiko, an amyotropher Lateralsklerose zu erkranken *(ANG, ATXN2 und DCTN1)* und werden als genetische Risikofaktoren bezeichnet.

Von einer **sporadischen ALS,** die etwa 85–90 % der Fälle ausmacht, spricht man, wenn sich keine familiäre Vorgeschichte eruieren lässt, d. h. wenn keine Verwandten ersten Grades von einer ALS oder FTD betroffen sind.

Bislang sind die einzigen bestätigten epidemiologischen Risikofaktoren für die sporadische ALS das männliche Geschlecht und das zunehmende Alter. Beides ist nicht beeinflussbar. Bislang wurden keine definitiven Umweltrisikofaktoren für ALS replizierbar identifiziert. Anhaltend diskutiert werden u. a. Nikotinabusus, bestimmte Formen von Ausdauersport, Hyperlipidämie und ein niedriger prämorbider BMI.

Ein Teil der Patienten mit sporadischer Form weist „private“ pathogene Mutationen (Mutationen, die auf ein einzelnes Individuum beschränkt sind) oder Neumutationen in bekannten Genen der amyotrophen Lateralsklerose auf und hat daher keine Familienanamnese der amyotrophen Lateralsklerose (oder frontotemporalen Demenz).

Für die sporadischen bzw. nicht genetischen Fälle von amyotropher Lateralsklerose gibt es keine bekannte Ursache.

Man muss davon ausgehen, dass die Ätiologie der ALS auf eine Kombination von Risikogenotypen zurückzuführen ist, die im Laufe der Zeit mit Umweltfaktoren interagieren und die neurodegenerative Kaskade in Gang setzen oder befördern. Etwa 60 % des ALS-Risikos ist (poly)genetisch bedingt und der Rest auf Umwelteinflüsse zurückzuführen. Die genetischen Mutationen, die mit ALS in Verbindung gebracht werden, selbst solche mit hoher Penetranz, sind natürlich bereits bei der Befruchtung der Eizelle, also Jahrzehnte vor Ausbruch der ALS-Symptome vorhanden.

Die scharfe Dichotomie zwischen familiärer und sporadischer amyotropher Lateralsklerose weicht im Lichte der zunehmenden und umfassenden molekulargenetischen Diagnostik zunehmend auf und es bietet sich an, korrekter von **genetisch bestätigter** und **nicht genetisch bestätigter amyotropher Lateralsklerose** zu sprechen.

Trotz intensiver Forschung sind die genauen Wege vom Gendefekt zur ALS-Pathologie unzureichend bekannt. Ein vollständiges genetisches Modell müsste neben der Krankheitsentstehung auch eine plausible Erklärung für die heterogenen klinischen Phänotypen (selbst bei der gleichen Mutation) bieten.

EXKURS

Genetische Beratung

Die frühere Zurückhaltung gegenüber einer genetischen Testung schwindet, denn nur so können Kandidaten für eine der aufkommenden genspezifischen Therapien identifiziert werden. Außerdem hilft eine genetische Untersuchung beim Ausschluss von Differenzialdiagnosen wie der spinobulbären Muskelatrophie (SBMA, Kennedy-Erkrankung) oder bestimmten Formen der hereditären spastischen Paraparese.

Die molekulargenetische Testung familiärer ALS-Erkrankter kann helfen, eine klinisch unklare Diagnose frühzeitig zu sichern und bei entsprechendem Wunsch die genetische Beratung von Familienangehörigen zu ermöglichen.

Komplexer ist die Vermittlung der Ergebnisse einer ausführlichen genetischen Testung (Exom-Sequenzierung), die weit über die o. g. Mutationen mit therapeutischem Bezug hinausgeht. Varianten unklarer Signifikanz, unvollständiger Penetranz oder oligogene Mutationen können eine differenzierte Beratung von Erkrankten und der Familienangehörigen erfordern, die sich nicht auf einfache Ja-Nein-Antworten reduzieren lässt.

Die prädiktive Testung muss nach Gendiagnostikgesetz (GenDG) durch eine hierfür qualifizierte Ärzt*in durchgeführt werden (Fachärzt*in Humangenetik oder Fachärzt*in der Neurologie mit Zusatzbezeichnung der fachgebundenen humangenetischen Beratung). Vor und nach der prädiktiven Testung von Risikopersonen muss eine genetische Beratung und, wenn gewünscht, ggf. psychologische Begleitung erfolgen.

2.3 Pathophysiologie

Die molekularen Grundlagen der Pathophysiologie sind trotz vieler Fortschritte noch nicht vollständig verstanden. Genetische und nicht genetische Faktoren initiieren pathophysiologische Prozesse, die verschiedene Funktionen in Neurone beeinträchtigen und die, wenn sie parallel wirken, zum Tod der Neurone führen (➤ Abb. 2.1).

Bei der ALS werden folgende pathophysiologischen Prozesse neben weiteren Faktoren diskutiert: oxidativer Stress, Exzitotoxizität, mitochondriale und proteasomale Dysfunktion,

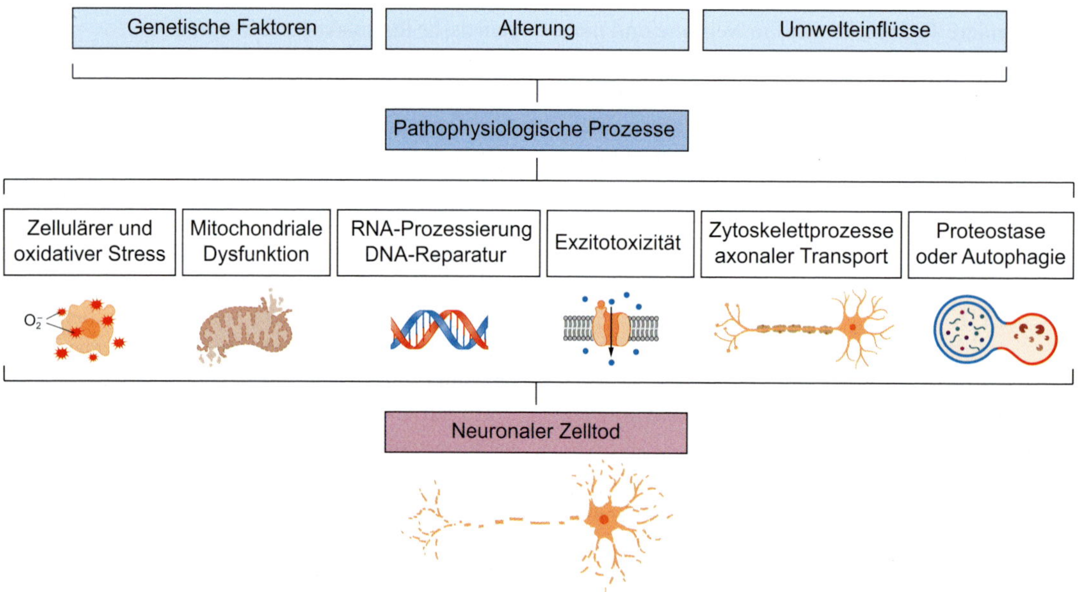

Abb. 2.1 Schematische Darstellung der zu Zelltod führenden Prozesse bei amyotropher Lateralsklerose [L231]

gestörter RNA-Metabolismus, Defekte im Zytoskelett oder intrazellulären Transport, veränderte synaptische Funktion, gestörter axonaler Transport und Neuroinflammation. Diese Prozesse schließen sich nicht gegenseitig aus.

Eine Konsequenz dieses Modells besteht darin, dass eine erfolgreiche Behandlung der Krankheit wahrscheinlich Eingriffe in mehrere Prozesse erfordert, die verschiedenen neuronalen Kompartimente (z. B. Dendriten, Soma, Axon, Synapse) und Zellen betreffen (Motoneurone, Interneurone, Gliazellen, Muskelzellen). In ➤ Tab. 2.1 sind ausgewählte ALS-Gene aufgeführt, die in Zusammenhang mit den führenden pathophysiologischen Prozessen dargestellt sind.

Tab. 2.1 Übersicht ausgesuchter ALS-Gene

Pathophysiologie	Gen	Genprodukt
RNA-Prozessierung/ DNA-Reparatur	*TARDBP*	TDP-43
	NEK1	Never in Mitosis A-related Kinase 1
	FUS	FUS
	HNRNPA1/ HNRNPA2A2B1	HNRNPA1/A2B1
	C9orf72	Protein C9orf72
RAN Translation	*C9orf72*	Dipeptide Repeat Proteins
Autophagie/Proteostase/Vesikeltransport	*VAPB*	Vesicle-associated Membrane Protein
	TARDBP	TDP-43
	VCP	Valosin-containing Protein
	C9orf72	Protein C9orf72
	TBK1	TBK1
	OPTN	Optineurin
	SOD1	Superoxiddismutase 1
	UBQLN2	Ubiquilin 2
Zytoskelettprozesse/ axonaler Transport	*MAPT*	Tau Protein
	KIF5A	Kinesin Family Member 5A
	DCTN1	Dynactin Subunit 1
	PFN1	Profilin 1
	ALS2	Alsin
	NEFH	Neurofilament heavy Polypeptide
	TUBA4A	Tubulin alpha 4a
Mitochondriale Dysfunktion/oxidativer Stress	*SOD1*	Superoxiddismutase 1

RAN = Repeat Associated Non-AUG, RNA = Ribonukleinsäure, DNA = Desoxyribonukleinsäure

2.4 Molekularpathologie

Kardinalmerkmal der ALS-Pathologie ist die 2006 entdeckte Ablagerung von Aggregaten des Proteins TDP-43 in den Gehirnzellen von ALS-Patienten. TDP-43 (abgekürzt für **Transactive Response DNA Binding Protein 43 kDa** oder **TAR DNA Binding Protein 43**), ein ubiquitäres Protein, das vom *TARDP*-Gen codiert wird und zur Familie der **heterogeneous nuclear Ribonucleoproteins** (hnRNP) gehört. Eine TDP-43-Pathologie findet sich bei nahezu allen sporadischen und familiären ALS-Fällen (> 95 %). Lediglich seltene familiäre Formen der ALS, nämlich die *SOD1*- oder *FUS*-mutationsassoziierten Fälle, zeigen keine TDP-43-Aggregate. Mutationen im *TARDP*-Gen können familiäre Formen der ALS, aber auch der frontotemporalen Demenz zugrunde liegen, was eine kausale Bedeutung der TDP-43-Pathologie für die Entstehung der ALS unterstreicht. TDP-43 ist ein hoch konserviertes Protein von 414 Aminosäuren Länge. Unter physiologischen Bedingungen ist TDP-43 nuklear lokalisiert und an der Regulation des mRNA-Stoffwechsels beteiligt. Unter pathologischen Bedingungen lagert sich TDP-43 im Zytoplasma ab und verklumpt (➤ Abb. 2.2). Eine Hypothese besagt, dass die Verklumpung von TDP-43 der Ausbreitung (Spreading, s. u.) der ALS-Pathologie im Zentralnervensystem zugrunde liegt. Bisher wurde angenommen, dass die selbstaggregierenden Eigenschaften von prionähnlichen Domänen, eine veränderte Bildung von RNA-Granula und eine Störung des Proteinqualitätskontrollsystems zur Proteinaggregation bei ALS beitragen. Die genauen pathologischen Auswirkungen der Proteinaggregation sind nach wie vor weitgehend unbekannt. Experimentelle Belege deuten aber auf ein Zusammenspiel von Funktionsgewinn- (Gain of Function) und Funktionsverlustmechanismen (Loss of Function) hin.

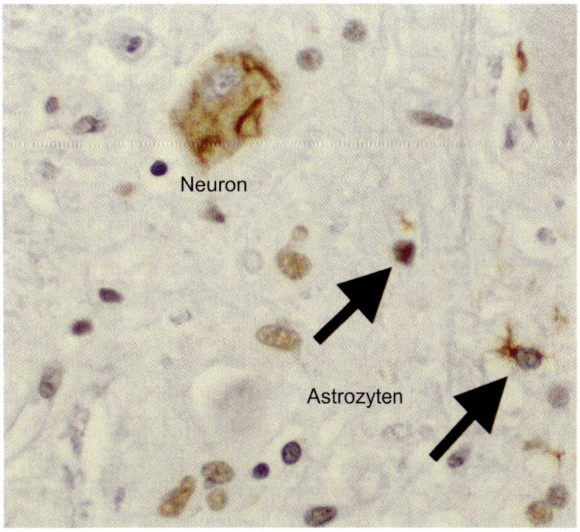

Abb. 2.2 TDP-43-Aggregate im Rückenmark bei ALS-Erkrankten [G1305]

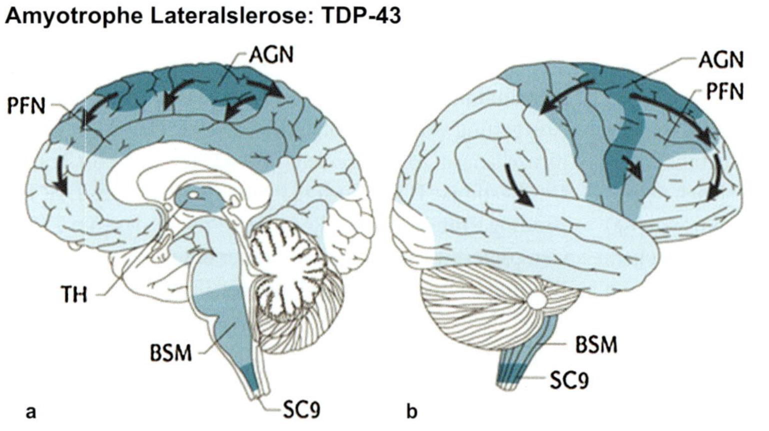

Abb. 2.3 Ausbreitung der TDP-43 Pathologie nach Braak [F971-004]

Obwohl sichbei fast allen ALS-Fällen eine TDP-43-Pathologie nachweisen lässt, ist dies nicht pathognomonisch. TDP-43-Ablagerungen finden sich auch bei vielen anderen neurodegenerativen Erkrankungen, einschließlich Alzheimer- und Lewy-Körperchen Erkrankung.

EXKURS

Ausbreitung/Spreading

Die Degeneration von Motoneurone ist ein fokal beginnender Prozess, der sich kontinuierlich durch die dreidimensionale, somatotopisch angeordnete neuronale Anatomie der Ebenen von oberem und unterem Motoneuron ausbreitet (➢ Abb. 1.2).

Dies ist am besten zu nachzuvollziehen, wenn die Symptome spinal auftreten. Beispielsweise können sich die klinischen Defizite des unteren motorischen Neurons von einem Arm zum anderen ausbreiten, was mit der neuronalen Anatomie der Alpha-Motoneurone im Rückenmark übereinstimmt. Stattdessen schreiten die klinischen Defizite der oberen Motoneurone von einem Arm zum ipsilateralen Bein fort, was mit der somatotopen Anatomie der Großhirnrinde übereinstimmt. Diese anatomische Erklärung nach Ravits et al. (2007) stellt die Idealisierung eines komplexen Vorgangs dar.

Der fokale Beginn und die kontinuierliche Ausbreitung der Symptome entlang benachbarter Regionen deuten darauf hin, dass die Degeneration der Motoneurone bei ALS ein sehr geordneter und sich aktiv ausbreitender Prozess ist.

Die molekularen Merkmale und die Verteilung der verschiedenen Arten von Proteinaggregaten bei ALS können mit spezifischen genetischen Veränderungen in Verbindung gebracht werden.

Bei FUS-assoziierten ALS formen finden sich *FUS*-Aggregate und bei *SOD1*-assoziierten ALS-Formen finden sich *SOD1*-Aggregate, aber jeweils keine TDP-43-Pathologie.

Bei *C9ORF72*-assoziierten ALS/FTD Fällen finden sich neben den TDP-43-Aggregaten noch sog. Dipeptide Repeats (DPRs), die durch eine nicht kanonische Translation (die sog. RAN-Translation) am *C9ORF72*-Gen-Locus entstehen und bei den *C9ORF72*-Fällen vermutlich zur Schädigung der Neurone beitragen.

EXKURS

Braak-Stadieneinteilung

Anhand der Veränderungen in der Verteilung der intraneuronalen pTDP-43-Aggregate wird das Fortschreiten der ALS-Pathologie in vier Stadien unterteilt, ähnlich wie bei Morbus Parkinson und der Alzheimer- Krankheit. Diese Stadien definieren bei der ALS keine präklinische Phase und sind für den praktischen Einsatz in der Klinik nicht relevant, helfen aber beim Krankheitsverständnis. Solange die Gesamtbelastung durch die Pathologie gering bleibt, haben die Läsionen möglicherweise keine unmittelbar erkennbaren klinischen Folgen. Wenn sie jedoch innerhalb des ZNS systematisch fortschreiten, kann die zelluläre Dysfunktion eine klinische Schwelle überschreiten.

Vier „Stadien" lassen sich abgrenzen:

- Stadium 1: erste Läsionen in Teilen des agranulären frontalen Neokortex und in somatomotorischen Neurone des Rückenmarks und des unteren Hirnstamms
- Stadium 2: Ausbreitung in präfrontale Bereiche und Abschnitte im Bereich des Hirnstamms
- Stadium 3: Fortschreiten der Läsionen in weitere präfrontale Bereiche und dann in postzentrale sensorische Bereiche
- Stadium 4: Entwicklung der kortikalen Pathologie auch in anteromedialen Teilen des Temporallappens, einschließlich der Hippocampus-Formation (➢ Abb. 2.3).

LITERATUR

Al-Chalabi A, Calvo A, Chio A et al. Analysis of amyotrophic lateral sclerosis as a multistep process: a population-based modelling study. Lancet Neurol. 2014; Nov;13(11): 1108–1113. doi: 10.1016/S1474–4422(14)70219-4. Epub 2014 Oct 7. PMID: 25300936; PMCID: PMC4197338.

Al-Chalabi A, Hardiman O. The epidemiology of ALS: a conspiracy of genes, environment and time. Nat Rev Neurol. 2013; Nov;9(11): 617–628. doi: 10.1038/nrneurol.2013.203. Epub 2013 Oct 15. PMID: 24126629.

Braak H, Brettschneider J, Ludolph AC et al. Amyotrophic lateral sclerosis – a model of corticofugal axonal spread. Nat Rev Neurol. 2013; Dec;9(12): 708–714. doi: 10.1038/nrneurol.2013.221. Epub 2013 Nov 12. PMID: 24217521; PMCID: PMC3943211.

Chapman L, Cooper-Knock J, Shaw PJ. Physical activity as an exogenous risk factor for amyotrophic lateral sclerosis: a review of the evidence. Brain. 2023; May 2;146(5): 1745–1757. doi: 10.1093/brain/awac470. PMID: 36918362; PMCID: PMC10151186.

Feldman EL, Goutman SA, Petri S et al. Amyotrophic lateral sclerosis. Lancet. 2022; Oct 15;400(10360): 1363–1380. doi: 10.1016/S0140–6736(22)01272-7. Epub 2022 Sep 15. PMID: 36116464; PMCID: PMC10089700.

Hergesheimer RC, Chami AA, de Assis DR et al. The debated toxic role of aggregated TDP-43 in amyotrophic lateral sclerosis: a resolution in sight? Brain. 2019; May 1;142(5): 1176–1194. doi: 10.1093/brain/awz078. PMID: 30938443; PMCID: PMC6487324.

Maranzano A, Verde F, Colombo E et al. Regional spreading pattern is associated with clinical phenotype in amyotrophic lateral sclerosis. Brain. 2023; Apr 19: awad129. doi: 10.1093/brain/awad129. Epub ahead of print. PMID: 37075222.

Ravits J, Laurie P, Fan Y, Moore DH. Implications of ALS focality: rostral-caudal distribution of lower motor neuron loss postmortem. Neurology. 2007; May 8;68(19): 1576–1582. doi: 10.1212/01.wnl.0000261045.57095.56. PMID: 17485644.

Ravits JM, La Spada AR. ALS motor phenotype heterogeneity, focality, and spread: deconstructing motor neuron degeneration. Neurology. 2009; Sep 8;73(10): 805–811. doi: 10.1212/WNL.0b013e3181b6bbbd. PMID: 19738176; PMCID: PMC2739608.

Suk TR, Rousseaux MWC. The role of TDP-43 mislocalization in amyotrophic lateral sclerosis. Mol Neurodegeneration. 2020; 15: 45. https://doi.org/10.1186/s13024-020-00397-1.

KAPITEL

3 Konsensuskriterien, Skalen und Stadieneinteilungen

Patrick Weydt und Sarah Bernsen

Kernaussagen

- Die ALS-Diagnose wird klinisch gestellt und ist eine Ausschlussdiagnose.
- Elektrophysiologische Untersuchungen (EMG) und Biomarker (Neurofilament) können die Diagnose stützen, aber nicht ausschließen.
- Für den internationalen Austausch wurden Konsensuskriterien etabliert (Gold-Coast-Kriterien).
- ALS-Bewertungsskalen ermöglichen die Einteilung des Schweregrads und funktioneller Defizite für die Verwendung im klinischen Alltag und Studienbereich.

3.1 Konsensuskriterien

Grundsätzlich gilt: Die Diagnose einer amyotrophen Lateralsklerose (ALS) kann klinisch gestellt werden bei einer kombinierten Schädigung des 1. und 2. Motoneurons in mindestens einer Körperregion (bulbär, zervikal, thorakal, lumbal) mit Verschlechterung und Ausbreitung der Symptome im zeitlichen Verlauf sowie Ausschluss von anderen Erkrankungen (➤ Kap. 5). Zur Vereinheitlichung des Sprachgebrauchs, nicht zuletzt im Hinblick auf die immer wichtiger werdenden klinischen Studien (➤ Kap. 7), wurden Konsensuskriterien erarbeitet und fortlaufend angepasst.

Der Entwicklungsprozess der jeweiligen Konsensuskriterien wird in den folgenden Abschnitten beleuchtet. Auch wird näher auf die Besonderheiten, Unterschiede und Änderungen der jeweiligen Kriterien im Rahmen der Entwicklungsschritte eingegangen, bis hin zu den aktuellen Gold-Coast-Kriterien.

Auch die Bewertungsskalen und die Stadieneinteilung sollen in erster Linie die Durchführung von klinischen Interventions- und Beobachtungsstudien vereinfachen und sind nicht vorrangig für die Kommunikation mit Patienten gedacht..

3.1.1 El-Escorial-Kriterien

Neben den klinischen Befunden wurden bereits in den 1950er-Jahren u. a. von Marinacci und Lambert supportive elektrophysiologische Befunde für die Diagnose der ALS beschrieben. Insbesondere der (generalisierte) elektromyografische Nachweis von pathologischer Spontanaktivität (positive scharfe Wellen und Fibrillationen) und Faszikulationen in klinisch betroffenen und nicht betroffenen Muskeln wurde als hilfreich für die Diagnosefindung angesehen und für den Ausschluss von Differenzialdiagnosen bei Erkrankungen des peripheren neuromuskulären Systems herangezogen.

Die 1994 erstmalig formulierten und dann mehrfach revidierten El-Escorial-Diagnosekriterien (➤ Abb. 3.3) sollten international gebräuchliche diagnostische Kriterien für die ALS darstellen, um für Therapie- oder andere wissenschaftliche Studien ein hinreichendes Maß an Einheitlichkeit und Sicherheit herzustellen. Die rigide Anwendung von Kriterien und Ausschlusskriterien auf eine möglicherweise sehr komplexe klinische Situation war nicht das Ziel der damaligen Anstrengungen.

Über klinische und elektrophysiologische Befunde wurde in den El-Escorial-Kriterien (EEC) ein Grad der diagnostischen Sicherheit der ALS definiert, der sich an dem Ausmaß beteiligter Körperregionen orientiert.

Die Bezeichnung ALS kann nach den revidierten El-Escorial-Kriterien von 2015 verwendet werden, wenn Zeichen des 1. und 2. Motoneurons in **einer** Körperregion vorliegen, sowie dem Ausschluss alternativer Diagnosen. Dies entspricht dem niedrigsten Grad der diagnostischen Sicherheit („mögliche ALS“). Die diagnostische Sicherheit erhöht sich bei Beteiligung weiterer Körperregionen. (➤ Abb. 3.1).

3.1.2 Awaji-Kriterien

Die Awaji-Kriterien entwickelten 2006 auf der Grundlage der El-Escorial-Kriterien einen Algorithmus, der eine frühere Diagnose der ALS bei gleichbleibender diagnostischer Sicherheit

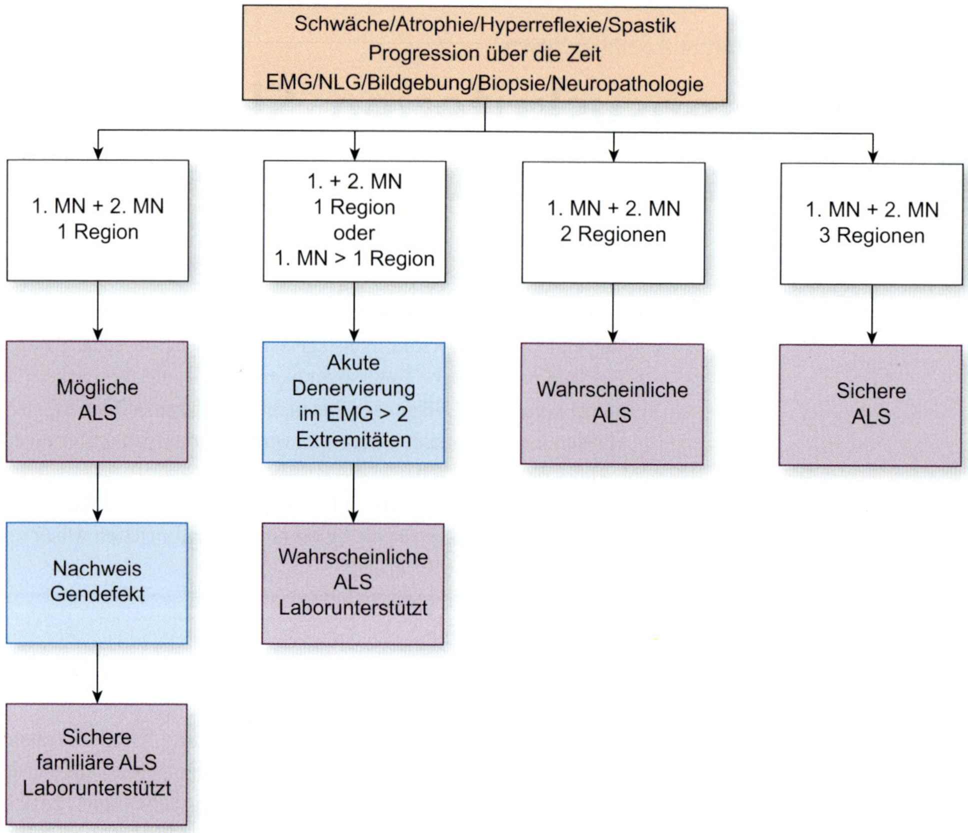

Abb. 3.1 Revidierte El-Escorial-Kriterien (Ludolph et al. 2015) [L231]
ALS = amyotrophe Lateralsklerose, EMG = Elektromyografie, MN = Motoneuron, NLG = Neurografie

erzielen sollte (➤ Abb. 3.3). Zusätzlich sollte die klinisch-neurophysiologische Diagnostik stärker gewichtet werden.

Die relevante Neuerung der Awaji-Kriterien war die Aufwertung von Faszikulationen, die im klinischen Kontext der ALS, bei Nachweis von chronisch neurogenen Veränderungen im EMG, nun von der Bedeutung gleichgesetzt wurden mit pathologischer Spontanaktivität (positive scharfe Wellen, Fibrillationen). Die Bedeutung instabiler Potenziale motorischer Einheiten wurde erwähnt.

Die Awaji-Kriterien zeigten eine deutlich verbesserte Sensitivität im Vergleich zu den revidierten El-Escorial-Kriterien bei gleicher Spezifität. Insbesondere zeigte sich eine Verbesserung bei der Diagnosestellung von Patienten mit einem bulbären Beginn (➤ Abb. 3.2).

3.1.3 Gold-Coast-Kriterien

2020 wurden in der Folge eines internationalen Konsensustreffens 2019 in Gold Coast, Australien (➤ Abb. 3.3), die Diagnosekriterien erneut überarbeitet. Motivation für die neuen Kriterien war die Vereinfachung der Diagnosestellung. Auch sollte die Kommunikation mit den Erkrankten hinsichtlich der Vermittlung einer klaren Diagnose erleichtert werden.

Belassen wurde in den Gold-Coast-Kriterien die bisherige Definition der Körperregionen und die von den Awaji-Kriterien etablierte Gleichwertigkeit von EMG und klinischem Befund.

Ein weiteres Ziel der Entwicklung war die Würdigung neuer Untersuchungstechniken und Biomarker sowie die Vereinfachungen für klinische und wissenschaftliche Studien.

Die ALS wurde als eine Erkrankung mit spezifischen Kernmerkmalen definiert (➤ Tab. 3.1).

Die bis dahin verwendete Einordnung in eine mögliche, wahrscheinliche und definitive ALS wurde verlassen und es wird nur noch zwischen „ALS“ und „nicht ALS“ unterschieden.

Der Nachweis einer Beteiligung des 1. Motoneurons wird über die klinische Untersuchung erbracht. Der Nachweis einer Beteiligung des 2. Motoneurons kann mittels klinischer Untersuchung und/oder die Elektromyografie erfolgen.

Als unterstützende Untersuchungsmethoden für den Nachweis einer Beteiligung des 1. Motoneurons neben der Klinik werden die Magnetstimulation, die Magnetresonanztomografie und Neurofilamente benannt. Für das 2. Motoneuron wird als supportive Methode die neuromuskuläre Ultraschallsonografie zur Detektion von Faszikulationen erwähnt.

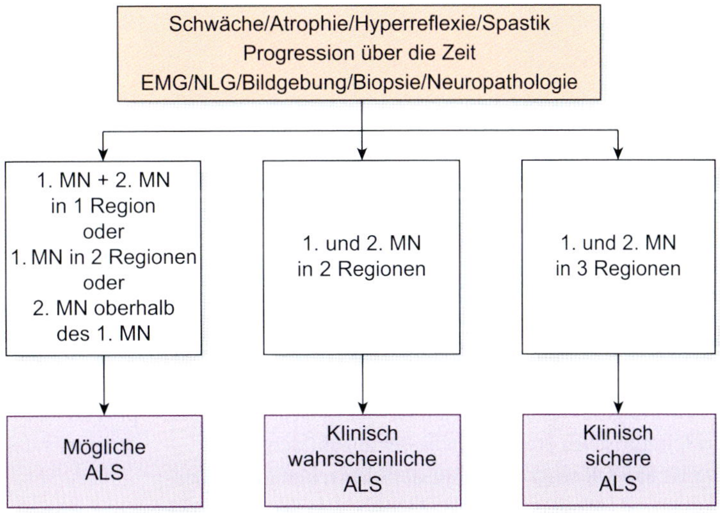

Abb. 3.2 Awaji-Kriterien 2008 (de Carvalho et al. 2008) [L231]
ALS = amyotrophe Lateralsklerose, EMG = Elektromyografie, MN = Motoneuron, NLG = Neurografie

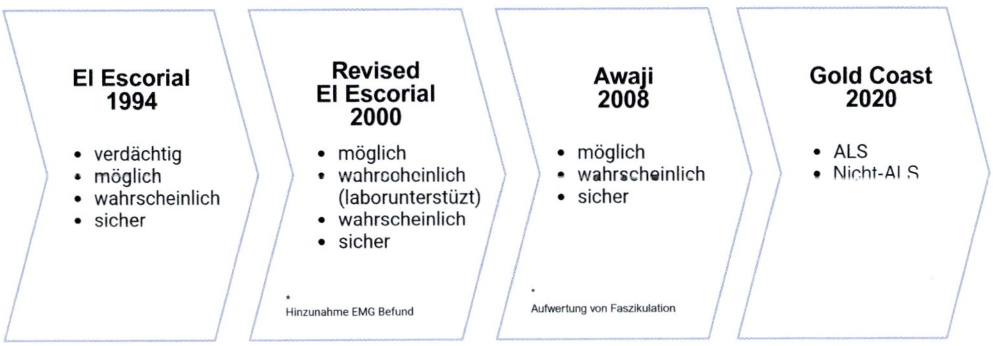

Abb. 3.3 Entwicklung der ALS-Diagnosekriterien [L231]
ALS = amyotrophe Lateralsklerose; EMG = Elektromyografie

Tab. 3.1 Gold-Coast-Kriterien (Shefner et al. 2020)

1	Progrediente Kraftminderung von zuvor unauffälligen Muskeln
2	Kombinierte Schädigung des 1. u. 2. Motoneurons in mind. einer gemeinsamen Körperregion o. Schädigung des 2. Motoneurons in mind. 2 Körperregionen
3	Ausschluss alternativer Ursachen

Die ALS wird weiterhin als **Multisystemerkrankung** begriffen, die nicht nur rein motorische Symptome aufweist, sondern bei der u. a. auch kognitive oder psychiatrische Symptome auftreten können. Solche Symptome werden in den aktuellen Konsensuskriterien nicht explizit erwähnt.

Während ALS-Verläufe mit Schwerpunkt auf dem 2. Motoneuron, z. B. progressive Muskelatrophie (PMA) oder Lower-Motor-Neuron-Dominant-Varianten, mit dem Schema diagnostiziert werden können, ist die primäre Lateralsklerose (PLS), als Extremvariante mit isolierter (klinischer) Beteiligung des 1. Motoneurons, weniger gut abgebildet.

Die Sensitivität der Gold-Coast-Kriterien ist besser als bei den Awaji- und revidierten EEC-Kriterien und hat eine vergleichbare Spezifität. Bei atypischen ALS-Phänotypen wiesen die Gold-Coast-Kriterien eine höhere Sensitivität und Spezifität auf.

Besonders mit weiteren Fortschritten bei der diagnostischen Biomarkerentwicklung und Genetiksind weitere Überarbeitungen zu erwarten.

3.2 Klinische Bewertungsskalen

Zweck von klinischen Bewertungsskalen für die ALS ist es, sowohl die Einschätzung des Schweregrads und der funktionellen Defizite für den klinischen Alltag als auch für mögliche Studien zu erleichtern und zu vereinheitlichen. Die Skalen unterscheiden sich im Grad der Komplexität und des Aufwands der Erhebung, bilden aber vergleichbar die Funktionseinschränkung der Patienten ab und korrelieren mit Krankheitsprogression und Überlebensrate.

Die nachfolgende Auflistung berücksichtigt nicht alle Skalen, versucht aber einen Überblick der gebräuchlichsten Bewertungssysteme zu geben.

3.2.1 ALSFRS-R

Die **revidierte ALS Functional Rating Scale** (ALSFRS-R; ➤ Tab. 3.2) ist eine einfach durchzuführende klinische Rating-Skala, die vom Arzt oder Patienten ausgefüllt werden kann. Die Revision erfolgte 1999, um das Ausmaß der Einschränkungen von respiratorischen Funktionen besser abzubilden.

Der ALSFRS-R wird sowohl in der klinischen Praxis zur Erfassung und Dokumentation des Krankheitsverlaufs als auch in der ALS-Forschung als primärer Endpunkt in klinischen Studien umfassend eingesetzt.

Anhand von zwölf Fragen zu Aktivitäten des täglichen Lebens wie Sprechen, Schlucken und Schreiben sowie dem Stand der respiratorischen Funktionen werden vier Domänen (bulbäre Symptomatik, Motorik, Mobilität und Atmung) beurteilt. Die Antworten werden auf einer Ordinalskala von 0–4 eingetragen mit 0 als schlechtestem Wert. Die Fragen 1–3 beziehen sich auf die bulbäre Funktion, die Fragen 4–9 auf die obere und die untere Extremität und 10–12 sind Fragen zur respiratorischen Funktion.

Die ALSFRS-R korreliert gut mit der Krankheitsprogression. Die Abnahme des Scores über den zeitlichen Verlauf gilt als prognostischer Indikator und wird zur Berechnungder Progressionsrate verwendet.

Tab. 3.2 ALSFRS-R (Cedarbaum et al. 1999)

	Bulbäre Symptomatik	**Motorik**	**Mobilität**	**Atmung**
Wert	1. Sprache	4. Handschrift[2]	7. Umdrehen im Bett u. Decke richten	10. Luftnot
4	Normal	Normal, keine Veränderung	Normal	Keine Luftnot
3	Hörbare Sprechstörungen	Langsam o. wackelig, alle Wörter sind lesbar	Selbstständig, jedoch langsamer u. unbeholfener	Luftnot bei mäßiger Belastung
2	Verständlich mit Wiederholungen	Nicht alle Wörter sind lesbar	Selbstständig möglich, jedoch mit großer Mühe verbunden	Luftnot bei minimaler Belastung
1	Sprache kombiniert mit nicht verbaler Kommunikation	Kann den Stift selbstständig halten, aber nicht schreiben	Kann zum Umdrehen o. Richten der Bettdecke ansetzen, aber die Bewegung nicht selbstständig vollenden	Luftnot in Ruhe
0	Verlust der verständlichen Sprache	Kann den Stift nicht halten, unterschreibt gar nicht mehr	Selbstständiges Umdrehen o. Richten der Bettdecke nicht möglich	Deutliche Luftnot in Ruhe; Erwägung atemunterstützender Maßnahmen wegen Luftnot
	2. Speichelfluss[1]	5 a. Essenschneiden u. Besteck handhaben *(bei Patienten ohne Ernährungssonde)*	8. Gehen	11. Luftnot im Liegen
4	Normal	Normal	Normal	Keine Luftnot im Liegen
3	Leicht, aber eindeutig vermehrter Speichel im Mund, evtl. nächtlicher Speichelverlust aus dem Mund	Etwas langsam u. unbeholfen, aber keine Hilfe erforderlich	Beginnende Gangstörung	Nachts teilweise Schwierigkeiten zu schlafen wegen Kurzatmigkeit, keine regelmäßige Verwendung von > 2 Kissen
2	Mäßig vermehrter Speichel im Mund, evtl. geringer Speichelverlust aus dem Mund	Kann die meisten Speisen schneiden, aber langsam u. unbeholfen, braucht teilweise Hilfe	Gehen mit Unterstützung o. Hilfsmitteln	2 zusätzliche Kissen zum Schlafen erforderlich (< 2 Kissen)
1	Deutlich vermehrter Speichel im Mund, teilweise mit Speichelverlust aus dem Mund	Speisen müssen von jemandem geschnitten werden, kann aber langsam selbst essen	Kann Beine bewegen, aber Gehen nicht möglich	Schlafen nur im Sitzen möglich
0	Deutlicher Speichelfluss aus dem Mund, Taschentuch ständig erorderlich	Muss gefüttert werden, kann keine Gabel o. Löffel halten	Keine zielgerichtete Beinbewegung möglich	Schlafen aufgrund der Luftnot kaum möglich

Tab. 3.2 ALSFRS-R (Cedarbaum et al. 1999) *(Forts.)*

	3. Schlucken	6. Ankleiden u. Körperpflege	9. Treppensteigen	12. Atemfunktionsstörung
4	Normal	Normal	Normal	Kein Atemhilfsmittel
3	Beginnende Essprobleme – gelegentliches Verschlucken	Keine Hilfe erforderlich, jedoch mit deutlicher Mühe verbunden	Langsamer	Zeitweilige Nutzung einer Atemmaske
2	Änderung der Nahrungskonsistenz	Zeitweilig Hilfe o. Hilfsstrategien erforderlich	Leichte Unsicherheit o. Ermüdung	Ständige Nutzung einer Atemmaske in der Nacht
1	Ergänzende Sondenernährung erforderlich	Hilfe erforderlich	Unterstützung erforderlich	Ständige Nutzung einer Atemmaske am Tag u. in der Nacht
0	Nahrungsaufnahme ausschließlich über Sondenernährung o. direkt in die Blutbahn (parenteral)	Vollständig abhängig	Treppensteigen nicht möglich	Luftzufuhr über einen Luftröhrenschnitt (Tracheistoma)
		5 b. Ernährungssonde u. Utensilien handhaben (bei Patienten mit Ernährungssonde)		
4			Normal	
3			Etwas langsam u. unbeholfen, kann aber alle Handgriffe selbstständig ausführen	
2			Beim Umgang mit Verschlüssen u. Deckeln teilweise Hilfe erforderlich	
1			Kann minimale Unterstützung bei Sondenversorgung geben	
0			Kann an keiner Stelle bei Sondenversorgung mithelfen	
	Ergebnis bulbär: 0–12 von 12	**Ergebnis Motorik: 0–12 von 12**	**Ergebnis Mobilität: 0–12 von 12**	**Ergebnis Atmung: 0–12 von 12**
Gesamtscore: 0–48 von 48				

[1] Speichelfluss bezieht sich auf den wässrigen Speichel u. nicht auf zähe Sekrete (Schleim), welche sich im Rachenraum ansammeln
[2] Die Handschrift bezieht sich auf die Hand, mit der vor der Erkrankung geschrieben wurde (links- bzw. rechtshändig)

3.2.2 Modifizierte Norris-Skala

Die modifizierte Norris Skala ist eine weitere Bewertungsskala für die ALS und besteht aus zwei Teilen. Zur Beurteilung der Extremitätenfunktion steht die Limb Norris Scale, die aus 21 Items besteht, zur Verfügung, für die bulbäre Funktion die Norris Bulbar Scale mit 13 Items. Alle Items werden jeweils in vier Ordinalkategorien (0–3) bewertet. Es werden selbstberichtete Fähigkeiten und klinische Befunde beurteilt, Parameter zur Lungenfunktion werden nicht berücksichtigt.

3.2.3 Appel-Skala

Eine weitere Rating-Möglichkeit zur klinischen Beurteilung und Einschätzung der Krankheitsprogression ist die 1987 veröffentliche Appel-Skala. Im Gegensatz zur ALSFRS-R und der modifizierten Norris-Skala berücksichtigt die Appel-Skala auch Lungenfunktionsparameter. Zusätzlich werden bulbäre Funktion, Muskelkraft und Funktion der oberen und unteren Extremitäten bewertet. Die Skala korreliert gut mit der Krankheitsprogression ist jedoch im klinischen Praxisalltag vergleichsweise komplex und erfordert die Messung der Vital kapazität, welche nicht überall verfügbar ist.

3.2.4 Amyotrophic Lateral Sclerosis Severity Scale

Die ALS Severity Scale von 1989 wurde zur schnellen Klassifikation der Funktionseinschränkung von ALS-Erkrankten entwickelt, ebenfalls mit einem ordinalen Bewertungssystem. Es werden vier Systeme bewertet, welche sich aus Sprechen, Schlucken sowie Funktionen der oberen und der unteren Extremität zusammensetzen. Zusätzlich wird, wie bei der Appel-Skala, die Vitalkapazität berücksichtigt.

3.2.5 King's-College-Stadien und MiTos-Stagingsystem

Die King's-College-Stadien wurden entwickelt, um den klinischen Schweregrad der ALS zu klassifizieren. Die King's-College-Kriterien legen sog. klinische Meilensteine der Erkrankung fest. Diese Meilensteine treten meist zu absehbaren Zeitpunkten im individuellen Krankheitsverlauf auf und lassen somit auch Rückschlüsse auf den Krankheitsprogress und die Überlebenszeit zu. Definition der Meilensteine ➤ Tab. 3.3.

Für die Einordnung wird immer das höchstmögliche Stadium herangezogen. Eine mögliche kognitive Beteiligung ist nicht berücksichtigt worden, da es zwar ein wichtiger prognostischer Faktor ist, aber im Gegensatz zu den anderen Symptomen unabhängig vom oder auch gar nicht im Krankheitsverlauf auftreten kann.

Das Staging kann verwendet werden, um die klinische Situation in der Praxis zu beschreiben, den klinischen Bedarf und den Hilfsmittelbedarf abzuschätzen. Das Staging kann aber auch nützlich sein für wissenschaftliche Studien.

Ein alternativ gebräuchliches Staging-System ist das **Milano-Torino-Staging** (MiToS). Hier wird der Verlust von Autonomie in den vier funktionellen Domänen des ALSFRS-R in sechs Stufen eingeordnet (➤ Tab. 3.4).

3.3 Weitere Bewertungsskalen

Neben den globalen Bewertungssystemen, die mehrere funktionelle Systeme zusammen bewerten, gibt es auch für einzelne Domänen die Möglichkeit, diese zu bewerten (z. B. Borg-Skala zur Bewertung von subjektiv empfundener Erschöpfung und Luftnot). Diese sind nicht immer ALS-spezifisch, sondern werden auch bei anderen Krankheitsbildern verwendet.

Erwähnenswert ist als spezifischer Fragebogen der **Amyotrophic Lateral Sclerosis Assessment Questionnaire (ALSAQ).** Den ALSAQ gibt es in einer langen Form mit 40 Fragen als ALSAQ-40 und in einer kürzeren aber ebenfalls sehr gut validierten kurzen Version, dem ALSAQ-5 mit fünf Fragen.

Der ALSAQ-40 ist ein Selbstbewertungsfragebogen des Patienten und besteht aus 40 Items, die neben Mobilität (10 Fragen), die täglichen Aktivitäten und die Unabhängigkeit (10 Fragen), Essen und Trinken (3 Fragen), Kommunikation (7 Fragen) und Emotionen (10 Fragen) erfassen. Das Ergebnis spiegelt die vom Patienten selbst empfundene Lebensqualität wider und wird häufig in Studien in der langen oder kurzen Fassung verwendet.

Tab. 3.3 King's-College-Kriterien (Roche et al. 2012)

1.	Beginn der Symptome (Beteiligung der 1. Region)
2.	a) Diagnose
	b) Beteiligung der 2. Region
3.	Beteiligung der 3. Region
4.	a) Bedarf einer perkutanen Gastrostomie (PEG)
	b) Bedarf noninvasiver Ventilation
5.	Tod

Tab. 3.4 Milano-Torino (MiToS)-Staging-System (Chiò et al. 2015)

ALSFRS-R-Domäne	ALSFRS-R-Item	ALSFRS-R-Score[1]	Funktioneller Score
Bewegung	8 Laufen **oder**	**4** 3 2 **1** 0	**0** **1**
	6 Anziehen	**4** 3 2 **1** 0	**0** **1**
Schluckfunktion	3 Schlucken	**4** 3 2 **1** 0	**0** **1**
Kommunikation	1 Sprache **oder**	**4** 3 2 **1** 0	**0** **1**
	4 Schreiben	**4** 3 2 **1** 0	**0** **1**
Atmung	10 Luftnot **oder**	**4** 3 2 **1** 0	**0** **1**
	12 Respiratorische Insuffizienz	**4** 3 2 **1** 0	**0** **1**
ALS-MITOS	**Stadium** 0 1 2 3 4 5	**Verlust Domäne** Keine 1 Domäne 2 Domänen 3 Domänen 4 Domänen Tod	

[1] ausführlicher Score ➤ Tab. 3.2

LITERATUR

Appel V, Stewart SS, Smith G, Appel SH. A rating scale for amyotrophic lateral sclerosis: description and preliminary experience. Ann Neurol. 1987; Sep;22(3): 328–333. doi: 10.1002/ana.410220308. PMID: 3118763.

Brooks BR. El Escorial World Federation of Neurology criteria for the diagnosis of amyotrophic lateral sclerosis. J Neurol Sci. 1994; 124: 96–107. ISSN 0022-510X. https://doi.org/10.1016/0022-510X(94)90191-0.

Brooks BR, Miller RG, Swash M, Munsat TL: El Escorial revisited: revised criteria for the diagnosis of amyotrophic lateral sclerosis. Amyotroph Lateral Scler Other Motor Neuron Disord. 2000; 1: 293–299 (2000).

Cedarbaum JM, Stambler N, Malta E et al. The ALSFRS-R: a revised ALS functional rating scale that incorporates assessments of respiratory function. BDNF ALS Study Group (Phase III). J Neurol Sci. 1999; Oct 31;169(1–2): 13–21. doi: 10.1016/s0022–510x(99)00210-5. PMID: 10540002.

Chiò A, Hammond ER, Mora G et al. Development and evaluation of a clinical staging system for amyotrophic lateral sclerosis. J Neurol Neurosurg Psychiatry. 2015; 86(1): 38–44. doi:10.1136/jnnp-2013-306589

de Carvalho M, Dengler R, Eisen A et al. Electrodiagnostic criteria for diagnosis of ALS. Clin Neurophysiol. 2008, 119. 497–503.

Hillel AD, Miller RM, Yorkston K et al. Amyotrophic lateral sclerosis severity scale. Neuroepidemiology. 1989; 8(3): 142–150. doi: 10.1159/000110176. PMID: 2725806.

Lambert EH. Electromyography in amyotrophic lateral sclerosis. In: Norris FH, Kurland LT (eds.). Motor Neuron Diseases. New York: Grune and Stratton, 1969: 135–153.

Ludolph A, Drory V, Hardiman O et al.; WFN Research Group On ALS/MND. A revision of the El Escorial criteria – 2015. Amyotroph Lateral Scler Frontotemporal Degener. 2015; 16(5-6): 291–292. doi: 10.3109/21678421.2015.1049183. Epub 2015 Jun 29. PMID: 26121170

Roche JC, Rojas-Garcia R, Scott KM, et al. A proposed staging system for amyotrophic lateral sclerosis. Brain. 2012; 135(Pt 3) :847–852. doi:10.1093/brain/awr351

Shefner JM, Al-Chalabi A, Baker MR et al. A proposal for new diagnostic criteria for ALS. Clin Neurophysiol. 2020; 131(8): 1975–1978. doi:10.1016/j.clinph.2020.04.005

Wilbourn AJ. Clinical neurophysiology in the diagnosis of amyotrophic lateral sclerosis: the Lambert and the El Escorial criteria. J Neurol Sci. 1998; Oct;160 Suppl 1 25–29. doi: 10.1016/s0022–510x(98)00194-4. PMID: 9851644.

World Federation of Neurology (WFN) Research Group on Neuromuscular Diseases Subcommittee on Motor Neuron Disease. AirlieHouse Guidelines. Therapeutic trials in amyotrophic lateral sclerosis. Airlie House "Therapeutic Trials in ALS" Workshop, Contributors. J Neurol Sci. 1995; 129: 1–10

3

KAPITEL

Patrick Weydt und Sarah Bernsen

4 Präsymptomatische Phase und nicht motorische Symptome

Kernaussagen

- Die ALS hat wie andere neurodegenerative Erkrankungen eine präsymptomatische Phase.
- Nicht motorische Symptome können bereits vor motorischen Symptomen auftreten.
- Kognitive und behaviorale Störungen kommen bei bis zu 50 % der ALS-Erkrankten vor.

4.1 Einleitung

Eine Gemeinsamkeit unterschiedlicher neurodegenerativer Erkrankungen besteht darin, dass dem klinisch fassbaren Erkrankungsbeginn ein präsymptomatisches Stadium vorausgeht. So sind u. a. bei der Alzheimer-Krankheit oder beim Morbus Parkinson Prodromalphasen bekannt, die oft mehrere Jahre vor dem Beginn des bekannten klinischen Syndroms durch klinische Phänomene, wie z. B. Periodic Limb Movement Disorder oder Hypo-/Anosmie, und durch bildgebende, serologische und Liquor-Biomarker gekennzeichnet sind.

Kenntnisse über solche Phänomene verbessern das Krankheitsverständnis, helfen die Transition in die symptomatische Phase besser einzuschätzen und bieten die Möglichkeit zur Forschung an präventiven und krankheitsverzögernden Maßnahmen. Auch zeigt sich immer deutlicher, dass ein **früher Therapiebeginn** zu favorisieren ist. Die Identifikation des Krankheitsbeginns, v. a. bei *SOD1*-Mutationstragenden, hat durch die neue Therapiemöglichkeit mit **Tofersen** eine wesentliche Bedeutung.

Die präsymptomatische Phase ist bislang nur bei familiären ALS-Formen beschrieben worden (Benatar et al. 2022).

4.2 Präsymptomatische ALS

ALS ist charakterisiert als klinisches Syndrom durch die Zeichen der Degeneration des 1. und 2. Motoneurons sowie bis zu 50 % kognitive und behaviorale Veränderungen, die in einem Spektrum von sehr mild ausgeprägten Symptomen bis zum Vollbild der frontotemporalen Demenz vorliegen.

Die formale ALS-Diagnose kann frühestens bei Manifestation der ersten motorischen Symptome gestellt werden. Die vorangehende präsymptomatische Phase teilt sich wiederum in die prämanifeste Phase ohne klinische Symptome und das Prodromalstadium, bei dem milde motorische, kognitive oder behaviorale Symptome auftreten, die eine Abweichung vom gesunden Zustand bedeuten, aber nicht für eine Diagnosestellung ausreichen (➤ Abb. 4.1).

4.2.1 Prämanifeste Phase

Diese klinisch asymptomatische Phase stellt den Beginn der Erkrankung dar, der zum aktuellen Stand nicht genauer festgelegt werden kann. Motorische Symptome liegen weder klinisch noch elektrophysiologisch vor, ebenfalls keine kognitiven oder behavioralen Auffälligkeiten. Unterstützend für den Beginn dieser Phase können Biomarker herangezogen werden wie das **Neurofilament leichte Kette (Light Chain, NfL).** Ein Anstieg über die definierten NfL-Normalwerte ohne alternative Ursache kann den Beginn der prämanifesten Phase ankündigen. Bei präsymptomatischen Mutationsträgern hat sich die NfL als der bislang beste Biomarker erwiesen. Die Verwendung der NfL in diesem Kontext ist jedoch komplex und bislang nur im Rahmen von Studien sinnvoll. Es konnte gezeigt werden, dass NfL bereits bis zu 12 Mon. vor den ersten klinischen Symptomen ansteigen kann. Umgekehrt kann es aber auch bereits zu ersten motorischen Symptomen ohne NfL-Anstieg kommen.

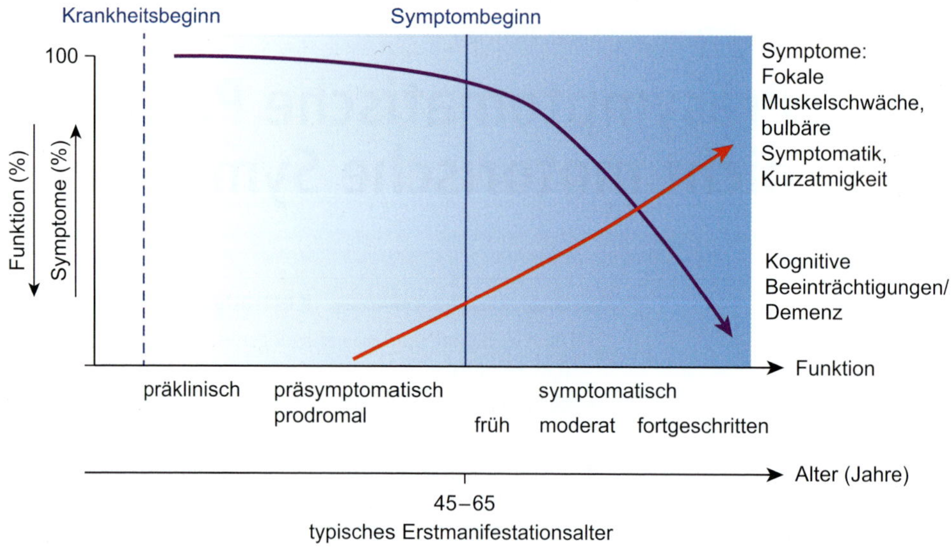

Abb. 4.1 Krankheitsentwicklung bei ALS [L231]

4.2.2 Prodromalphase

Analog zur Alzheimer-Krankheit mit dem Mild Cognitive Impairment (MCI) kann die Prodromalphasen der ALS ebenfalls unterteilt werden in

- ein Mild Motor Impairment (MMI),
- ein Mild Behavioral Impairment (MBI) und
- ein Mild Cognitive Impairment (MCI).

Die Symptome des MMI können unspezifische motorische Phänomene sein wie Muskelkrämpfe, Faszikulationen, Leistungsknick, Verlust oder diffuse Steigerung von Muskeleigenreflexen. Klare Paresen oder aktive Denervierungszeichen, die über einen Nerv/eine Nervenwurzel hinausgehen, liegen nicht vor. Somit ist das MMI nicht der Beginn der klinisch manifesten Erkrankung, da die Symptome allein nicht die Diagnose einer ALS erlauben würden.

Gleichermaßen treten bei der **MBI** behaviorale Auffälligkeiten auf, die eine Änderung zum Ausgangszustand darstellen, z. B. Apathie, Verlust von Empathie oder Disinhibition, die jedoch nicht ausreichen, um die Diagnose einer frontotemporalen Demenz zu stellen. Das **MCI** stellt, analog dem Begriff bei der Alzheimer-Krankheit, frühe kognitive Veränderungen dar. Gelegentlich sind dysexekutive oder sprachliche Veränderungen zu finden. MBI und MCI können getrennt, aber auch zusammen vorliegen (MBI/MCI) und müssen sich im weiteren Verlauf nach dem Übergang in eine klinisch manifeste ALS nicht zwangsläufig zum Vollbild einer FTD entwickeln. Dies wird dann von manchen Autoren als ALS-ci, ALS-bi und ALS-cbi bezeichnet, in Abgrenzung zur ALS-FTD.

Bisherige Untersuchungen an Mutationsträgern zeigen, dass der Zeitraum zwischen MMI und klinisch manifester Erkrankung abhängig von der vorliegenden Mutation variiert und von 1 Mon. bis > 10 J. reichen kann. Es kann je nach Genotyp zu sehr langen Prodromalphasen mit einem nachfolgend aggressiven Krankheitsverlauf von wenigen Monaten kommen.

4.3 Nicht motorische Symptome

Die ALS wird mittlerweile als komplexe Multisystemerkrankung aufgefasst. Nicht motorische Symptome können bereits bei der ALS in der oben beschriebenen Prodromalphase auftreten, aber auch erst zusammen mit den motorischen Symptomen zu Beginn der klinisch manifesten Erkrankung.

Nicht motorische Symptome können kognitive und behaviorale Störungen umfassen, Angst und Depression bis hin zu suizidalen Ideationen, Schmerz, Schlafstörungen, Fatigue, Sensibilitätsstörungen, Gewichts- und Appetitverlust sowie autonome Störungen.

4.3.1 Kognitive und behaviorale Störungen

Kognitive und behaviorale Störungen treten bei bis zu 50 % der Erkrankten auf. In 10–15 % kann sich das Vollbild einer frontotemporalen Demenz (FTD, ➤ Kap. 15) entwickeln, meistens in der behavioralen Variante. Gemeinsames pathologisches Merkmal von ALS und FTD ist die Aggregation und Ablagerung von TDP-43.

Bei der ALS kommt es vornehmlich zu Störungen der Exekutivfunktionen und der Sprache u. a. mit Benennstörungen, reduzierter Sprachflüssigkeit und Arbeitsgedächtnisstörung. Langzeitgedächtnis und räumliche Orientierung sind i. d. R. nicht betroffen. Verhaltensstörungen beinhalten Apathie, erhöhte Reizbarkeit, Vernachlässigung der persönlichen Hygiene und Änderung der Essgewohnheiten.

Kognitive Störungen können auch im Verlauf der Erkrankung auftreten. Erkrankte, die bereits früh im Verlauf oder zu Erkrankungsbeginn kognitive Störungen aufwiesen, hatten eine schlechtere Prognose mit aggressiverem klinischem Verlauf und kürzerem Überleben als Erkrankte ohne kognitive Störungen.

Einfache allgemeine Testinstrumente, um kognitive Störungen frühzeitig zu erfassen, sind der Montreal Cognitive Assessment Test (MoCa) oder der Mini-Mental-Status-Test (MMST). Ein ALS-spezifischer Test ist der Edinburgh Cognitive and Behavioral ALS Screen (ECAS, ➢ Kap. 5).

4.3.2 Körpergewicht

ALS geht mit Veränderungen im Energiestoffwechsel einher, darunter Gewichtsverlust und Hypermetabolismus. ALS-Erkrankte haben öfter einen normalen oder niedrigen Body-Mass-Index (BMI) und verlieren im Lauf der Erkrankung Gewicht und Körperfett. Das Gleichgewicht zwischen Energieaufnahme und Energieverbrauch ist bei der ALS verändert. Es besteht eine katabole Stoffwechsellage. Der vermehrte Energieverbrauch, der zu Gewichtsverlust führt, liegt an unterschiedlichen Faktoren. Schluckstörungen können zu einer erschwerten Kalorienaufnahme führen (reduzierte Energieaufnahme). Auch kann der Energieverbrauch durch vermehrte Muskelarbeit ansteigen, z. B. bei erhöhter Atemanstrengung durch die neuromuskuläre Ventilationsstörung (➢ Abb. 4.2). Es zeigt sich, dass auch Erkrankte ohne diese Symptome (Dysphagie, respiratorische Funktionsstörung) einen erhöhten Energieumsatz im Vergleich zu Gesunden haben. Ein erhöhter Grundumsatz und entsprechend auch Gewichtsverlust können den motorischen Symptomen im Krankheitsverlauf vorausgehen.

Gewichtsverlust und Mangelernährung sind negative prognostische Faktoren für die ALS und gehen mit einer verkürzten Überlebenszeit einher. Interventionen mit erhöhter Energiezufuhr und Gewichtsstabilisierung werden erfolgreich eingesetzt, um dem ungünstigen Katabolismus entgegenzuwirken (➢ Kap. 9).

Hyperlipidämie ist häufiger bei ALS-Patient nachzuweisen, ebenso Insulinresistenz, möglicherweise aufgrund von Störungen von Stoffwechselprozessen. Die Hyperlipidämie scheint möglicherweise einen günstigen Einfluss auf den Verlauf darzustellen.

Was zu den Veränderungen im Stoffwechsel und zum Hypermetabolismus führt, ist nicht abschließend geklärt. Es finden sich auf Zellebene Störungen der mitochondrialen Funktion in den Muskelzellen. Ebenfalls wurde bei Erkrankten, aber auch bei präsymptomatischen Mutationsträgern eine Atrophie des Hypothalamus nachgewiesen, einer wichtigen Schaltstelle bei der Regulierung des Stoffwechsels. Es konnte eine deutliche Korrelation zwischen Katabolismus, BMI und Grad der hypothalamischen Atrophie gezeigt werden. Neuropathologisches Korrelat hierzu ist der Nachweis der TDP-43-Pathologie im Hypothalamus. Ob diese Veränderungen Ursache oder Ausdruck der gestörten Stoffwechselvorgänge sind, ist noch nicht abschließend geklärt.

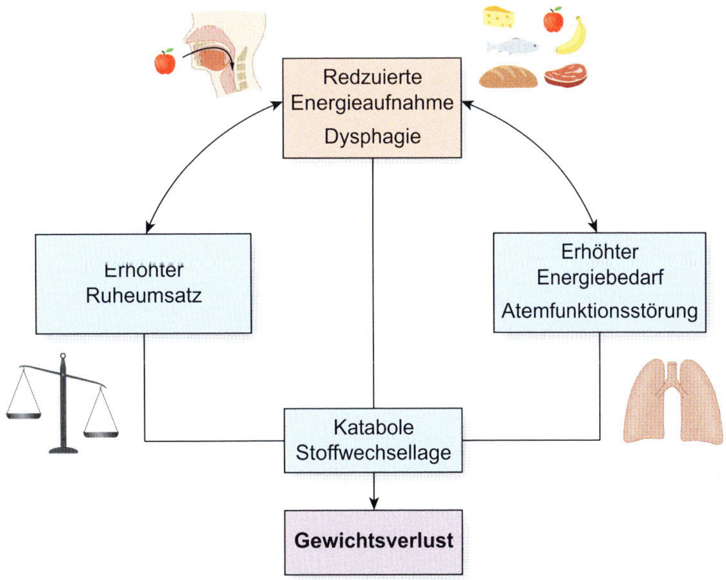

Abb. 4.2 Katabole Stoffwechsellage und Gewichtsverlust bei ALS [L231]

4

LITERATUR

Abrahams S, Newton J, Niven E et al. Screening for Cognition and Behaviour Changes in ALS. Amyotroph. Lateral Scler. Front. Degener. 2014; 15: 9–14.

Benatar M, Granit V, Andersen PM et al. Mild motor impairment as prodromal state in amyotrophic lateral sclerosis: a new diagnostic entity. Brain. 2022; Oct 21;145(10): 3500–3508.

Benatar M, Turner MR, Wuu J. Defining Pre-Symptomatic Amyotrophic Lateral Sclerosis. Amyotroph. Lateral Scler. Front. Degener. 2019; 20: 303–309.

Benatar M, Wuu J, Andersen PM et al. Neurofilament light: A candidate biomarker of presymptomatic amyotrophic lateral sclerosis and phenoconversion. Ann Neurol. 2018; Jul;84(1): 130–139.

Crugnola V, Lamperti C, Lucchini V et al. Mitochondrial respiratory chain dysfunction in muscle from patients with amyotrophic lateral sclerosis. Arch Neurol 2010; 67: 849–854.

Desport JC, Preux PM, Truong TC et al. Nutritional status is a prognostic factor for survival in ALS patients. Neurology 1999; 53: 1059–1063.

Dorst J, Weydt P, Brenner D et al. Metabolic alterations precede neurofilament changes in presymptomatic ALS gene carriers. EBioMedicine. 2023 Apr;90: 104521. doi: 10.1016/j.ebiom.2023.104521. Epub 2023 Mar 12. PMID: 36917918

Dupuis L, Corcia P, Fergani A et al. Dyslipidemia is a protective factor in amyotrophic lateral sclerosis. Neurology 2008; 70: 1004–1009.

Echaniz-Laguna A, Zoll J et al. Muscular mitochondrial function in amyotrophic lateral sclerosis is progressively altered as the disease develops: a temporal study in man. Exp Neurol 2006; 198: 25–30.

Gorges M, Vercruysse P, Müller H et al. Hypothalamic atrophy is related to body mass index and age at onset in amyotrophic lateral sclerosis. J Neurol Neurosurg Psychiatry 2017; 12;88: 1033–1041

Neumann M, Sampathu DM, Kwong LK et al. Ubiquitinated TDP-43 in Frontotemporal Lobar Degeneration and Amyotrophic Lateral Sclerosis. Science 2006; 314: 130–133.

Phukan J, Pender NP, Hardiman O. Cognitive Impairment in Amyotrophic Lateral Sclerosis. Lancet Neurol. 2007; 6: 994–1003.

Vercruysse P, Vieau D, Blum D et al. Hypothalamic alterations in neurodegenerative diseases and their relation to abnormal energy metabolism. Front Mol Neurosci 2018; 11: 2.

KAPITEL

5 Diagnostik

Patrick Weydt und Sarah Bernsen

Kernaussagen

- Die ALS ist eine klinische Diagnose und beruht auf dem Nachweis einer Schädigung des 1. und 2. Motoneurons. Die diagnostische Sicherheit steigt mit der Anzahl befallenen Regionen.
- Zum Ausschluss von Differenzialdiagnosen sind apparative und laborchemische Zusatzuntersuchungen obligat.
- Muskelultraschall zur Detektion von Faszikulationen kann eine wertvolle Ergänzung zur EMG sein. Troponin T kann auf eine neuromuskuläre Beteiligung hinweisen.
- Neurofilamente in Liquor und Serum können unterstützend für die Diagnose und hilfreich für die prognostische Einschätzung sein und auf eine neuroaxonale Schädigung hinweisen.

5.1 Einleitung

Amyotrophe Lateralsklerose ist eine klinische Diagnose und beruht auf dem Nachweis einer Schädigung des 1. und 2. Motoneurons. Die Symptome sind Ausdruck einer Degeneration der kortikalen Motoneurone, des kortikospinalen bzw. kortikobulbären Trakts sowie der spinalen Motoneurone. Mittlerweile wird die ALS allerdings als eine Multisystemdegeneration aufgefasst, die über eine reine Beteiligung des motorischen Nervensystems hinausgehen kann. Variable ausgeprägte kognitive Störungen, Wesensänderungen und Verhaltensauffälligkeiten bis zum Vollbild der frontotemporalen Demenz können bei sporadischen und familiären Formen begleitend vorliegen (➤ Kap. 15). Auch kann es, wenn auch seltener, zur Beteiligung in extrapyramidalen, zerebellären, sensiblen oder autonomen Systemen kommen. Dies schließt das Vorliegen einer Motoneuronerkrankung nicht aus. Extrapyramidalmotorische Zeichen wie Rigor und Bradykinese, welche in milder Ausprägung auch von begleitender Spastik maskiert werden können, können auftreten. ALS-Parkinson-Overlap-Syndrome sind beschrieben (Brait-Fahn-Schwarz-Erkrankung, Lytico-Bodig), bei denen sogar ein positiver DAT-Scan vorliegen kann. Rigor und Bradykinese können ein positives Ansprechen auf eine dopaminerge Therapie zeigen.

Es gibt keinen elektrophysiologischen oder laborchemischen Messwert, der allein eine ALS definitiv diagnostizieren oder ausschließen kann. Die Diagnose wird auf der Basis der Gesamtschau von klinischen Befunden, Krankheitsverlauf, den Ergebnissen der Zusatzdiagnostik und dem Ausschluss anderer differenzialdiagnostisch möglicher Erkrankungen gestellt.

Die große Herausforderung bei der Diagnosestellung liegt in der Variabilität des Krankheitsverlaufs und der schleichenden klinischen Präsentation gerade zu Beginn, verbunden mit der Tragweite der Diagnose (➤ Abb. 5.1). Schon bei der **klassischen ALS** (s.u.) zeigen sich klinische Unterschiede durch die variable Affektion von 1. und 2. Motoneuron, den Ort des Symptombeginns und dem Muster der Symptomausbreitung. Außerdem variieren der zeitliche Verlauf (Progression) sowie das Ausmaß der Beteiligung nicht motorischer Systeme (u.a. Verhalten und Kognition).

Ein charakteristisches Merkmal der ALS ist der fokale, asymmetrische Beginn. Dies kann entweder an einer Extremität (spinaler Beginn [ca. 75 %]) erfolgen, oder – in etwa 25 % der Fälle – mit bulbären oder pseudobulbären Symptomen (s.u.). Ungleich schwerer zu erkennen und deswegen sicher unterdiagnostiziert ist ein thorakaler bzw. axialer Beginn mit Kurzatmigkeit, Hypoventilation und Rumpfinstabilität als Erstsymptomen (3 %).

An den Extremitäten manifestierten sich die Paresen meist distal mit Feinmotorikstörungen und Kraftverlust an einer Hand oder einer Fußheberschwäche an den Beinen, jeweils typischerweise mit Betonung der Extensoren. Muskelkrämpfe und Faszikulationen sind nicht ungewöhnlich und können den Paresen vorausgehen, sind aber allein keine Symptome der ALS und gehen selbstverständlich auch nicht zwingend in eine ALS über.

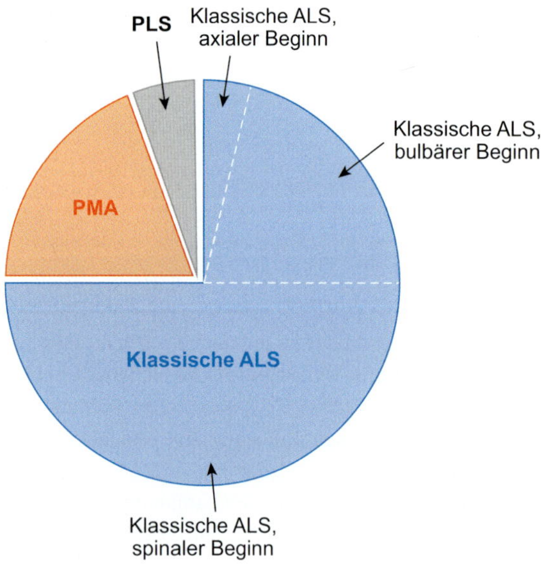

Abb. 5.1 Häufigkeitsverteilung der ALS und ALS-Varianten [L231]
ALS = amyotrophe Lateralsklerose, PLS = primäre Lateralsklerose

INFO

Klassische oder typische ALS

- Krankheitsbeginn: 5.–7. Lebensjahrzehnt
- Krankheitsverlauf mit fokalem Beginn (bulbär [¼] oder distale Extremität [¾])
- Kontinuierliche Ausbreitung der Symptome auf andere Körperregionen
- Periphere und zentrale motorische Ausfälle kombiniert
- Zeitlicher Verlauf 3–5 J.

Der Ort der Erstmanifestation scheint zufällig. Im Gegensatz zur Lokalisation der Erstmanifestation ist der weitere Verlauf nicht zufällig und folgt einer kontinuierlichen Ausbreitung auf benachbarte Körperregionen (ipsi- oder kontralateral), das sog. „Spreading" (Ausbreitung, ➤ Kap. 2). Die Patienten können i.d.R. gut angeben, wann und wo die Symptome begonnen haben (z. B. Fußhebung). Diese Lokalisation bleibt auch im Krankheitsverlauf meist die führend betroffene Region.

MERKE

- Das Auftreten von Paresen wird als formaler Startpunkt der Erkrankung gewertet.
- Das Spreading ist charakteristisch für die ALS und macht die Diagnose sehr wahrscheinlich. Deswegen sollte in der Anamnese gezielt nach dem Ausbreitungsmuster der Symptome über den Zeitraum des bisherigen Krankheitsverlaufs gefragt werden.

Eine ALS in einem fortgeschrittenen Stadium rein klinisch zu diagnostizieren, ist wesentlich einfacher als zu einem sehr frühen Zeitpunkt der Erkrankung. Neben dem klassischen Verlauf (s. Infokasten) kann es u. a. durch die ALS-Spektrumerkrankungen bzw. -varianten (➤ Kap. 6) auch im späten Stadium zu sehr heterogenen klinischen Phänotypen kommen. Sehr langsame Verläufe (> 10 J.) sind selten. Ein Stillstand des Krankheitsverlaufs oder eine Symptomverbesserung („ALS Reversals") sind extreme Raritäten und von großem wissenschaftlichem Interesse. Leider halten die meisten dieser Fälle einer kritischen Überprüfung der Diagnose nicht stand, d.h. es handelt sich fast immer um Fehldiagnosen. Gelegentlich werden einschneidende Ereignisse zeitlich assoziiert und von den Betroffenen als Ursache der Erkrankung interpretiert, z. B. Operation, Unfall oder Impfung. Diese Zusammenhänge haben sich aber nie erhärten lassen und werden daher nach heutigem Wissensstand als zufällig angesehen.

Das **charakteristischste Zeichen der ALS** ist der unaufhaltsame und unbeeinflussbare klinische Progress von fokal beginnenden, schmerzlosen Paresen.

MERKE

Der Krankheitsverlauf ist grundsätzlich progredient. Relevante Verbesserungen oder langjährige stabile Phasen kommen nicht vor und müssen an andere Diagnosen denken lassen.

Gerade zu Beginn sind differenzialdiagnostische Überlegungen wichtig. Daher kann neben der klinischen Untersuchung die apparative und laborchemische Zusatzdiagnostik entscheidend für die endgültige Einordnung eines Krankheitsbildes sein.

5.2 Diagnosestellung

Die klinische Untersuchung kann ausreichen, um die Diagnose einer ALS mit hinreichender Gewissheit zu stellen, wenn der Nachweis von gemeinsam vorliegenden Schädigungszeichen des 1. und 2. Motoneurons in einer Region vorliegt und keine anderen Ursachen vermutet werden. Dies ist in den aktuellen Leitlinien der DGN als **„1+1-Regel"** festgehalten. Die diagnostische Sicherheit nimmt mit zunehmender Beteiligung weiterer Regionen zu. Der Stellenwert der obligaten Zusatzdiagnostik liegt im Ausschluss von Differenzialdiagnosen und im Nachweis einer subklinischen Beteiligung weiterer Regionen.

Die Anzahl der klinisch betroffenen Regionen mit der Beteiligung von 1. und/oder 2. Motoneuron beeinflusst die Diagnosesicherheit. Wissenschaftliche Konsensuskriterien für die ALS sind seit 1994 in den sog. **El-Escorial-Kriterien** international vereinheitlicht und inzwischen mehrfach aktualisiert (➤ Kap. 3.1.1). Nach den zuletzt 2015 revidierten El-Escorial-Kriterien wurden eine „mögliche", eine „klinisch wahrscheinliche" und eine „klinisch sichere" ALS klassifiziert, erweitert um eine „klinisch wahrscheinliche, laborunterstützte" ALS-Form. Diese Form bezieht zusätzliche Regionen, bei denen ein Nachweis der subklinischen Beteiligung mittels Elektromyografie gelingt, mit ein. Die Terminologie hat sich in der Praxis außerhalb von klinischen Studien als unglücklich erwiesen, da dies zu Verunsicherung bei Erkrankten, Angehörigen sowie Ärzten führt.

CAVE

Die El-Escorial-Konsensuskriterien sind für Forschungszwecke und nicht für den klinischen Alltag entwickelt worden. Die Kategorie einer „klinisch sicheren" ALS wird von manchen Erkrankten während des gesamten Krankheitsverlaufs nicht erreicht. Die Verwendung der Begriffe „wahrscheinlich" oder „möglich" sollte daher in der Beratung und Diagnosemitteilung gegenüber Erkrankten vermieden werden.

Um die diagnostische Einordnung zu vereinfachen, wurden 2020 die **Gold-Coast-Kriterien** entwickelt (➤ Kap. 3.1.3), die gänzlich auf die Einteilung in die verschiedenen Grade der diagnostischen Sicherheit verzichten. Es wird bei den Gold-Coast-Kriterien nur noch in „ALS" und „Nicht-ALS" unterschieden.

Neben motorischen Symptomen sollten in der Anamnese auch nicht motorische Symptome erfragt werden, wie ein rascher Gewichtsverlust, Kälteempfindlichkeit der Extremitäten, eine demenzielle Entwicklung oder Wesensänderung (➤ Kap. 4). Gerade kognitive Störungen können früh auftreten oder den Erstsymptomen vorangehen. Bis zu 10 % der ALS-Patienten erfüllen die Kriterien einer frontotemporalen Demenz (FTD, ➤ Kap. 15). Nicht immer berichtet oder bemerkt der Betroffene diese Symptome, sodass die Fremdanamnese hier besonders wichtig ist. In der Familienanamnese sollte gezielt nach neuromuskulären und demenziellen Erkrankungen gefragt werden.

CAVE

Klinisch erkennbare Augenmuskelparesen, ausgeprägte Sensibilitätsstörungen sowie Blasen- und Mastdarmstörungen sind (v. a. im frühen Stadium) für die ALS untypisch und sollten zu einer Überprüfung der Diagnose führen.

5.3 Klinische Untersuchung

Eine eingehende klinisch-neurologische Untersuchung des Patienten steht nach der Anamnese stets am Anfang der Diagnostik und sollte insbesondere bei nicht eindeutigen Befunden im Krankheitsverlauf wiederholt werden.

5.3.1 Neurologische Untersuchung

In der klinisch neurologischen Untersuchung wird nach Schädigungszeichen des 1. und 2. Motoneurons gesucht.

Schädigungszeichen des 1. Motoneurons:

- Spastik, Reflexsteigerung, Reflexzonenverbreiterung, überspringende Reflexe, Kloni.
- Positive Pyramidenbahnzeichen.
- Affektlabilität und (scheinbare) Affektdurchlässigkeit mit Zwangslachen und -weinen (motorische Disinhibition).
- Zentrale Paresen mit begleitender zentraler Tonuserhöhung können als reine Bewegungsverlangsamung imponieren.

Schädigungszeichen des 2. Motoneurons:

- Atrophien
- Paresen
- (Faszikulationen)

Faszikulationen in Kombination mit progredienter Schwäche und Atrophien sind ein häufiger Befund. Faszikulationen können der Schwäche vorangehen, werden aber aufgrund ihres unspezifischen Charakters nicht als Beginn der Erkrankung gewertet. Dieser wird erst mit Auftreten von Paresen definiert.

MERKE

Lebhafte oder erhaltene Reflexe in paretischen Muskeln gelten als klinische Zeichen einer Beteiligung des 1. Motoneurons, auch ohne weitere Zeichen einer Beteiligung des 1. Motoneurons.

An den Händen kann man häufig zunächst eine Atrophie des Thenars (Daumenballen) und der lateralen Handmuskeln beobachten (sog. **Split-Hand-Phänomen**), die keinem peripheren Nerv zuzuordnen ist. Zur Beurteilung einer nur diskreten Atrophie kann der Vergleich mit der Gegenseite hilfreich sein.

Betroffene berichten oft Schwierigkeiten bei feinmotorischen Tätigkeiten wie Knöpfe schließen, einen Schlüssel drehen oder eine Flasche öffnen. Die Beeinträchtigung der Handmuskulatur geht über einen Nerv oder eine Nervenwurzel bereits initial oft hinaus. An den Beinen ist meist die Fußhebung früher und stärker betroffen als die Fußsenkung. Es kann zu Stürzen oder Gangunsicherheit kommen. Durch Affektion des 1. Motoneurons kommt es zu einer Tonuserhöhung (Spastik) und Bewegungseinschränkungen, die an den Armen verstärkt die Flexoren als die Extensoren betreffen, an den Beinen hingegen betont die Extensoren. Die Bewegungen sind deutlich verlangsamt, ungeschickt und nicht flüssig.

Bei Beteiligung der bulbären Region kommt es zunächst zu einer undeutlichen Sprache durch Zungenschwäche (2. Motoneuron) und/oder durch reduzierte Motilität (1. Motoneuron). Im Verlauf kommen durch die reduzierte Schluckfrequenz Schluckstörungen und ein vermehrter Speichelfluss (Pseudohypersalivation) hinzu. Als charakteristische Symptome finden sich Zungenatrophie und Zungenfaszikulationen durch die Beteiligung des 2. Motoneurons.

CAVE

Die Sprechstörung (Dysarthrie) geht der Schluckstörung (Dysphagie) im Allgemeinen voraus.

Als pseudobulbärer Affekt (PBA) oder motorische Disinhibition wird eine erhöhte Affektdurchlässigkeit (Zwangslachen und -weinen) bezeichnet. Auch kann einvermehrtes Gähnen (Zwangsgähnen) auffallen. Die Expression von Emotionen

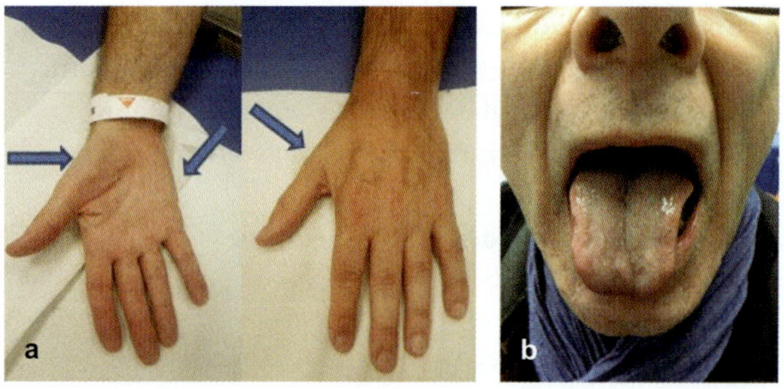

Abb. 5.2 Split-Hand: deutliche Atrophie von Thenar und M. interosseus dorsalis manus I bei relativ gut erhaltenem Hypothenar (Pfeile; li.). Zungenatrophie bei ALS (re.). [M1363]

selbst ist synthym, aber überproportional ausgeprägt. Die Betroffenen berichten darüber oft erst auf Nachfrage, jedoch kann es auch zu einem erheblichen Leidensdruck führen. Mit Depressionen sollte das häufige und schnelle Weinen des PBA nicht verwechselt werden.

INFO

Faszikulationen sind unwillkürliche Kontraktionen von **Muskelfaserbündeln** und meist unter der Haut sicht- und tastbar. **Fibrillationen** sind unwillkürliche und spontane Depolarisationen **einzelner Muskelfasern,** die aufgrund des Durchmessers einer Muskelfaser von 10–100 µm nicht zu einem sichtbaren Bewegungseffekt führen.

Der klinisch benutzte Begriff **Zungenfibrillationen** ist somit unpräzise. Es handelt sich auch bei der Zunge formal um Faszikulationen, nur sind die motorischen Einheiten der Zungenbinnenmuskulatur deutlich kleiner als z. B. am Oberschenkel und besser sichtbar, da die Zunge der einzige von außen zugängliche Muskel ist, der nicht von Haut überzogen ist.

In ➢ Abb. 5.2, ➢ Video 1, ➢ Video 2, ➢ Video 3 und ➢ Video 4 werden die klassischen Befunde einer ALS mit Beteiligung des 1. Motoneurons mit gesteigerten Reflexen und des 2. Motoneurons mit Atrophien und Faszikulationen gezeigt.

https://else4.de/ALSKompakt_video_1

https://else4.de/ALSKompakt_video_2

https://else4.de/ALSKompakt_video_3

https://else4.de/ALSKompakt_video_4

PRAXISTIPP

Repetitive Bewegungen sind bei der ALS steif und unflüssig, wenn eine führende Beteiligung des 1. Motoneurons vorliegt (Fingerspastik). Dies kann bei der Prüfung der Zungenbeweglichkeit mit deutlicher Verlangsamung der Bewegung hilfreich sein. Die sonst charakteristischen Befunde mit Zungenatrophie und Faszikulationen können fehlen. Bei den Extremitäten kann dies z. B. durch Finger- oder Fußtapping geprüft werden.

5.3.2 Reflexuntersuchung

Häufig stellt die klinische Beurteilung der Beteiligung des 1. Motoneurons größere Schwierigkeiten dar als die des 2. Motoneurons. Die Reflexe können bei der ALS bei einem schlaffen Muskeltonus (2. Motoneuron) abgeschwächt vorliegen oder lebhaft bis gesteigert mit erhöhtem Tonus als Ausdruck der Beteiligung des 1. Motoneurons.

PRAXISTIPP

Die Untersuchung der Reflexe sollte bei liegendem und entspanntem Patienten erfolgen. Die wiederholte Auslösung der Reflexe in unregelmäßigen Abständen hilft, im Seiten- und Höhenvergleich ein Gefühl für die Reizschwelle zu bekommen und die Reproduzierbarkeit des Befunds zu sichern.

Das Reflexniveau kann von Person zu Person sehr unterschiedlich sein und kann z. B. bei einem nervösen Patienten auch höher liegen. Eine isolierte symmetrische allgemeine „Steigerung des Reflexniveaus" hat somit ohne weitere klinische Befunde wenig Bedeutung für eine Affektion der Pyramidenbahn oder einer Seitenasymmetrie. Exakte Kriterien für gesteigerte Muskeleigenreflexe existieren nicht. Häufig findet sich bei Normalpersonen ein geringer Unterschied des Reflexniveaus zwischen Armen und Beinen. **Hilfreich zur Reflexbeurteilung** ist die Beachtung folgender Punkte:

- Seitenvergleich rechts/links
- Vergleich zwischen Armen und Beinen (Reflexsprung)
- Berücksichtigung weiterer neurologischer Befunde

Hinweisend für eine pathologische Reflexsteigerung sind folgende Untersuchungsbefunde:

- Verbreiterte Reflexzonen
- Ausbreitung auf andere Muskelgruppen oder auf die Gegenseite („Überspringen" bzw. „Kreuzung")
- Beachtung einer erniedrigten Reizschwelle der Reflexe

Zusätzlich muss auch die Kraft des Zielmuskels berücksichtigt werden. Lebhafte oder erhaltene Reflexe in atrophen Muskeln zeigen eine Läsion der Pyramidenbahnen an.

Das Babinski-Zeichen kann auch bei fortgeschrittenem Verlauf bei ALS-Betroffenen nicht immer auszulösen sein.

Bulbär ist der Masseterreflex zu untersuchen. Ist dieser bei atropher Zunge auslösbar, ist dies ein eindeutiger Nachweis einer Reflexsteigerung. Auch können Schnauzreflex, Blinkreflex oder Palmomentalreflex beurteilt werden. Insbesondere Letzterer zeigt sich oft auslösbar. An der oberen Extremität sind selten untersuchte Reflexe und Zeichen das Wartenberg-Zeichen (➤ Abb. 5.3) und der Bechterew-Jacobsohn-Reflex.

Wenn der Babinski-Reflex nicht ausgelöst werden kann, ist es manchmal möglich, andere Pyramidenbahnzeichen der unteren Extremität herauszuarbeiten, wie z.B. Zeichen nach Gordon, Chaddock, Strümpell, Mendel-Bechterew oder Puusepp.

5.3.3 Allgemeine körperliche Untersuchung

Zusätzlich zu der gezielten neurologischen Untersuchung sind spätestens nach Diagnosestellung auch die Erfassung des Körpergewichts (und der Körpergröße zur Bestimmung des Body-Mass-Index, BMI) sowie die Erhebung der Vitalkapazität – wenn möglich Hustenspitzenstoß (Peak Cough Flow) und ggf. Blutgasanalyse – als Verlaufsparameter mit prognostischer Aussage sinnvoll.

Bereits zu Beginn der Erkrankung kann häufig ein relevanter Gewichtsverlust eruiert werden. Die zugrunde liegende Pathophysiologie ist bislang nicht abschließend geklärt.

Vermehrte Tagesmüdigkeit, Kopfschmerzen oder nicht erholsamer Schlaf sind wichtige Informationen, die frühzeitig auf eine respiratorische Dysfunktion im Sinne einer nächtlichen Hypoventilation und folgende Hyperkapnie hinweisen können. Sie sollten routinemäßig aktiv erfragt werden da sie für das Beatmungsmanagement wichtig sein können (➤ Kap. 10.4).

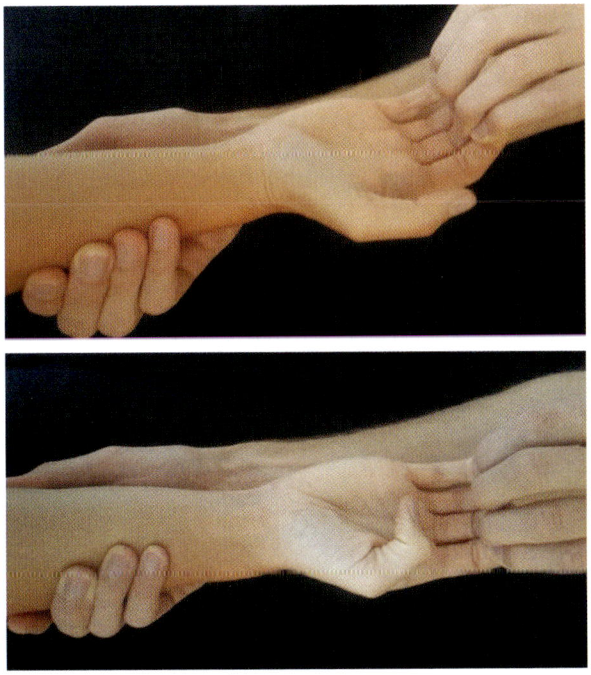

Abb. 5.3 Positives Wartenberg-Zeichen [M1363]
Ausgangsposition (o.): Der Untersucher greift die supinierte Hand des Patienten am Handgelenk. Untersucher und Patient haken die Finger I–IV ineinander. Dann wird der Patient angewiesen mit ganzer Kraft zu ziehen. Dies bedeutet, dass bei fehlender Kraft der Finger der Test nicht durchführbar ist.
Ende der Untersuchung (u.): Durch die kraftvolle Beugung der Finger kommt es zu einer assoziierten Bewegung des Daumens, der adduziert, gebeugt und in die Innenfläche der Hand bewegt wird. Ohne Schädigung der Pyramidenbahn bewegt sich der Daumen nicht oder beugt sich nur minimal.
Die Bewegung des Daumens beginnt sehr langsam und nach längerer maximaler Kraftaufwendung, sodass man der Beobachtung der Daumenbewegung Zeit geben sollte.

5.4 Zusatzdiagnostik

Die Zusatzdiagnostik dient dem Ausschluss anderer Erkrankungen und erhöht die diagnostische Sicherheit.

5.4.1 Elektrophysiologie

Die elektrophysiologische Untersuchung hat als Zusatzdiagnostik einen **wesentlichen Stellenwert** in der ALS-Diagnostik, nicht nur hinsichtlich der Identifizierung subklinisch beteiligter Regionen und der Möglichkeit einer frühzeitigen bzw. sicheren Diagnosestellung, sondern auch in Bezug auf den Ausschluss relevanter Differenzialdiagnosen.

Die klassische und etablierte elektrophysiologische Untersuchung, wie in den gegenwärtig gültigen neurologischen Leitlinien gefordert, beinhaltet die **Elektromyografie** (EMG) und die **Elektroneurografie** (ENG). Häufig wird die Untersuchung in der klinischen Routine zudem um die **motorisch evozierten Potenziale** (MEP) erweitert, um eine Beteiligung des 1. Motoneurons zu dokumentieren. Verlaufsuntersuchungen der elektrophysiologischen Diagnostik machen bei eindeutigen Befunden keinen Sinn und sind unnötig belastend für den Patienten.

Als komplementäre Methode zur Detektion von Faszikulationen hat sich die **Muskelsonografie** bewährt.,

Elektromyografie (EMG)

Durch die Elektromyografie kann eine Beteiligung des 2. Motoneurons nachgewiesen sowie eine Aussage über die Generalisierung des Prozesses getroffen werden. Der Nachweis subklinisch betroffener Körperregionen in der EMG erhöht die diagnostische Sicherheit.

Außerdem dient die Elektromyografie zur Abgrenzung von Störungen mit einem ähnlichen klinischen Erscheinungsbild, z. B. Myopathien. Es sollte jedoch erwähnt werden, dass es keine ALS-spezifischen EMG-Befunde gibt. Es wird in der Untersuchung nach pathologischer Spontanaktivität als Ausdruck einer aktiven Schädigung (Denervation) sowie sog. Zeichen der (subakut) chronisch neurogenen Schädigung (Re-Innervation) gesucht.

Um als unterstützender Befund für die Beteiligung des 2. Motoneurons zu gelten, müssen Zeichen einer subakuten neurogenen Schädigung mit parallel vorliegenden Denervations- und Re-Innervationsprozessen in einer der vier definierten Regionen (bulbär, zervikal, thorakal und lumbosakral) nachweisbar sein. Um als involvierte Region zu gelten, muss die subakute neurogene Schädigung für die bulbäre und thorakale Region mindestens an einem bulbären bzw. einem thorakalen Muskel vorliegen. An den Extremitäten (zervikal und lumbosakral) müssen die Veränderungen an mindestens zwei Muskeln auffindbar sein, die nicht von einem gleichen Nerv oder einer Nervenwurzel innerviert werden (➤ Abb. 5.4).

Bei der Auswahl ist zu beachten, dass die Muskeln von unterschiedlichen Nerven, Plexusanteilen und Wurzeln versorgt werden. Auch ist es ratsam – wenn möglich – klinisch nicht betroffene Muskeln zu untersuchen, da der diagnostische Erkenntnisgewinn des EMG bei einem atrophierten und faszikulierenden Muskel limitiert ist. Ludolph et al. empfehlen, bevorzugt die monosynaptisch versorgten Muskeln zu untersuchen. Durch die mono- bzw. oligosynaptische kortikomotoneuronale Verbindung sind diese Muskeln möglicherweise anfälliger und früher auffällig im Krankheitsprozess. Dies bedeutet konkret, dass besonders der M. biceps brachii, die Handextensoren, die intrinsische Handmuskulatur, der M. biceps femoris und die Fußheber für die EMG-Untersuchung aussagekräftig sind.

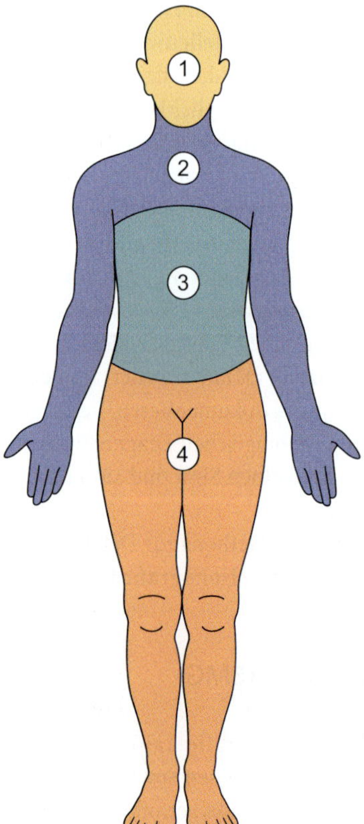

Abb. 5.4 Körperregionen: **1** bulbär, **2** zervikal, **3** thorakal, **4** lumbosakral [L231]

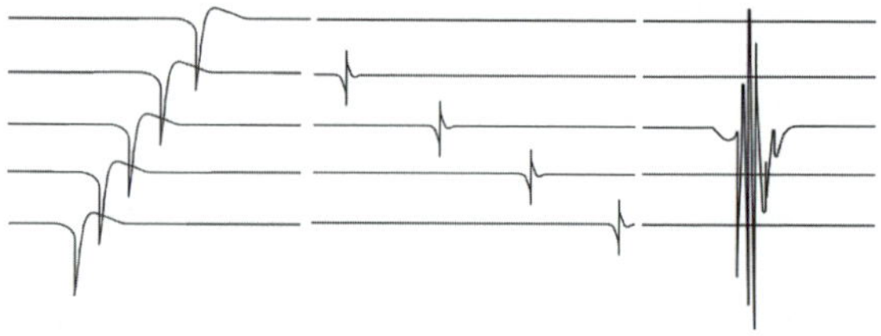

Abb. 5.5 Pathologische Spontanaktivität: positive scharfe Welle **(li.)**, Fibrillation **(M.)**, Faszikulationspotenzial **(re.)** [M1363]

Die Auswahl der Muskeln für die EMG sollte immer auch eine ggf. geplante Muskelbiopsie berücksichtigen.

Unter **pathologischen Spontanaktivität (PSA),** die bei der ALS beobachtet wird, werden subsumiert (➤ Abb. 5.5 und ➤ Video 5):

- Fibrillationspotenziale und positive scharfe Wellen
- Faszikulationspotenziale
- (komplex repetitive Entladungen)

INFO

Da auch bei gesunden Personen Faszikulationen auftreten können, sind Faszikulationen im Sinne der pathologischen Spontanaktivität seit den Awaji-Kriterien speziell definiert: Faszikulationspotenziale werden nur als PSA gewertet, wenn diese instabil oder polymorph sind und in Verbindung mit Fibrillationspotenzialen, chronisch neurogenen Schädigungszeichen oder in klinisch paretischen Muskeln auch ohne andere PSA auftreten.

https://else4.de/ALSKompakt_video_5

Die **chronisch neurogenen Veränderungen** im EMG bei der ALS entstehen durch den fortlaufenden axonalen Untergang mit parallel stattfindenden Re-Innervationsprozessen (➤ Abb. 5.6, ➤ Abb. 5.7 und ➤ Abb. 5.8). Es finden sich

- komplex repetitive Entladungen,
- Potenziale mit erhöhter Amplitude, verlängerter Dauer, erhöhter Zahl von Phasen und Turns,
- Satellitenpotenziale,
- ein gelichtetes Interferenzmuster mit erhöhter Entladungsrate einzelner Potenziale
- instabile Potenziale.

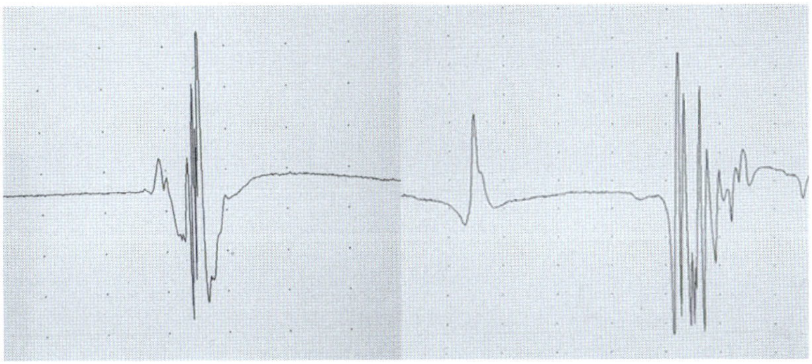

Abb. 5.6 Chronisch neurogene Veränderungen, polyphasische Potenziale [M1363]

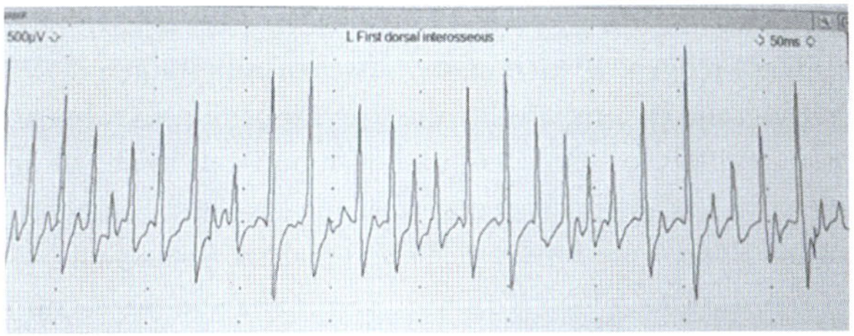

Abb. 5.7 Gelichtetes Interferenzmuster, frühzeitige Rekrutierung großer Potenziale [M1363]

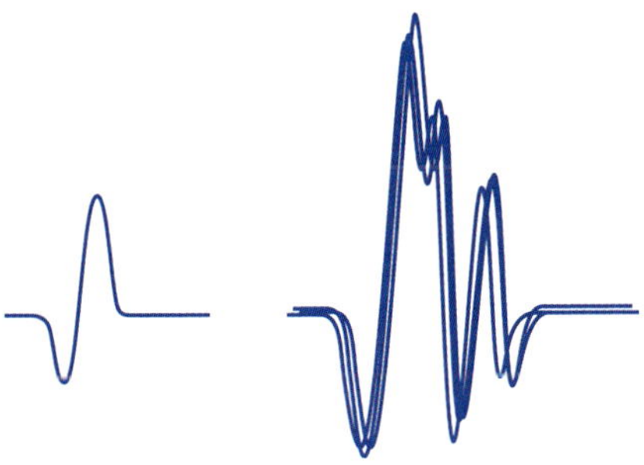

Abb. 5.8 Schematische Darstellung des EMG-Jiggles [L231]

Ausprägung und Verhältnis der Veränderungen von PSA und chronisch neurogenen Veränderungen können von Muskel zu Muskel variieren. Bei langsamen Verläufen oder klinischer Dominanz des 1. Motoneurons kann u.U. kaum oder gar keine pathologische Spontanaktivität nachweisbar sein.

Die paravertebrale EMG-Untersuchung auf PSA ist sehr hilfreich, da i.d.R. dort Veränderungen früh auftreten und klinisch weniger stark imponieren.

Bei der **EMG-Interferenzmusteranalyse** findet sich bei der ALS je nach Ausmaß der Schädigung ein gelichtetes Interferenzmuster sowie eine pathologische Rekrutierungsfolge mit früher Rekrutierung großer Potenziale. Steht die Schädigung des 2. Motoneurons im Vordergrund, zeigt sich zusätzlich eine erhöhte Entladungsfrequenz einzelner Potenziale als Ausdruck des Ausfalls motorischer Einheiten. Bei zeitgleicher Beteiligung des 1. und 2. Motoneurons, was bei der ALS häufig der Fall ist, ist die Entladungsrate jedoch oft nicht erhöht, da hier die zentrale Läsion das Entladungsverhalten bestimmt.

Riesenpotenziale (> 10 mV) sind ungewöhnlich für die klassische ALS, da der Verlauf der Erkrankung i.d.R. zu schnell progredient ist. Riesenpotenziale können aber vorkommen und schließen die Diagnose nicht aus.

Elektroneurografie

Die sensible und motorische Neurografie dient vornehmlich der Abgrenzung von einer behandelbaren Polyneuropathie wie der multifokalen motorischen Neuropathie oder einer chronisch inflammatorischen demyelinisierenden Polyneuropathie (CIDP, ➤ Kap. 6).

Die motorische Neurografie zeigt i.d.R. zu Beginn der Erkrankung bei der ALS einen unauffälligen Befund ohne oder mit nur geringen neurografischen Auffälligkeiten. Unspezifische neurografische Veränderungen werden zunehmend im späteren Verlauf gefunden.

Im Einzelnen können die motorischen Amplituden (meist erst im späteren Stadium erkennbar) vermindert sein. Die Reduktion von motorischen Amplituden liegt überwiegend am Verlust der Vorderhornzellen im Sinne einer motorischen Neuro**no**pathie, kann aber zusätzlich durch die im Verlauf vorliegende, teils erhebliche Muskelatrophie beeinflusst werden. Die distal motorische Latenz (DML) kann verlängert sein. DML-Verlängerungen im Sinne einer demyelinisierenden Erkrankung kommen jedoch nicht vor.

Es kann durch den Wegfall schnell leitender Axone eine Reduktion der motorischen Nervenleitgeschwindigkeit auftreten. Die Nervenleitgeschwindigkeit sollte jedoch nicht ≥ 30 % unter den unteren Normwert (LLN) abfallen. Leitungsblöcke oder sichere Zeichen der primären Demyelinisierung (➤ Abb. 5.9) kommen nicht vor und sollten an Differenzialdiagnosen oder Komorbiditäten denken lassen.

F-Wellen können bei der ALS auffällig sein. Es kann bereits früh im Krankheitsverlauf zu geringen Verlangsamungen der minimalen F-Wellen-Latenzen kommen und die Persistenz kann reduziert sein.

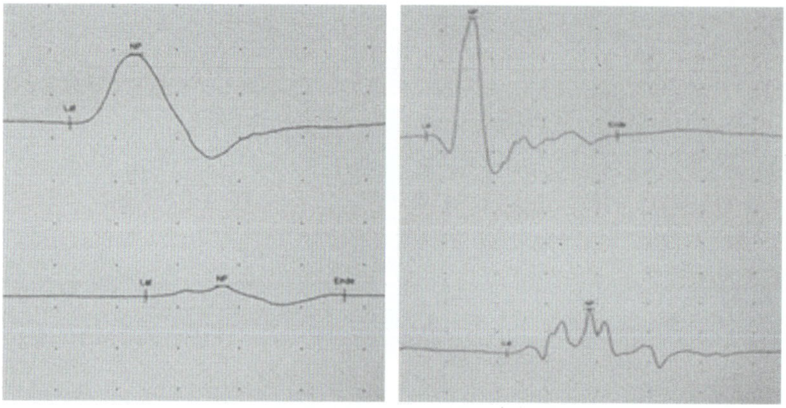

Abb. 5.9 Leitungsblock und temporale Dispersion: Leitungsblock mit Reduktion der Amplitude **(li.)**, temporale Dispersion mit Verbreiterung und Aufsplitterung des Potenzials **(re.)** [M1363]

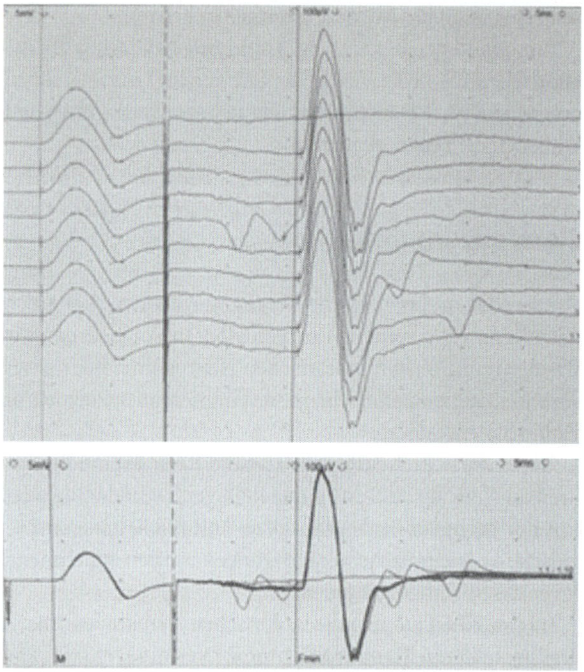

Abb. 5.10 Repeater-F-Welle [M1363]

Als häufigen, aber nicht spezifischen Befund bei Vorderhornerkrankungen finden sich sog. Repeater-F-Wellen (➤ Abb. 5.10). Diese sind definiert als F-Wellen, die in Latenz, Größe und Form identisch sind.

Repetitive Stimulation

Die repetitive Stimulation hat keinen Stellenwert in der primären ALS-Diagnostik. Sie kann jedoch im Rahmen der Differenzialdiagnostik (neuromuskuläre Transmissionsstörung, ➤ Kap. 6) notwendig sein. Bei der Auswertung ist zu beachten, dass bis zu 20 % der ALS-Patienten ein pathologisches Dekrement aufgrund der Instabilität der neuromuskulären Endplatte im Rahmen der ablaufenden Denervations- und Re-Innervationsprozesse aufweisen können.

Bei durchgehend kleinen motorischen Amplituden in der Neurografie (< 1 mV) sollte die Durchführung eines Inkrements mittels Einzelreiz vor und nach tonischer Innervation von etwa 10 s angeschlossen werden, um das seltene Lambert-Eaton-Myasthenie-Syndrom (LEMS) nicht zu übersehen.

MUNIX/MUNE

Es gibt elektrophysiologische Methoden, welche die Anzahl motorischer Einheiten eines bestimmten Muskels abschätzen können. Dies ist v.a. hilfreich für den intraindividuellen Prozessverlauf bei Erkrankungen, die mit einem Verlust von Motoneurone einhergehen.

Die zwei am häufigsten hierfür genutzten Verfahren sind zum einen MUNE (Motor Unit Number Estimate) und zum anderen MUNIX (Motor Unit Number Index), welcher im Vergleich zu MUNE weniger zeitaufwendig ist. Sowohl MUNE als auch MUNIX bilden nur eine „rechnerische Schätzung" der motorischen Einheiten ab, nie den tatsächlichen Wert.

Verbindliche Normwerte existieren für keine der beiden Methoden, sodass nur der intraindividuelle Verlauf beurteilt werden sollte. Ein sinnvoller Einsatzbereich für beide Methoden sind Verlaufsbeobachtungen bei Motoneuronerkrankungen im Rahmen von Studien zur Beurteilung des Ausmaßes des Verlusts motorischer Einheiten.

Transkranielle Magnetstimulation

Die transkranielle Magnetstimulation mit motorisch evozierten Potenzialen (MEP) wird häufig in der klinischen Routine eingesetzt, jedoch von den Leitlinien der DGN nicht als obligat eingeordnet.

Klinisch kann ein Nachweis für die Beteiligung des 1. Motoneurons häufig Schwierigkeiten bereiten, wenn die Beteiligung des 2. Motoneurons im Vordergrund steht. Die Ableitung der MEP kann somit elektrophysiologisch eine Affektion des 1. Motoneurons frühzeitig aufdecken und die Diagnosestellung möglicherweise erleichtern.

Eine Ergänzung kann die Untersuchung der bei ALS-Patienten früh im Krankheitsverlauf gestörten **interhemisphärischen/transcallosalen Inhibition** (IHI) sein.

Klinisches Korrelat der gestörten IHI ist die Prüfung des Auftretens von Spiegelbewegungen (Mirror Movements) in einer Hand, während die gegenseitige Hand ballistische Abduktionsbewegungen durchführt.

Die transkranielle Magnetstimulation kann ebenfalls zur Messung der kortikalen Übererregbarkeit/Hyperexzitabilität eingesetzt werden, welche als frühzeitiger diagnostischer Biomarker für eine Dysfunktion des 1. Motoneurons bei ALS anerkannt ist.

5.4.2 Sonografie

Muskelsonografie

Es ist bereits seit Anfang der 1990er-Jahre bekannt, dass Muskelfaszikulationen im Ultraschall sichtbar gemacht werden können. **Faszikulationen** sind kurze, nicht rhythmische, unwillkürliche Bewegungen einzelner Muskelfasergruppen für die Dauer von 0,2–0,5 s. Es konnte gezeigt werden, dass durch das größere Beobachtungsvolumen im Muskelultraschall Faszikulationen mit einer besseren Sensitivität als in der EMG-Untersuchung gefunden werden können (➤ Video 6).

https://else4.de/ALSKompakt_video_6

Der Wert des Muskelultraschalls liegt zuerst in der gut verfügbaren, kostengünstigen und nichtinvasiven Anwendung. Grundsätzlich kann jeder Muskel mit dem Ultraschall untersucht werden. Relevante Kontraindikationen für die Untersuchung bestehen nicht. Wertvoll ist dies insbesondere für Muskelgruppen wie die thorakale/abdominelle Muskulatur und die bulbäre Region, bei denen es durch sich teils erheblich überlagernde Willküraktivität häufiger zu Artefakten in der Elektromyografie kommen kann. Zusätzlich kann der Muskel hinsichtlich der Gesamtstruktur, des Muskelvolumens und der Echogenität beurteilt werden.

Für die meisten Muskeln gibt es Empfehlungen für eine standardisierte Schallkopfposition zur besseren Vergleichbarkeit der Untersuchungen. Für die korrekte Durchführung der Muskelsonografie ist zu beachten, dass der Schallkopf senkrecht zum Muskel gehalten und die Untersuchung ohne Gewebekompression ausgeführt wird, da dies Einfluss auf die Beurteilung der Echogenität hätte.

Häufig untersuchte Muskeln im Rahmen eines myosonografischen Screening-Protokolls mit den empfohlenen Schallkopfpositionen sind in ➤ Tab. 5.1 aufgeführt.

Ein **wesentlicher Vorteil der Muskelsonografie** ist die Beurteilung struktureller Auffälligkeiten des gesamten Muskels in Echtzeit, welche sich an Veränderungen der Muskelechogenität zeigen.

Tab. 5.1 Normierte Schallkopfpositionen für die Muskelsonografie

Muskel	Schallkopfposition
Mundbodenmuskulatur/Zunge	2 cm hinter dem Tuberculum mentale
M. biceps brachii	⅔ der Strecke zwischen Akromion u. Ellenbeuge
Unterarmflexoren	⅖ der Strecke zwischen Ellenbeuge u. Proc. styloideus radii
M. quadriceps	½ Distanz zwischen Spina iliaca anterior superior u. Oberrand der Patella
M. tibialis anterior	¼ der Distanz zwischen Unterrand der Patella u. dem Malleolus lateralis
M. rectus abdominis	2 cm oberhalb des Nabels

Echogenität bezeichnet die Reflexions- bzw. Streuungseigenschaften einer Struktur gegenüber den Ultraschallwellen. Muskulatur ist im gesunden Zustand echoarm. Durch die echoreichen intramuskulären Strukturen (Peri- und Epimysium, fibroadipöse Septen) zeigt sich im Ultraschall ein sternenartiges Bild mit den echoreichen Strukturen als aufblitzenden „Sternen" im „dunklen", echoarmen Muskel. Knochen zeigen sich echoreich und die Knochengrenzen können gut durch den Muskel dargestellt werden (➤ Abb. 5.11).

Eine pathologische Erhöhung der Echogenität im Muskelgewebe entsteht durch fettigen oder fibrösen Umbau, Muskelödem oder Atrophie infolge neuromuskulärer Erkrankungen. Das Muskelgewebe erscheint echoreicher, d. h. weißer, als Ausdruck der Vermehrung von reflektierenden Strukturen.

Eine erhöhte Echogenität kann sich in Muskeln von ALS-Patienten bereits subklinisch nachweisen lassen, eine sichere Korrelation von Echogenität zu Kraftverlust besteht nicht. Somit ist die **Beurteilung der Echogenität** hilfreich (nicht erforderlich!) für die Diagnosestellung. Eine Voraussage des Kraftverlusts kann hierüber nicht getroffen werden. Eine höhere Echogenität der Muskulatur zu Beginn der Erkrankung kann auf eine schlechtere Prognose hinweisen.

Um eine Erhöhung der Echogenität zu quantifizieren, stehen mehrere Methoden zur Verfügung.

Eine schnelle, pragmatische Methode ist die semiquantitative Beurteilung anhand der **Heckmatt-Skala.** Diese gibt in vier Stufen Änderungen der Echogenität in Bezug auf die Erkennbarkeit tiefer gelegener Knochenstrukturen an (➤ Tab. 5.2 und ➤ Abb. 5.12).

Es ist zu bedenken, dass die Beurteilung der Echogenität stark untersucherabhängig ist und die Interrater-Übereinstimmung der semiquantitativen Methode unzureichend ist. Als Screening-Instrument ist die Heckmatt-Einteilung hilfreich, aber die Einschätzung der Muskelechogenität erfordert Erfahrung. Deutliche Erhöhungen der Echogenität sind jedoch

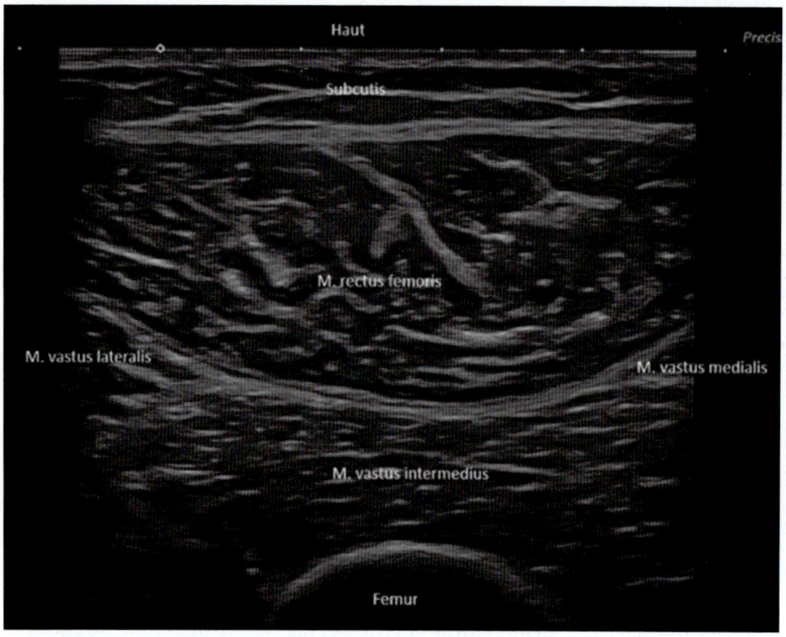

Abb. 5.11 Muskelsonografie des M. quadriceps femoris [M1363]

Tab. 5.2 Heckmatt-Stadien, Einteilung

Gradeinteilung	Veränderung
I	Normalbefund
II	Leicht bis mäßig erhöhte muskuläre Echointensität mit unbeeinträchtigtem Knochenecho
III	Deutlich erhöhte muskuläre Echointensität mit abgeschwächtem Knochenecho
IV	Erheblich erhöhte muskuläre Echointensität mit verschleiertem o. nicht mehr sichtbarem Knochenecho

einfach und sicher von normalem Muskelgewebe zu unterscheiden. Mit Erfahrung lassen sich gelegentlich spezifische myosonografische Befallsmuster entdecken, die wertvolle Unterstützung oder Hinweise für die Differenzialdiagnostik darstellen können.

Faszikulationen sind **nicht pathognomisch** für die ALS und können bei verschiedenen Erkrankungen und auch bei gesunden Personen auftreten. Bei entsprechendem klinischem Verdacht und elektrophysiologischen Befunden kann der Nachweis von Faszikulationen einen hohen Stellenwert haben.

Die dynamische Muskelsonografie zur Detektion von Faszikulationen ist einfach zu erlernen (➤ Video 4). Die Interpretation der Befunde ist im Gegensatz zur Echogenitätsbestimmung wenig fehleranfällig. Die Verwechslung von Faszikulationen mit Willkürbewegungen, Atmungsartefakten oder Gefäßpulsationen sind allenfalls seltene Fehlerquellen.

Zusammenfassend kann eine komplementierende Anwendung von EMG und Ultraschall die diagnostische Sensitivität für ALS deutlich erhöhen.

Diaphragmasonografie

Nahezu jeder Muskel ist für die Muskelsonografie zugänglich, auch das Diaphragma (➤ Abb. 5.13), welches immer häufiger auch bei neuromuskulären Erkrankungen wie der ALS untersucht wird. Hier ist besonders die risikoarme und einfache Untersuchbarkeit von Vorteil, um Aussagen über die Funktion und die Struktur des Diaphragmas bei ALS-Patienten im Verlauf der Erkrankung zu erhalten.

Die Diaphragmasonografie kann zwischen normaler Diaphragmafunktion und Dysfunktion unterscheiden und bei nachgewiesener diaphragmatischen Dysfunktion Hinweise auf die zugrunde liegende Pathologie geben. Normale Dicke und einseitig fehlende Veränderung der Dicke während In- und Exspiration kann auf eine Phrenikusparese hinweisen, während bilaterale diaphragmatische Atrophie mit verminderter in- und exspiratorischer Verdickung auf eine chronische neuromuskuläre Erkrankung (neuro- oder myogen) hinweist.

Die Sonografie scheint, ähnlich wie konventionelle Lungenfunktionstests, globale respiratorische Veränderungen bei ALS zu erfassen. Untersuchungen zeigen, dass mit Diaphragmaultraschall die Indikation zu einer NIV-Therapie bei ALS-Patienten frühzeitig gestellt werden kann. Hier fehlen jedoch noch größere Untersuchungen, um die Ergebnisse zu bestätigen. Inwieweit und ob die Prognose durch eine Diaphragmasonografie abzuschätzen ist, muss noch untersucht werden.

Nervensonografie

Die Nervensonografie hat für die Diagnose der ALS bislang keine größere Bedeutung. Untersuchungen konnten eine Volumenminderung verschiedener Nerven wie z. B. des N. medianus und des N. ulnaris aufzeigen, auch eine Volumen-

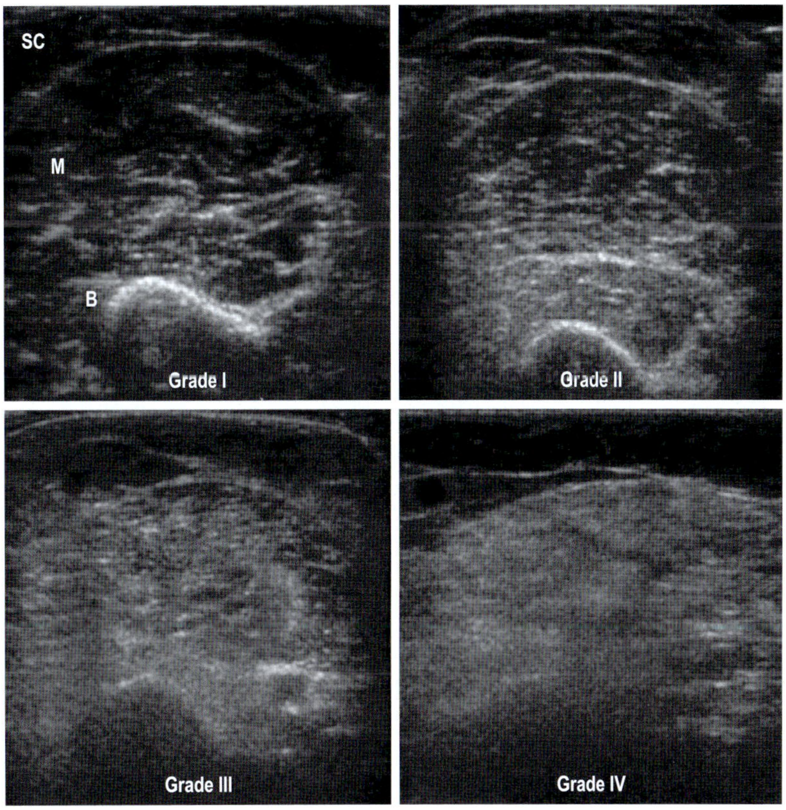

Abb. 5.12 Veränderungen der Echointensität des M. quadriceps femoris. Die Gradeinteilung I–IV entspricht der semiquantitativen Skalierung nach Heckmatt. [H383-002]

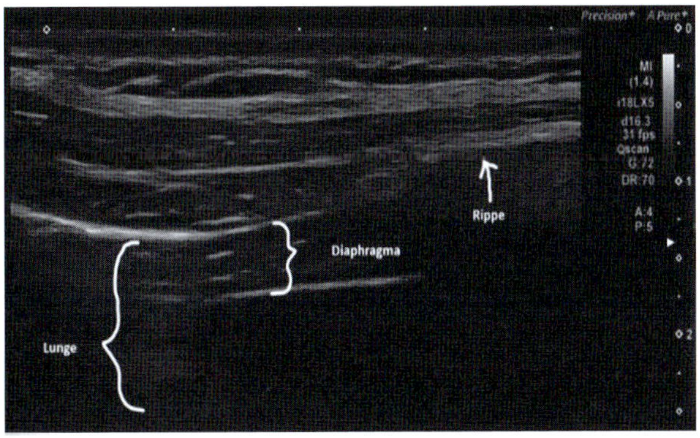

Abb. 5.13 Sonografie des Diaphragmas [M1363]

minderung der Spinalnerven, des N. phrenicus und vagus wurden beschrieben. Ob dies zu diagnostischen oder prognostischen Zwecken zukünftig genutzt werden kann, wird noch untersucht.

In der Differenzialdiagnostik der Immunneuropathien hingegen kann die Nervensonografie äußerst wertvolle Hilfe leisten, da hier die Nerven im Gegensatz zu neurodegenerativen Prozessen verdickt aufzufinden sind. Für die Untersuchung von Nerven im Rahmen von Immunneuropathien gibt es Untersuchungsprotokolle mit Referenzwerten. In einer größeren Untersuchung konnte durch den Nervenultraschall eine MMN von einer ALS mit hoher Sensitivität (87,5 %) und Spezifität (94,1 %) unterschieden werden (➤ Kap. 6).

In ➤ Abb. 5.14 werden die Nerven sonografisch im Querschnitt bei Gesunden (➤ Abb. 5.14a, e), mit kleinerem Nervendurchmesser bei ALS (➤ Abb. 5.14b, f) und mit vergrößerten Nerven und Nervenfaszikeln bei Immunneuropathien (MMN und CIDP, C, D, G und H) dargestellt.

5.4.3 Biopsie

Die **Muskelbiopsie** kann in ausgewählten Fällen zum Ausschluss von Differenzialdiagnosen, insbesondere von Myopathien wie der sporadischen Einschlusskörpermyositis, erforderlich sein (➤ Abb. 5.15).

Meist ist die Kombination der Muskelbiopsie mit einer **Nervenbiopsie** (N. suralis) sinnvoll, z. B. bei V.a. eine inflammatorische oder vaskulitische Neuropathie oder eine Amyloidose.

Bei der ALS zeigt sich in der kombinierten Biopsie eine ausgeprägte, rasch progrediente Denervationsatrophie mit charakteristischen Teilatrophien, überwiegend von Typ-II-Fasern, die in netzförmig miteinander verbundenen Gruppen liegen. Bei der chronischen Denervierung finden sich häufiger ausgedehnte Gruppen atrophischer Muskelfasern sowie als Zeichen der Re-Innervation Fasertypengruppierungen. Die Neuropathie ist bei ALS allenfalls gering ausgeprägt.

Die ALS selbst stellt keine Indikation für eine Nerven- oder Muskelbiopsie dar. Die Entscheidung zu einer Muskel- oder Nervenbiopsie sollte dann getroffen werden, wenn trotz um-

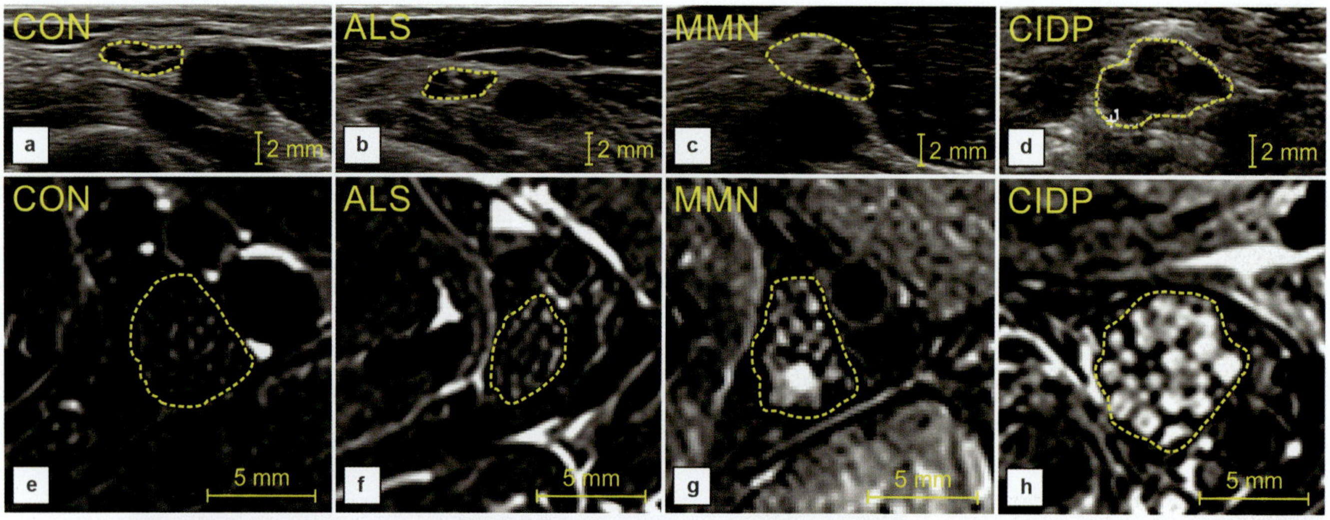

Abb. 5.14 Veränderungen der Nerven- und Faszikelstruktur im Rahmen verschiedener Grunderkrankungen [F235-004]

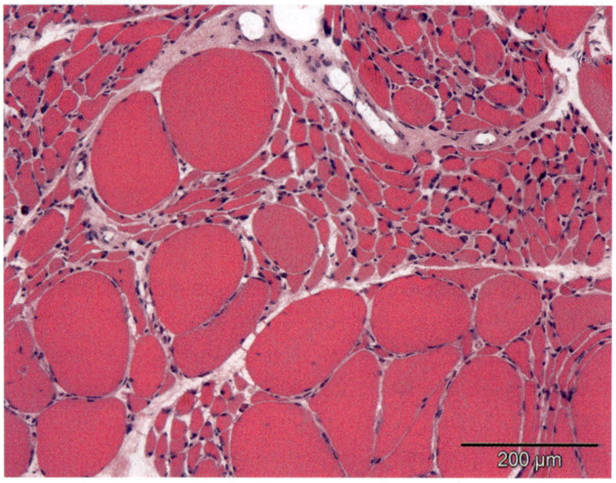

Abb. 5.15 Hämatoxylin-Eosin-Färbung, Muskelbiopsie mit neurogener Atrophie mit Gruppenatrophien bei ALS [T1424]

fangreicher Abklärung ein unklares neuromuskuläres Krankheitsbild bestehen bleibt. Im Zweifel kann hierdurch eine besser behandelbare Erkrankung gefunden oder ausgeschlossen werden. Die Einschlusskörpermyositis ist die bedeutendste Differenzialdiagnose der ALS, bei deren Abgrenzung die Muskelbiopsie hilfreich ist. Die Invasivität der Maßnahme sollte den zu erwartenden Erkenntnisgewinn rechtfertigen und die Möglichkeiten und Grenzen der Biopsie berücksichtigen.

5.4.4 Magnetresonanztomografie (MRT)

Jeder ALS-Patient sollte zumindest einmalig zum Zeitpunkt der ersten Diagnostik eine kraniale und zervikale Bildgebung vorzugsweise mittels Kernspintomografie erhalten. Obwohl dies primär der Ausschlussdiagnostik dient, gibt es dennoch einige Zeichen in der Bildgebung, die man bei einer ALS finden kann.

MRT Kopf

Das früheste bildgebende Zeichen ist eine Hyperintensität des kortikospinalen Trakts in T2-gewichteten Bildern. Im Verlauf der Erkrankung kann diese Hyperintensität zunehmen und geht mit dort lokalisierter Atrophie einher. Die meisten ALS-Patienten haben allerdings einen unauffälligen MRT-Befund.

Ein weiteres Zeichen sind Eisenablagerungen im Kortex, vornehmlich im Gyrus praecentralis, welches hypointens als sog. Motor Band Sign (➤ Abb. 5.16) am besten auf GRE- oder SWI-Wichtungen zur Darstellung kommt, aber auch in etwa 50 % der Fälle bei T2-Wichtungen erkennbar ist.

Eine gewisse Hyperintensität des kortikospinalen Trakts kann auch bei normalen Kontrollpersonen vorkommen, sodass bei einer Spezifität von < 70 % und einer Sensitivität von < 40 % mögliche MR-Auffälligkeiten nicht überbewertet werden sollten (➤ Abb. 5.17).

Ein weiterer nicht ALS-spezifischer MRT-Befund kann eine Corpus-callosum-Atrophie durch die Atrophie von kreuzenden degenerierten Pyramidenfaserbündeln sein. Dieser auffällige Befund kann bereits früh in einem **Diffusion-Tensor-Imaging (DTI)-MRT** beobachtet werden.

Während die DTI-Untersuchung derzeit keinen Stellenwert in der klinischen Routinediagnostik hat, kann in Einzelfällen eine **FDG-PET-Bildgebung** erwogen werden. Hier wurden regionale Muster gefunden, die hinweisend für eine ALS sein können: prä-/postzentraler Gyrus und supplementär motorische Areale, linker anteriorer cingulärer Kortex, linker Temporallappen und rechtes Kleinhirn.

Hilfreich wäre die Identifikation dieser Muster z. B. bei ALS-Formen mit führender bzw. klinisch isolierter Beteiligung des 2. Motoneurons, jedoch limitieren Verfügbarkeit und Kosten den Einsatz der Methode.

Bei kognitiven Funktionsstörungen oder Verhaltensauffälligkeiten bis hin zum Vollbild der ALS/FTD zeigt sich in der

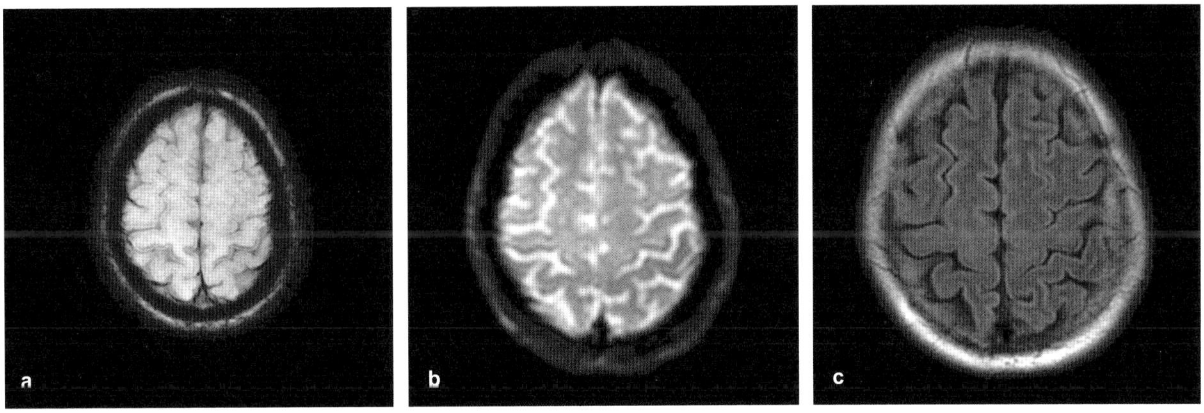

Abb. 5.16 cMRT mit Motor Band Sign (A: axiale SWI, B: axiale DWI, C: axiale FLAIR) [M1363]

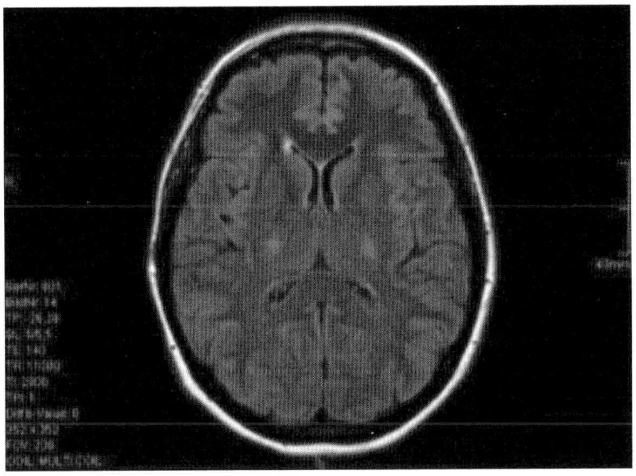

Abb. 5.17 Hyperintensität des kortikospinalen Trakts im cMRT [M1363]

FDG-PET ein Hypometabolismus in präfrontalen und/oder anterior-temporalen Arealen.

MRT HWS

Selten können zervikale Raumforderungen die Symptome einer ALS nachahmen. Die spinale MRT dient führend der Ausschlussdiagnostik einer (meist kompressiven) zervikalen Myelopathie. Bilaterale Hyperintensitäten des Vorderhorns (sog. Snake Eye Appearance; ➤ Abb. 5.18) wurden jedoch u. a. auch bei ALS und ALS-Spektrumerkrankungen mit prädominanten Zeichen des 2. Motoneurons. Diese Hyperintensitäten werden jedoch auch bei anderen Erkrankungen gefunden, sodass dies nicht ALS-spezifisch ist.

Bei V.a. eine Hirayama-Erkrankung kann eine MRT der HWS in Neutralstellung und unter Flexion erfolgen. Diese Vorgehensweise in Flexionsstellung kann eine Vorwärtsverlagerung des posterioren Durasacks mit Rückenmarkkompression aufzeigen.

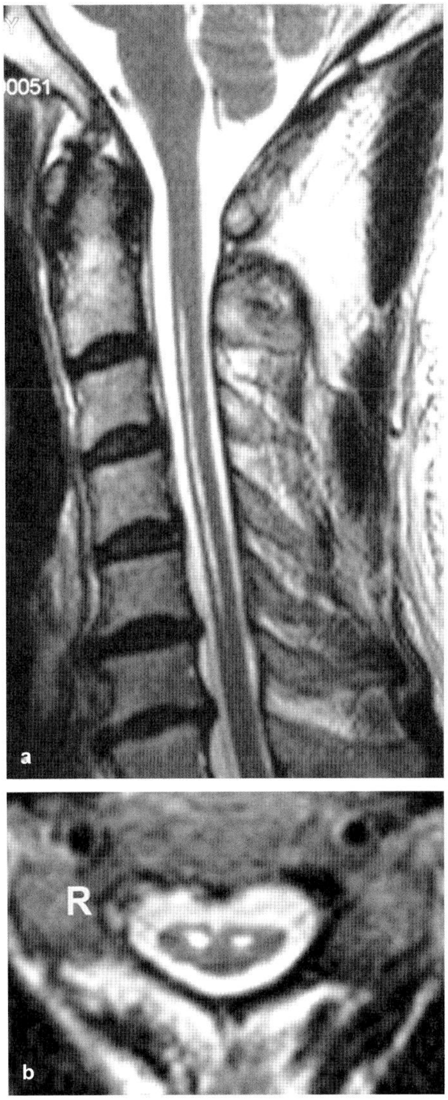

Abb. 5.18 Zervikales Rückenmark mit langstreckigen bilateralen Hyperintensitäten des Vorderhorns. **a** saggitale T2-Wichtung, **b** axiale T2-Wichtung mit "Schlangenaugen-Aspekt" (Snake Eye Appearance) [F312-002]

AUS DER PRAXIS

ALS-Mimic Meningeom

Ein 65-jähriger Patient stellt sich besorgt in unserer Ambulanz vor, um eine zweite Meinung einzuholen, da bei ihm in einem ersten Befund der V.a. auf eine mögliche Motoneuronerkrankung geäußert wurde.

Er berichtet, er habe vor 4 Mon. erstmalig beim Golf spielen eine schmerzlose Schwäche der rechten Hand bemerkt. Dies habe sich nun ausgebreitet auf das rechte Bein und er stolpere und bleibe mit dem rechten Fuß hängen. Zusätzlich merke er leichte sensible Missempfindungen der Füße, welche er nicht gut beschreiben kann. In der bereits erfolgten Schädel-MRT zeigt sich ein altersentsprechender Normalbefund. Klinisch-neurologisch findet sich eine leichte armbetonte Hemiparese rechts ohne Atrophien mit leichter Betonung der Finger- und Fußstrecker mit einem MRC-Kraftgrad von jeweils 4/5. Faszikulationen sind oberflächlich nicht zu sehen, jedoch finden sich gesteigerte Muskeleigenreflexe der rechten Körperseite mit auslösbarem Babinski-Zeichen rechts. Die Oberflächensensibilität ist nicht gestört, bis auf ein reduziertes Vibrationsempfinden mit 4/8 biradial und 2/8 bimalleolär bds. In der Zusatzdiagnostik zeigt sich eine sensomotorische axonale Polyneuropathie sowie in der Magnetstimulation eine Störung der motorischen Bahnen zum rechten Arm und rechten Bein im zentralen Abschnitt. In der Elektromyografie findet sich eine gering ausgeprägte pathologische Spontanaktivität im Bereich des linken M. tibialis anterior und des rechten M. vastus lateralis, ansonsten keine Auffälligkeiten in den übrigen untersuchten Muskeln. Zusammenfassend wird anhand des klinischen Befunds zunächst eine Motoneuronerkrankung im frühen Stadium als plausibel bewertet. Auch sind die Befunde der Zusatzdiagnostik zwar nicht beweisend aber durchaus vereinbar mit einer ALS.

Zur Komplettierung der differenzialdiagnostischen Abklärung wird eine MRT der Halswirbelsäule angeordnet, welche eine intradurale extramedulläre Raumforderung in Höhe HWK 2/3 als Ursache der Beschwerden identifizieren kann (histologisch: Meningeom WHO Grad I).

Merke: Alle klinischen und zusatzdiagnostischen Befunde der ALS sind nicht spezifisch. Eine vollständige Ausschlussdiagnostik alternativer Ursachen ist immer erforderlich.

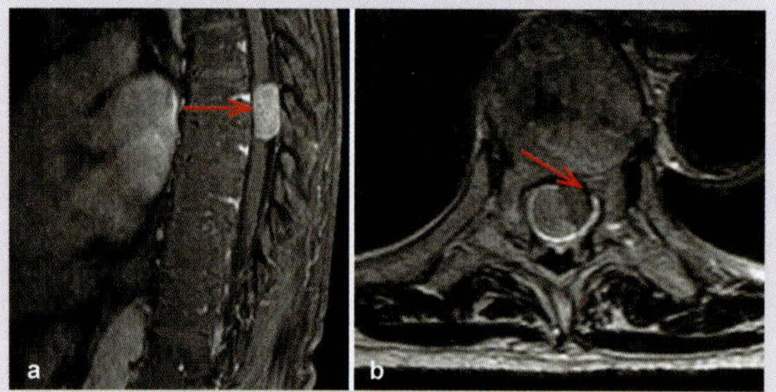

Intraspinales, intradurales, extramedulläres Meningeom [T422]

5.4.5 Laboruntersuchungen

Es gibt keinen Laborparameter, der die Diagnose einer ALS sichern kann. Zum Ausschluss von Differenzialdiagnosen wird von den DGN-Leitlinien je nach Befund und klinischem Verdacht die entsprechende Labordiagnostik empfohlen (➤ Tab. 5.3; Leitlinien DGN 2021).

Kreatinkinase

Die Kreatinkinase (CK) im Serum ist ein Muskelenzym, das i.d.R. bei Schädigungen von Muskelzellen erhöht ist. Dies kann traumatisch oder durch starke körperliche Belastung, aber auch durch Myopathien bedingt sein. Ebenfalls bei der ALS können in etwa der Hälfte der Patienten (23–70 %) leicht erhöhte CK-Werte gemessen werden. Überwiegend handelt es sich um Werte ≤ 400 U/l und gelegentlich bis ≤ 1000 U/l. Noch höhere Werte sind selten.

Es gibt Hinweise, dass eine CK-Erhöhung häufiger bei Männern vorkommt, eventuell bedingt durch die im Vergleich höhere Muskelmasse. Möglicherweise als Ausdruck der geringeren beteiligten Muskelmasse scheint die CK bei einem bulbären Verlauf seltener oder zumindest nicht besonders deutlich erhöht zu sein.

Die Ursache der CK-Erhöhung bleibt unklar, es werden verschiedene Pathomechanismen diskutiert. Die Assoziation der CK-Wert Erhöhung mit zunehmenden Zeichen der Denervierung in der EMG stützt die Annahme einer, zumindest teilweise, zugrunde liegenden Muskelschädigung.

Troponin T

Bereits seit einigen Jahren ist aufgefallen, dass bei Patienten mit einer neuromuskulären Erkrankung, somit auch bei ALS-Erkrankten, ohne bekannte kardiale Grunderkrankung chronisch erhöhte Werte von kardialem Troponin T (cTnT) auftreten. Die leicht erhöhten cTNT-Werte zeigen wenig Dynamik, steigen allenfalls leicht im Verlauf der Erkrankung an und scheinen mit der Erkrankungsschwere zu korrelieren.

Troponin I ist i.d.R. nicht erhöht und hilft bei der Abgrenzung zu kardialen Ereignissen. Der Mechanismus ist hierbei noch nicht eindeutig geklärt.

Tab. 5.3 Labordiagnostik (modifiziert nach DGN-Leitlinien 2021)

Basisdiagnostik	Liquoranalyse	Erweiterte Labordiagnostik
BSG, CRP, rotes u. weißes Differenzial-BB, GOT, GPT, TSH, fT3, fT4, Vitamin B_{12} (Methylmalonsäure, Homocystein), Serumeiweiß- u. Immunelektrophorese, CK, Kreatinin, E'lyte (Na^+, K^+, Ca^{2+}, Cl, PO_4), Glukose, Troponin T, Neurofilamente	Zellzahl, Lakat, Glukose, Eiweiß, Proteinelektrophorese, oligoklonale Banden, Neurofilamente	Angiotensin Converting Enzyme, Hexosaminidase A u. B
		Bei Demenz: VLCFA (Very Long Chain Fatty Acids), Arylsulfatase A
		Bei V. a. antikörpervermittelte Erkrankung: z. B. ANA, anti-ds-DNA, nodale u. paranodale Antikörper, Gangliosid-Ak, anti-Hu, anti-MAG, anti-AchR, anti-MUSK, Titin-Ak, VGCC-Ak, SOX-1-Ak, IgLON5-Ak, Ak gegen Kaliumkanäle

Gangliosidantikörper

Gangliosidantikörper können bei spezieller Fragestellung (multifokal motorische Neuropathie, MMN) bestimmt werden. Gangliosidantikörper sind bei der MMN häufig nachweisbar (am häufigsten ist anti-GM1-IgM in etwa 30–80 % positiv) und können manchmal hilfreich sein bei der Differenzialdiagnostik peripherer Neuropathien.

Es ist darauf hinzuweisen, dass eine routinemäßige Bestimmung der Gangliosidantikörper bei ALS keinen wesentlichen Zusatzgewinn bringt. Gangliosidantikörper, auch anti-GM1-IgM, können sowohl bei ALS-Patienten als auch bei Normalpersonen in bis zu 8–25% vorkommen. Diese sind meist jedoch nicht hochtitrig. Auch die Gangliosidantikörpermuster unterscheiden sich nicht bei Normalpersonen und ALS-Patienten, sodass die Bestimmung vor dem Hintergrund des aktuellen Kenntnisstands derzeit nicht sinnvoll erscheint.

Umgekehrt hilft jedoch der Nachweis von hochtitrigen Gangliosidantikörpern bei begründetem klinischem Verdacht, die Diagnose einer motorischen Immunneuropathie zu stützen.

Neurofilamente im Serum

Neurofilamente (Nf) sind eine Gruppe von Strukturproteinen bzw. Intermediärfilamenten des Zytoskeletts von Neuronen. Sie sind an axonalen Transportvorgängen beteiligt. Nach dem Molekulargewicht werden die Neurofilamente in eine leichte, intermediäre und schwere Kette unterteilt, von denen die phosphorylierte schwere Kette (pNfH) und die leichte Kette (NfL) in Serum und Liquor bestimmt werden können.

NfL hat in den letzten Jahren zunehmend als Biomarker bei der ALS Bedeutung erlangt. Er wird als sensitiver Aktivitäts- und Prognosemarker verwendet, kann bei der Diagnostik unterstützen und wurde von amerikanischen Zulassungsbehörden sogar als Marker für das Ansprechen auf eine Therapie (Tofersen) akzeptiert.

Bei der ALS sind altersabhängige NfL-Grenzwerte beschrieben, welche als Aktivitätsmarker der Erkrankung verwendet werden sollten.

NfL-Werte unterhalb der altersabhängigen Grenze schließen die Diagnose einer ALS **nicht** aus, verweisen aber auf einen weniger aggressiven Verlauf.

Diskrimination von unterschiedlichen Erkrankungen anhand des NfL-Werts ist nicht möglich. Neurofilamente im Serum müssen somit immer im klinischen Kontext bewertet werden (➤ Abb. 5.19).

Liquordiagnostik

Die Liquorpunktion mit Bestimmung von Zellzahl, Eiweiß, Proteinelektrophorese, Glukose, Laktat sowie oligoklonalen Banden dient dem Ausschluss von Differenzialdiagnosen. Bei entsprechendem klinischem Verdacht, kann darüber hinaus die Bestimmung von antineuronalen Antikörpern im Liquor erfolgen.

Zusätzlich sollten als weiterer Liquorparameter die Neurofilamente bestimmt werden. Im Liquor zeigen sich bei der klassischen ALS meist deutlich erhöhte Neurofilament-Werte. Grenzwerte für die ALS-Diagnose wurden zwar formuliert, diese sollten jedoch nicht unkritisch übernommen werden.

CAVE

Neurofilament-Werte (Serum und Liquor) unterhalb der beschriebenen Grenzwerte sprechen nicht gegen die ALS-Diagnose, sondern nur für eine möglicherweise geringere Krankheitsaktivität.

Die Neurofilamente steigen früh und abrupt im Erkrankungsverlauf der ALS an und bleiben während der gesamten Erkrankungsdauer im Liquor erhöht nachweisbar. Die Höhe der Spiegel scheint mit der Aggressivität und der Aktivität des Krankheitsprogresses assoziiert zu sein und somit auch eine prognostische Bedeutung zu haben.

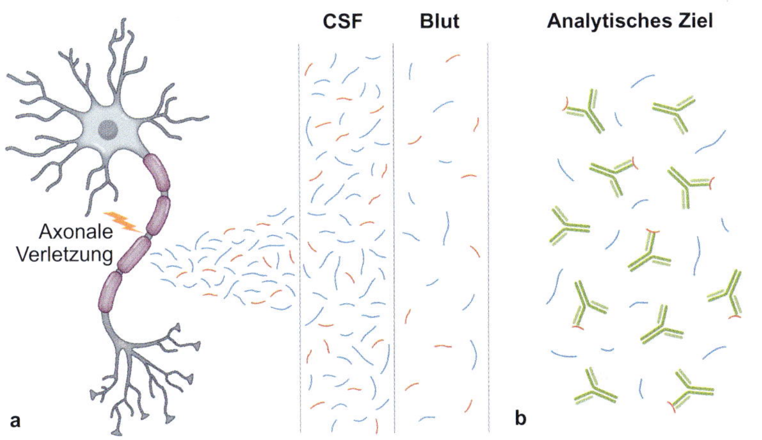

Abb. 5.19 Freisetzung von Neurofilamenten nach axonaler Schädigung in Liquor und Blut [H346-002]
CSF= Cerebrospinal Fluid

Zu beachten ist analog zu den Neurofilamenten im Serum, dass erhöhte Neurofilamente im Liquor nicht nur bei ALS und weiteren neurodegenerativen Erkrankungen vorkommen, sondern z.B. auch bei erworbenen und hereditären Polyneuropathien oder kompressiven Myelopathien. Eine eindeutige und sichere Diskrimination der einzelnen Krankheitsbilder ist allein auf der Basis der Neurofilamente nicht möglich.

Genetik

Bei entsprechendem klinischem oder anamnestischem Verdacht, d. h. bei positiver Familienanamnese (ALS und/oder FTD), jungen Patienten oder dem Vorliegen einer Demenz, sollte nach entsprechender Aufklärung eine genetische Testung angeboten werden. Für einzelne Gene *(u. a. SOD1, FUS, C9ORF72, TARDP)* sollte auch bei unauffälliger Familienanamnese die Untersuchung erfolgen, da sich eine Behandlungskonsequenz ergeben könnte. Für SOD1-assoziierte ALS-Fälle wurde von der FDA ein ASO (Tofersen, Qalsody) zugelassen und von der EMA zur Zulassung empfohlen (Stand 04/2024).

In Abhängigkeit von den Entwicklungen in der genetischen Therapie kann sich perspektivisch die Empfehlung zur genetischen Testung weiter ausweiten.

Prädiktive Testungen bei bekannter Mutation in der Familie dürfen erst nach sorgfältiger, ergebnisoffener Beratung durch einen Facharzt für Humangenetik oder einen Neurologen mit entsprechender Zusatzqualifikation erfolgen.

AUS DER PRAXIS

C9ORF72-Mutation

Ein 64-jähriger Feinmechaniker stellt sich mit einer seit etwa 6 Mon. progredienten schmerzlosen Schwäche der rechten Hand vor. Auch sei die Sprache undeutlicher geworden und er habe ungewollt 4 kg Gewicht verloren. Zunächst sei aufgrund der subakuten Symptome ein zerebraler Infarkt vermutet worden, welcher jedoch nicht bestätigt werden konnte. In der neurologischen Untersuchung zeigen sich Zungenfaszikulationen, distal und rechtsbetonte amyotrophe Paresen der Arme mit ubiquitären Faszikulationen im Arm- und Schultergürtelbereich bds. sowie eine leichte Fußheberparese rechts. Zusätzlich finden sich allseits gesteigerte Muskeleigenreflexe mit einem rechts auslösbaren Babinski-Zeichen. Die elektromyografische Untersuchung konnte in allen untersuchten Muskeln inkl. der paravertebralen Muskulatur pathologische Spontanaktivität und Zeichen des subakut chronisch neurogenen Umbaus nachweisen. Die Neurofilamente (NfL) im Liquor lagen erhöht bei 11.200 pg/ml. Die Diagnose einer amyotrophen Lateralsklerose (ALS) konnte gestellt werden.

Der Pat. gab an, bereits Erfahrung mit der Erkrankung zu haben, da auch seine Mutter im Alter von 61 J. an einer ALS verstorben sei. Weitere Familienmitglieder seien nicht betroffen. In der genetischen Testung wird eine *C9ORF72*-Mutation gefunden.

5.4.6 Diagnostik nach Diagnosestellung

Flexible endoskopische Evaluation des Schluckens (FEES)

Aufgrund des progressiven Verlaufs der Erkrankung mit krankheitsbedingtem Hypermetabolismus sollte bereits vor einer manifesten Schluckstörung die Anlage einer PEG thematisiert werden.

Zur Evaluation des Schluckakts zur Einschätzung des Aspirationsrisikos und Empfehlungen hinsichtlich der Kostform bei Dysphagie kann eine FEES als gering invasive Prozedur sehr hilfreich sein.

Schluckstörungen sind bei ALS meist komplex und können durch die hypotone und atrophe Kau- und Schluckmuskulatur und/oder durch laryngeale und pharyngeale Motilitäts- und Koordinationsstörungen bedingt sein. Zusätzlich ist die Aspirationsgefahr durch eingeschränkte Kompensationsmechanismen (abgeschwächter Hustenstoß) erhöht.

Aufgrund von pharyngealen und laryngealen Sensibilitätsstörungen kann der Schluckakt trotz bereits relevanter Dysphagie subjektiv fälschlicherweise oft als ungestört empfunden werden.

Neuropsychologische Testung

Neuropsychologische Defizite können durch spezielle Testverfahren erfasst werden. Um kognitive oder behaviorale Auffälligkeiten bei ALS-Patienten aufzudecken, wird der **Edinburgh Cognitive and Behavioural ALS Screen (ECAS)** als Testverfahren empfohlen.

Der ECAS ist ein schnelles und einfaches Testverfahren, das in schriftlicher oder mündlicher Form und somit weitestgehend unabhängig von den motorischen Einschränkungen ALS-spezifische Beeinträchtigungen finden und von denen anderer Erkrankungen differenzieren kann. Bei vielen ALS-Patienten können spezifische Auffälligkeiten bei der Sprachzuordnung, der Sprachflüssigkeit und exekutiven Funktionen nachgewiesen werden. Meist sind diese Störungen eher gering ausgeprägt, können aber auch als Vollbild einer frontotemporalen Demenz (10–15 % der ALS-Patienten) vorliegen. Kognitive Störungen gehen mit einer schlechteren Prognose einher und sollten in der klinischen Routine erfasst werden. Bei der Testung werden die o.g. ALS-spezifischen Domänen und zusätzlich ALS-unspezifische Domänen (Gedächtnis und räumliche Vorstellung) getestet.

Damit werden ein Total-Score sowie ein ALS-spezifischer und ein ALS-unspezifischer Score errechnet. Gesunde Kontrollen unterscheiden sich signifikant im Total- und im ALS-spezifischen Score von ALS-Patienten. Die deutsche ECAS-Version kann in Kliniken, Stiftungen oder von Fachpersonal im Gesundheitswesen lizenzfrei genutzt und an Patienten verteilt werden. Die Zugangsdaten sind unter www.ecas.network/download.html erhältlich.

Tab. 5.4 SOP-Diagnose amyotrophe Lateralsklerose

Anamnese und klinische Untersuchung			
• Progredienter Verlauf/nicht motorische Zeichen (fokaler Beginn, Spreading, Gewichtsverlust, kognitive Störungen) • Zeichen des 1. Motoneurons (Spastik, Pyramidenbahnzeichen, Reflexsteigerung, Pseurdobulbärparalyse) • Zeichen des 2. Motoneurons (Paresen, Atrophie, Hypo-/Areflexie, Faszikulationen, Split-Hand, Bulbärparalyse) • Zeichen der respiratorischen Insuffizienz (Dyspnoe, Schlafstörung)			
Zusatz- und Ausschlussdiagnostik (angelehnt an Leitlinien DGN 2021)			
Elektrophysiologische Diagnostik	**Bildgebung**	**Basislabor**	**Liquor**
Elektromyografie Neurografie **Fakultativ:** Muskel- und Nervensonografie Motorisch evozierte Potenziale	MRT zerebral (inkl. SWI, Diff.-Wichtung) MRT HWS	BSG, CRP, Diff.-BB, GOT, GPT, TSH, fT3, fT4, Vit. B_{12} (Methylmalonsäure, Holotranscobalamin, Homocystein), Kupfer, Serumeiweiß- u. Immunelektrophorese, E'lyte (Na, K, Ca^{2+}, Cl, Phosphat), Kreatinin, Glukose, CK, CK-MB, Trop I u. Trop T, Cystatin C, Neurofilamente im Serum Bei entsprechender Anamnese: Genetik	Zellzahl, Eiweiß, Glukose, Laktat Proteinelektrophorese, oligoklonale Banden Neurofilamente **Fakultativ:** Antineuronale Ak
	Symptombezogene Zusatzdiagnostik		**Erweiterte Laborparameter**
	Muskelbiopsie Neuropsychologische Testung (ECAS) Schluckuntersuchung (FEES) Lungenfunktionstestung		Angiotensin Converting Enzyme Hexosaminidase A u. B, ANA, anti-ds-DNS, Gangliosid-Ak (GM1-IgM), nodale u. paranodale Ak, anti-Hu, anti-MAG bei IgM-Paraproteinämie, anti-AchR-Ak, anti-MUSK, Lues/HIV/Borrelien, Kupfer, Kalziumkanal-Ak, LG-1, CASPR2-Ak, IgLON 5, VLCFA, Arylsulfatase A, IgG, IgG, IgM, IgA

In ➤ Tab. 5.4 sind der Ablauf und die Untersuchungen bei der Diagnostik der ALS tabellarisch dargestellt.

5.4.7 Diagnosemitteilung

Die Mitteilung der lebenslimitierenden Diagnose ALS ist eine besondere Herausforderung für den behandelnden Arzt. Eine empathische und dennoch klare Kommunikation hat einen wesentlichen Einfluss auf den Umgang der Patienten mit ihrer Erkrankung. Durch eine gute Aufklärung über die Behandlungsoptionen kommt es zu einer besseren Lebensqualität und einer Rückgewinnung von Autonomie. Eine bedeutende Rolle liegt in der ersten Übermittlung der Diagnose sowie in der vorausschauenden Planung individueller Behandlungsziele.

Grundsätzlich wollen und sollten Patienten ihre Diagnose und Prognose wissen. Aufgrund des ersten Schocks erinnert sich der Patient häufig nicht mehr an Details des Gesprächs. Zudem können die Informationen, die im ersten Gespräch überbracht werden, überfordernd sein. Ziel ist es, ein Verständnis für die Erkrankung, die Bedeutung der Diagnose und die Therapiemöglichkeiten zu vermitteln.

Die Aufnahme und das Verständnis der Tragweite der Diagnose hängt von sehr variablen Faktoren ab, u. a. der Persönlichkeit, dem Wertesystem, der Vorbereitung und der Erwartungshaltung der/des Betroffenen. Es liegt am Arzt, diese zu antizipieren und im Gespräch zu erfassen und zu berücksichtigen. Dieser bereits komplexe Vorgang kann zusätzlich erschwert werden durch Zeitmangel, fehlende Erfahrung oder möglicherweise Angst vor dem Gespräch.

Das Lernen von Kommunikationsstrategien ist hilfreich, um diese Aufgabe zu bewältigen. Hierzu wurden verschiedene Techniken entwickelt, mit jedoch ähnlichen Elementen und ähnlicher Gesprächsstruktur (➤ Tab. 5.5).

Spezifische Empfehlungen für die Situation bei ALS wurden von Edwards et. al (2021) formuliert, welche zusätzlich starken

Tab. 5.5 Gesprächstechniken

1	Angenehme/ungestörte Gesprächssituation (Raum) Vorbereitung auf das Gespräch unter Berücksichtigung der Vorgeschichte
2	Schaffen einer guten Beziehung durch klare Kommunikation auf Augenhöhe
3	Vorwissen u. Vorgeschichte des Patienten erfragen Effekt der Diagnose abschätzen
4	Im Einverständnis mit dem Betroffenen nach Ansage/Vorwarnung Mitteilung der Diagnose Keine Informationsflut u. Überforderung aufgrund der unter Schock limitierten Aufnahmekapazität
5	Empathischer Umgang Zulassen u. Validierung der negativen Emotionen Positive Aspekte realistisch aufzeigen
6	Zusammenfassung wichtiger Informationen Vereinbarung eines Folgetermins

Wert auf den individuellen Informationsbedarf und die Aufnahmebereitschaft und -kapazität des Patienten im Laufe des einzelnen Gesprächs und der Erkrankung legen.

LITERATUR

Barnes SL, Simon NG. Clinical and research applications of neuromuscular ultrasound in amyotrophic lateral sclerosis. Degenerative neurological and neuromuscular disease. Jul. 2019; Vol. 16;9: 89–102. doi:10.2147/DNND.S215318.

Brooks BR, Miller RG, Swash M, Munsat TL; World Federation of Neurology Research Group on Motor Neuron Diseases. El Escorial revisited: revised criteria for the diagnosis of amyotrophic lateral sclerosis. Amyotroph Lateral Scler Other Motor Neuron Disord. 2000; 1(5): 293–299. doi:10.1080/146608200300079536.

de Carvalho M, Dengler R, Eisen A et al. Electrodiagnostic criteria for diagnosis of ALS. Clin Neurophysiol. 2008; 119(3): 497–503. doi:10.1016/j.clinph.2007.09.143.

Grimm A, Vittore D, Schubert V et al. Ultrasound pattern sum score, homogeneity score and regional nerve enlargement index for differentiation of demyelinating inflammatory and hereditary neuropathies. Clin Neurophysiol. 2016; 127(7): 2618–2624. doi:10.1016/j.clinph.2016.04.009.

Heckmatt JZ, Leeman S, Dubowitz V. Ultrasound imaging in the diagnosis of muscle disease. J Pediatr 1982; 101: 656–660.

Hobson-Webb LD, Simmons Z. Ultrasound in the Diagnosis and Monitoring of Amyotrophic Lateral Sclerosis: a Review. Muscle Nerve. 2019; 60(2): 114–123. doi:10.1002/mus.26487.

Khalil M, Teunissen CE, Lehmann S et al. Nat Rev Neurol. 2024 Apr 12. doi: 10.1038/s41582-024-00955-x. Online ahead of print. PMID: 38609644 Review.

Loewenbrück KF, Liesenberg J, Dittrich M et al. Nerve ultrasound in the differentiation of multifocal motor neuropathy (MMN) and amyotrophic lateral sclerosis with predominant lower motor neuron disease (ALS/LMND). J Neurol. 2016; 263(1): 35–44. doi:10.1007/s00415-015-7927-9.

Ludolph AC, Emilian S, Dreyhaupt J et al. Pattern of paresis in ALS is consistent with the physiology of the corticomotoneuronal projections to different muscle groups. J Neurol Neurosurg Psychiatry. 2020; Sep; 91(9): 991–998. doi: 10.1136/jnnp-2020-323331. Epub 2020 Jul 14. PMID: 32665323.

Meyer T, Salkic E, Grehl T et al. Performance of serum neurofilament light chain in a wide spectrum of clinical courses of amyotrophic lateral sclerosis-a cross-sectional multicenter study. Eur J Neurol. 2023 Jun;30(6): 1600-1610. doi: 10.1111/ene.15773. Epub 2023 Mar 26. PMID: 36899448.

Pillen S, Arts IMP, Zwarts MJ. Muscle ultrasound in neuromuscular disorders. Muscle & Nerve. June 2008; Vol. 37(6): 679–693. https://doi.org/10.1002/mus.21015.

Schmid J, Liesinger L, Birner-Gruenberger R et al. Elevated Cardiac Troponin T in Patients With Skeletal Myopathies. J Am Coll Cardiol. 2018; 71(14): 1540–1549. doi:10.1016/j.jacc.2018.01.070

Timmins HC, Vucic S, Kiernan MC. Cortical hyperexcitability in amyotrophic lateral sclerosis: from pathogenesis to diagnosis. Curr Opin Neurol. 2023; Aug 1; 36(4): 353–359. doi: 10.1097/WCO.0000000000001162. Epub 2023 May 24. PMID: 37387467.

Van den Bergh PY, Hadden RD, Bouche P et al. European Federation of Neurological Societies/Peripheral Nerve Society guideline on management of chronic inflammatory demyelinating polyradiculoneuropathy: report of a joint task force of the European Federation of Neurological Societies and the Peripheral Nerve Society – first revision [published correction appears in Eur J Neurol. 2011; May;18(5): 796]. Eur J Neurol. 2010; 17(3): 356–363. doi:10.1111/j.1468-1331.2009.02930.x.

Verde F, Steinacker P, Weishaupt JH et al. Neurofilament light chain in serum for the diagnosis of amyotrophic lateral sclerosis. J Neurol Neurosurg Psychiatry. 2019; 90(2): 157–164. doi:10.1136/jnnp-2018-318704.

Weis J, Nikolin S, Nolte K. Neurogene Muskelatrophien und selektive Muskelfasertypenatrophien. Pathologe 2009; 30: 379–383. https://doi.org/10.1007/s00292-009-1171-y.

Wijesekera LC, Leigh PN. Amyotrophic lateral sclerosis. Orphanet J Rare Dis. 2009; 4: 3. Published 2009 Feb 3. doi:10.1186/1750-1172-4-3.

World Federation of Neurology Research Group on Neuromuscular Diseases Subcommittee on Motor Neuron Disease. Airlie House guidelines. Therapeutic trials in amyotrophic lateral sclerosis. Airlie House „Therapeutic Trials in ALS" Workshop Contributors. J Neurol Sci. 1995; 129(Suppl): 1–10.

5

KAPITEL

6 Differenzialdiagnose

Patrick Weydt und Sarah Bernsen

Kernaussagen

- ALS-Varianten sind Subtypen der ALS, bei denen eine klinisch starke Dominanz des 1. oder 2. Motoneurons vorliegt oder bei denen Symptome lange Zeit auf eine Körperregion begrenzt bleiben.
- ALS-Mimic bezeichnet Konstellationen mit Symptomen, die der ALS ähneln oder mit ihr verwechselt werden können, die aber keine Motoneuronerkrankung sind und meist eine bessere Prognose haben und/oder bei denen eine Therapieoption bestehen kann.
- Fakultative Zusatzdiagnostik sollte nicht routinemäßig, sondern gezielt bei entsprechendem V.a. ein ALS-Mimic erfolgen.

6.1 Einleitung

Neben dem klassischen bzw. typischen Verlauf gibt es sog. atypische ALS-Verlaufsformen bzw. -Varianten, andere Motoneuronerkrankungen sowie Erkrankungen, die mit einer ALS verwechselt werden können, sog. ALS-Mimics, aber keine Motoneuronerkrankungen sind.

6.2 ALS-Varianten und ALS-Mimics

ALS-Varianten sind Subtypen der Erkrankung, die sich mit klinisch deutlicher Dominanz einer Körperregion und/oder dem Schwerpunkt auf dem 1. oder 2. Motoneuron präsentieren. Sie zeigen meist einen langsameren Progress als die klassische ALS.

Der Begriff **ALS-Mimics** fasst ätiologisch heterogene Erkrankungen zusammen, die phänotypisch mit ALS oder ALS-Subtypen verwechselt werden können. Die praktische Bedeutung der korrekten Diagnostik von ALS-Mimics liegt darin, dass häufig eine kausal oder zumindest besser behandelbare Grunderkrankung vorliegen kann, verbunden mit einer meist günstigeren Prognose. Die **Diagnose einer ALS** erfordert daher den sorgfältigen **Ausschluss anderer Erkrankungen.**

6.2.1 ALS-Varianten

Das klinische Spektrum der klassischen ALS und ALS-Varianten reicht von einer isolierten Beteiligung des 1. Motoneurons (primäre Lateralsklerose, PLS) über die kombinierte Motoneuronaffektion („klassische ALS") bis zur isolierten Beteiligung des 2. Motoneurons (progressive Muskelatrophie, PMA; ➤ Abb. 6.1).

Zu den Motoneuronerkrankungen, die keine ALS oder ALS-Varianten sind, zählen die spinobulbäre Muskelatrophie (SBMA, Kennedy Erkrankung), die spinale Muskelatrophie (SMA) sowie die hereditäre spastische Spinalparalyse (HSP) und die spastische Spinalparalyse (SSP).

ALS-Variante 1. Motoneuron

Primäre Lateralsklerose (PLS)

Die primäre Lateralsklerose (PLS) ist die ALS-Variante mit isolierter Beteiligung des 1. Motoneurons (➤ Abb. 6.2).

Die PLS macht etwa 1–3 % der ALS-Motoneuronerkrankungen aus. Die geschätzte jährliche Inzidenz liegt somit < 0,1/100.000. Die PLS ist eine überwiegend sporadisch auftretende Erkrankung. Die Geschlechterverteilung wird in der Literatur unterschiedlich angegeben. Der durchschnittliche Krankheitsverlauf ist mit 7–14 J. deutlich langsamer als bei der klassischen ALS, sodass manche Autoren die PLS als unabhängige Krankheitsentität sehen. Die meisten Patienten entwickeln Symptome in der 5.–6. Lebensdekade, juvenile Verlaufsformen sind sehr selten. Insbesondere bei jüngeren Patienten um 20–30 J. mit klinisch beinbetonter isolierter

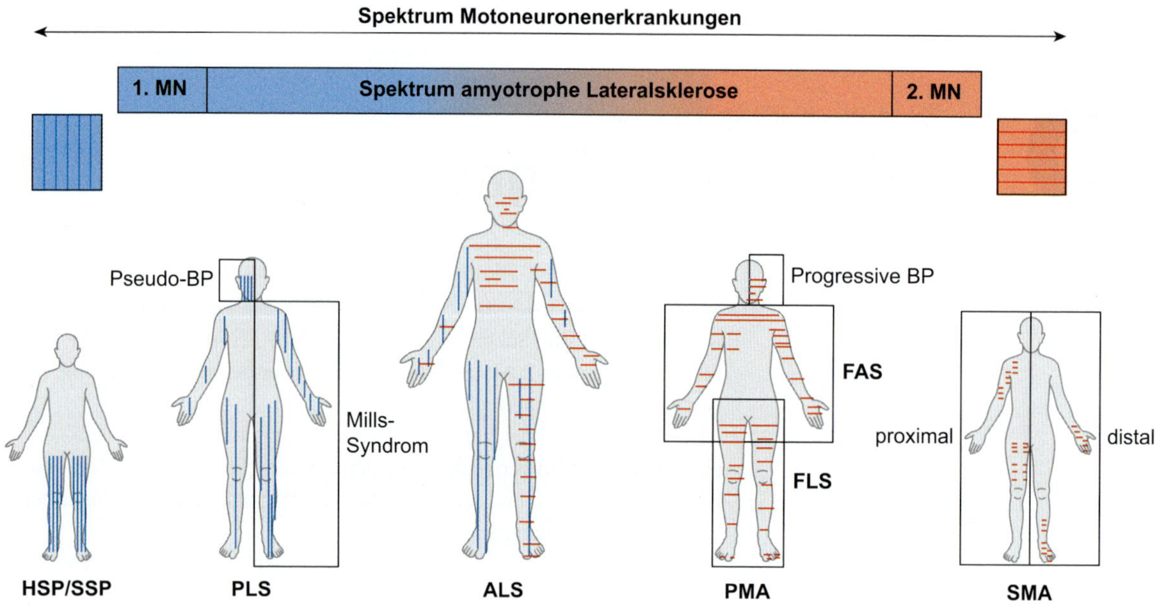

Abb. 6.1 Spektrum der Motoneuronerkrankungen [L231]
ALS = amyotrophe Lateralsklerose, MN = Motoneuron, HSP = hereditäre spastische Paraplegie, PLS = primäre Lateralsklerose, PMA = progressive Muskelatrophie, SMA = spinale Muskelatrophie, BP = Bulbärparalyse, FAS = Flail-Arm-Syndrom, FLS = Flail-Leg-Syndrom

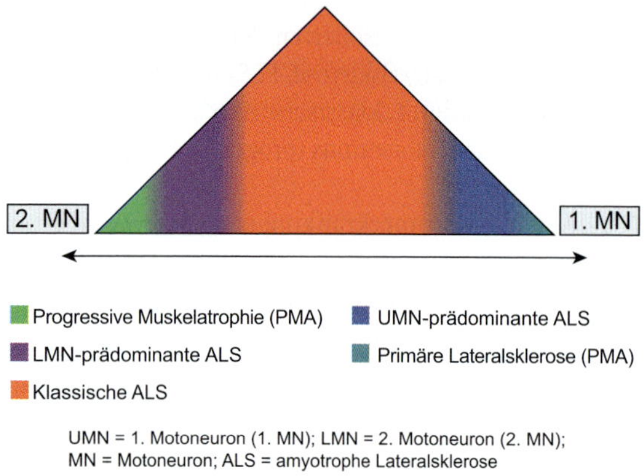

Abb. 6.2 Häufigkeitsverteilung von PLS und klassischer amyotropher Lateralsklerose bzw. ALS mit Dominanz des 1. Motoneurons [L231]
MN = Motoneuron, ALS = amyotrophe Lateralsklerose, PLS = primäre Lateralsklerose

Affektion des 1. Motoneurons muss die hereditäre spastische Paraplegie (HSP) bzw. spastische Spinalparalyse (SSP) als mögliche Differenzialdiagnose in Betracht gezogen werden.

Die PLS ist durch eine isolierte Affektion des 1. Motoneurons charakterisiert, mit den hierfür typischen klinischen Symptomen der spastischen Tonuserhöhung mit Bewegungsverlangsamung, Reflexsteigerung, dem Gefühl von Steifigkeit und, zusammen mit klinisch meist nur gering ausgeprägter Schwäche, auch zunehmenden Feinmotorik- und Gangstörungen. Die **Symptome** beginnen meist in den unteren Extremitäten mit schleichendem Progress und Ausbreitung auf weitere Regionen. Ein bulbärer Beginn ist seltener, ein Beginn an den oberen Extremitäten eine Rarität. Durch die Beteiligung der kortikobulbären Bahnen kommen Sprech- und Schluckstörungen sowie Affektlabilität bzw. erhöhte Affektdurchlässigkeit (pseudobulbärer Affekt) hinzu. Atrophien oder Faszikulationen der Zunge als Zeichen des 2. Motoneurons fehlen.

Muskelsteifigkeit und Bewegungsverlangsamung ohne Muskelatrophie, welche mind. 3 J. besteht, ist suggestiv für eine PLS. Zeichen des 2. Motoneurons, wenn auch nur diskret, sprechen eher für eine andere ALS-Variante, die ebenfalls oft eher langsam verlaufende Upper Motor Neuron Dominant ALS.

Bei etwa einem Drittel aller PLS-Patienten kann es zu vermehrtem Harndrang, gesteigerter Miktionsfrequenz oder zu Dranginkontinenz kommen. Extrapyramidalmotorische Symptome (Rigor) können ebenfalls vorliegen. Hier kann probatorisch eine **Therapie mit L-Dopa** unternommen werden. In sehr seltenen Fällen kann es auch zu Okulomotorikstörungen kommen, z. B. Störungen der langsamen Folgebewegungen, sakkadischen Störungen oder einer supranukleären Blickparese.

Konsensuskriterien wurden 2020 neu formuliert (➤ Tab. 6.1). Sie sollen die Abgrenzung zur ALS oder HSP/SSP erleichtern. Im Einzelfall bleibt immer noch eine erhebliche diagnostische Unsicherheit bestehen, sodass letztendlich der zeitliche Verlauf entscheidet.

Da die PLS eine Ausschlussdiagnose ist, werden ebenfalls die für die ALS empfohlenen Zusatzuntersuchungen durchgeführt. Einen spezifischen Biomarker gibt es nicht.

Analog zur ALS sollten die empfohlenen Werte in Serum und Liquor bestimmt werden, inklusive der Neurofilamente

Tab. 6.1 PLS-Konsensuskriterien

1. Einschlusskriterien	Manifestation nach dem 25. Lj.
	Langsam progrediente Krankheitsdauer mit isolierter klinischer Beteiligung des 1. Motoneurons von mind. 2–4 J. **(mögliche PLS)** bzw. > 4 J. **(definitive PLS)**
	Zeichen des 1. Motoneurons in mind. 2 von 3 Regionen (obere Extremität, untere Extremität, bulbär)
2. Ausschlusskriterien	Zeichen des 2. Motoneurons (klinisch o. elektrophysiologisch)
	Sensibilitätsstörungen (außer, diese werden durch eine andere Erkrankung erklärt)
	Alternativdiagnose besser vereinbar mit den Befunden
PLS = primäre Lateralsklerose	

(➤ Kap. 5.4.5). Die Neurofilamente im Liquor sind erhöht, jedoch aufgrund des langsameren Verlaufs nicht in dem Ausmaß wie bei der klassischen ALS.

In der zerebralen MRT finden sich gelegentlich eine fokale Atrophie des Gyrus praecentralis oder eine Hyperintensität in der T2-Wichtung im Gyrus praecentralis und des kortikospinalen Trakts (➤ Abb. 6.3). Im FDG-PET zeigt sich oft ein Hypometabolismus im präzentralen Kortex.

Die Elektromyografie ist i.d.R. unauffällig. Geringe Veränderungen mit flüchtiger oder gering ausgeprägter pathologischer Spontanaktivität und vergrößerten Potenzialen motorischer Einheiten in der quantitativen Analyse sprechen aber nicht gegen die Diagnose. Eine ausgeprägte PSA verweist eher auf eine Upper Motor Neuron Dominant ALS, was prognostische Bedeutung hat. Die MEP können eine verlängerte zentralmotorische Leitungszeit zeigen oder sind gar nicht mehr erhältlich.

Therapie

Die Behandlung der PLS erfolgt überwiegend symptomatisch, der medikamentöse Schwerpunkt liegt dabei auf der antispastischen Therapie. Als krankheitsmodifizierendes Medikament wird Riluzol diskutiert, jedoch ist die Wirksamkeit bei der PLS fragwürdiger als bei der ALS.

Symptomatische antispastische Therapieansätze sind Baclofen oder Tizanidin mit den bekannten Nebenwirkungen. Eine bislang noch im Off-Label-Use liegende Alternative mit guter Wirksamkeit findet sich mit medizinischem Cannabis, z.B. Nabiximols (Sativex). Bei fokaler Spastik ist auch die Injektion von Botulinumtoxin zu erwägen (➤ Kap. 7).

Differenzialdiagnosen

Die HSP/SSP und atypische Parkinson-Syndrome, sind wichtige **Differenzialdiagnosen** für die PLS. Bei klinisch fokaler oder generalisierter Muskelsteifigkeit sollte an seltene Formen einer Autoimmunerkrankung (Stiff-Person-Syndrom) gedacht werden.

Weitere differenzialdiagnostische Überlegungen sind metabolische (z. B. Kupfer- oder Vitamin-B_{12}-Mangel, Adrenomyeloneuropathie) und infektiöse Ursachen.

Die primär progrediente multiple Sklerose hat i.d.R. einen auffälligen Liquorbefund mit Nachweis von oligoklonalen Banden.

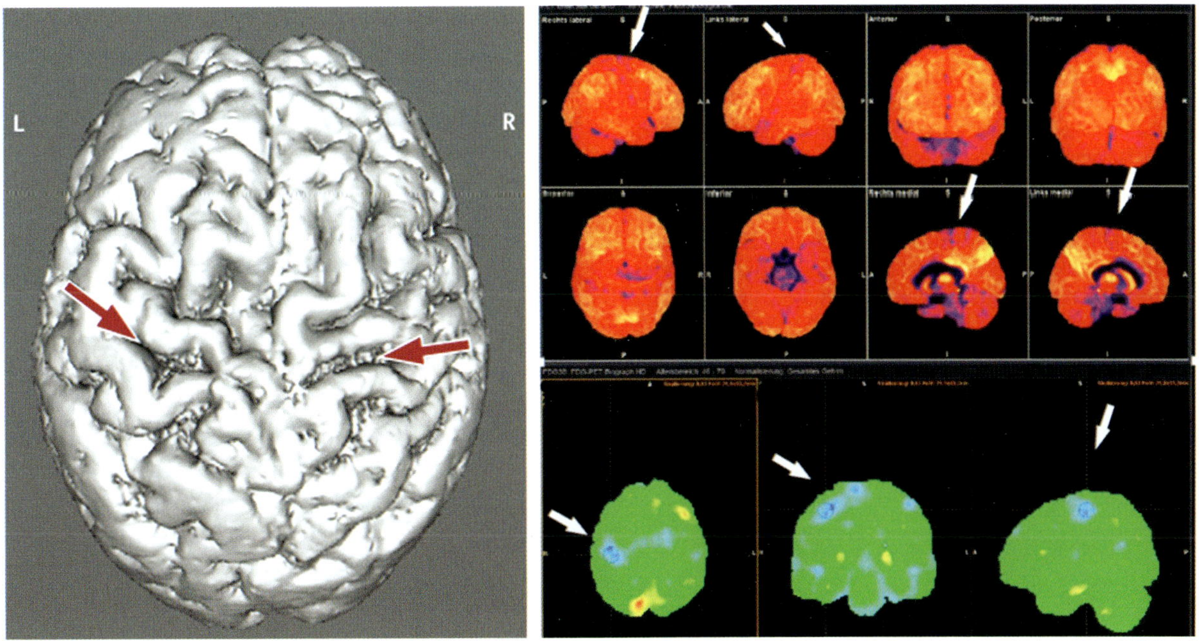

Abb. 6.3 **a** Fokale Atrophie des Gyrus praecentralis; **b** FDG-PET mit Hypometabolismus im Gyrus praecentralis a: [F210-046]; b: [M1363]

Zuletzt sollte bei einem untypischen sehr raschen Verlauf und ggf. zusätzlichen sensiblen Symptomen auch an ein paraneoplastisches Syndrom gedacht werden, welches meist in Zusammenhang mit Brustkrebs oder Lymphomen beobachtet wurde.

Mills-Syndrom

Das **Mills-Syndrom,** eine sehr seltene Variante, erstmalig von Charles Mills 1900 beschrieben, wird auch als unilaterale PLS bezeichnet. Das Mills-Syndrom ist durch eine idiopathische, langsam progrediente spastische Hemiparese charakterisiert.

Die wenigen bislang beschriebenen Fälle beginnen in der 4.–5. Lebensdekade mit Verläufen von 10–20 J. Wie bei der PLS beginnen die Symptome meist in der unteren Extremität. Bulbäre Symptome sind nicht beschrieben. Nach > 10 J. Krankheitsdauer wurde auch ein Übergreifen auf die Gegenseite oder ein Progress in eine ALS beschrieben, sodass die Eigenständigkeit des Syndroms im ALS-Spektrum umstritten ist.

Die zerebrale Bildgebung ist i.d.R. unauffällig, die spinale Bildgebung kann gelegentlich zervikal unilaterale Hyperintensitäten in der T2-Wichtung finden, ipsilateral zu der betroffenen Seite.

In der Elektromyografie können pathologische Spontanaktivität und (geringe) Zeichen des chronisch neurogenen Umbaus auftreten, analog zur PLS.

MEP sind meist auffällig mit pathologisch verlängerten zentralmotorischen Leitungszeiten unilateral (selten bilateral mit Seitendominanz).

AUS DER PRAXIS

Mills-Syndrom

Ein 55-jähriger Mann bemerkt seit etwa 1 J. eine Kraftminderung und eine Verlangsamung der Bewegungen im linken Fuß. Seit 3–4 Mon. sei nun auch der linke Arm betroffen. An Vorerkrankungen bestehen eine zervikale Spinalkanalstenose ohne Myelopathie und eine chronische Polyarthritis. Klinisch findet sich an der linken Körperhälfte eine Reflexsteigerung mit pathologischen Reflexen bei unauffälligem Befund der rechten Körperhälfte. Ebenfalls findet sich eine leichte Krafteinschränkung der linken Körperhälfte mit reduzierter und verlangsamter Beweglichkeit.
In der cMRT findet sich unilateral rechts ein angedeutetes Motor Band Sign und eine Hyperintensität des Tractus corticospinalis rechts. Bei dem Patienten wurde der V. a. ein Mills-Syndrom als Variante einer amyotrophen Lateralsklerose gestellt.
Aufgrund von starken Muskelschmerzen und Verkrampfungen der linken Körperhälfte wurde ein Versuch mit medizinischem Cannabis unternommen.

ALS-Variante 2. Motoneuron

Progressive Muskelatrophie (PMA)

Die **progressive Muskelatrophie** (PMA) wurde 1850 von Aran und wahrscheinlich zeitgleich von Duchenne beschrieben und wird auch gelegentlich als Duchenne-Aran-Erkrankung bezeichnet. Die PMA ist eine ALS-Variante mit isolierten klinischen Zeichen des 2. Motoneurons.

Eine PMA liegt bei etwa 2,5–10 % der ALS-Patienten vor, Männer sind häufiger betroffen, wahrscheinlich im Verhältnis 3 : 1. Der Erkrankungsbeginn ist etwas später als bei der klassischen ALS, jedoch gibt es nur wenige epidemiologische Studien, die die PMA explizit berücksichtigen. Übergänge zu einer klassischen ALS sind in bis zu ⅓ der Fälle im späteren Verlauf möglich. Zudem können autoptisch Affektionen des 1. motorischen Neurons gefunden werden, sodass die Bezeichnung der PMA als eine ALS mit Betonung des 2. Motoneurons passender ist (Lower Motor Neuron Dominant ALS).

Prognose

Eine günstigere **Prognose** besteht für Patienten, bei denen die Symptome längere Zeit auf eine Körperregion begrenzt sind, z. B. die monomelische Amyotrophie oder die Flail-Arm- und Flail-Leg-Varianten. Der Symptombeginn ist hier meist distal und asymmetrisch. Zeichen des 1. Motoneurons fehlen oft klinisch und elektrophysiologisch.

Diagnostik

Offizielle **diagnostische Kriterien** sind nicht etabliert, eine sorgfältige Ausschlussdiagnostik sollte vor Diagnosestellung erfolgen. Insbesondere die PMA kann häufig schwierig abgrenzbar sein von anderen sporadischen Erkrankungen des 2. Motoneurons (sporadic Lower Motor Neuron Syndromes, sLMNS). Wichtige Differenzialdiagnosen sind hier u. a. axonale Polyneuropathien, Nodo-/Paranodopathien, Myopathien/Myositiden und die multifokal motorische Neuropathie (MMN) mit Leitungsblöcken (s. u.).

Insbesondere der vergleichsweise rasche Progress unterscheidet die PMA von hereditären Erkrankungen des 2. Motoneurons, wie der adulten Verlaufsform der 5q-spinalen Muskelatrophie (s.u. und ➢ Kap. 14) und der distalen hereditären Motoneuropathien (dHMN).

Therapie

Die **Therapie** entspricht der klassischen ALS. Bei diagnostischen Schwierigkeiten oder Unsicherheiten bei der Abgrenzung hinsichtlich einer immunmediierten Neuropathie erfolgt im klinischen Alltag gelegentlich pragmatisch ein Behandlungsversuch z.B. mit Kortikosteroiden oder i.v. Immunglobulinen. Transiente Besserungen können auch bei der PMA beobachtet werden, diese sind aber nicht anhaltend. Bei progressiver Erkrankung oder nur geringfügiger und flüchtiger Verbesserung der Symptome trotz Immuntherapie sollten die

Diagnose einer Immunneuropathie und das Fortführen der Therapie hinterfragt werden.

ALS-Varianten nach Körperregion

Flail-Arm- und Flail-Leg-Syndrom

Das **Flail-Arm-Syndrom** (FAS) oder brachiale amyotrophe Diplegie zeichnet sich durch eine progrediente prädominante, meist asymmetrische proximale Schwäche und Atrophie der oberen Extremitäten aus. Alternativ gebräuchliche Bezeichnungen wie das Vulpian-Bernhardt-Syndrom oder das Person-in-the-Barrel-Syndrom (➤ Abb. 6.4) sollten aufgrund der nosologischen Heterogenität lieber vermieden werden.

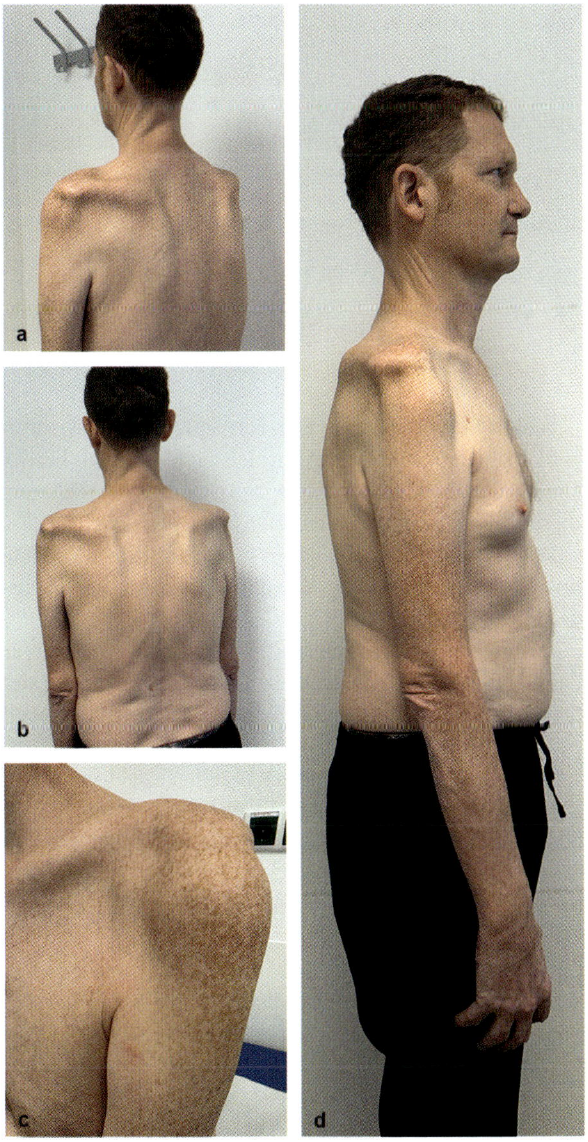

Abb. 6.4 Person-in-the-Barrel-Syndrom mit Atrophie der Schultergürtelmuskulatur: Flail-Arm-Syndrom mit Atrophien des Schultergürtels, charakteristische Haltung der Arme [T955]

AUS DER PRAXIS

Flail-Arm-Syndrom

Ein 70-jähriger Patient stellt sich mit einer seit 4 J. progredienten proximal betonten Parese der Arme vor. Initial sei nur der linke Arm schwach gewesen, dies wurde zunächst auf einen Sturz mit vermuteter Plexusläsion zurückgeführt. Im Verlauf kam es aber auch zu einer Schwäche des rechten Arms und der Kopfhaltung.

Bei Vorstellung zeigen sich eine deutliche linksbetonte Atrophie und Schwäche beider Arme. Die Armreflexe sind linksseitig abgeschwächt. Aufgrund des sehr langsamen Verlaufs von > 4 J. bei Vorstellung und des klinischen Befunds stellten wir die Diagnose eines Flail-Arm-Syndroms.

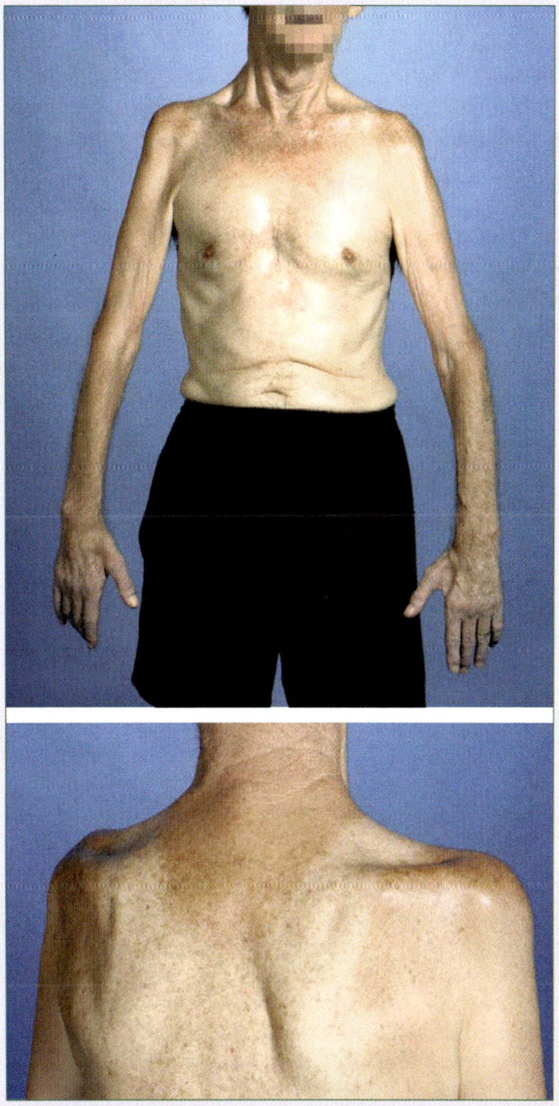

Flail-Arm-Syndrom [F999-004]

Der Sturz mit der Verdachtsdiagnose einer hierauf aufgetretenen Plexusschädigung links hatte die korrekte Diagnose herausgezögert. Die CK und das Troponin T waren erhöht (Kreatinkinase 330 U/l, Troponin T 78,5 ng/l) bei normwertigem Troponin I, welches als häufige laborchemische Konstellation bei neuromuskulären Erkrankungen zu finden ist. Ebenfalls fanden sich erhöhte Neurofilamente im Liquor als unterstützender Hinweis auf eine Motoneuronerkrankung.

Das seltenere **Flail-Leg-Syndrom** (FLS), gelegentlich auch unterpseudopolyneuritische ALS-Variante zu finden, beschreibt eine distal und asymmetrisch beginnende Schwäche und Atrophie der unteren Extremitäten. Gelegentlich ist auch ein symmetrischer bzw. nahezu symmetrischer Beginn möglich.

Der **Symptombeginn** beider Varianten ist tendenziell etwas früher als bei der klassischen ALS. Männer sind vom FAS häufiger betroffen als Frauen (3,8–9 : 1). Bei der Flail-Leg-Variante ist die Verteilung nahezu ausgeglichen. Die Prognose ist i.d.R. deutlich günstiger als bei der klassischen ALS. Die oberen bzw. unteren Extremitäten und die bulbäre Region sollten für die Diagnosestellung mind. > 12 Mon. nach initialem Symptombeginn klinisch ausgespart sein, jedoch können elektromyografische Veränderungen der klinisch nicht betroffenen Extremitäten bereits zum Zeitpunkt der ersten Untersuchung vorliegen. Eine bulbäre Beteiligung tritt bei bis zu 25 % der Betroffenen selbst im fortgeschrittenen Krankheitsverlauf nicht auf. Zeichen des 1. Motoneurons mit deutlicher Spastik sprechen eher gegen die Diagnose, gesteigerte Reflexe können jedoch im späteren Verlauf auftreten. Ein häufiges klinisches Muster ist der Übergang eines FAS in einen brachialatroph-paraspastischen Verlaufstyp mit schlaffen Lähmungen der Arme und spastischer Paraparese der Beine.

AUS DER PRAXIS

Flail-Leg-Syndrom

Eine 72-jährige Patientin stellt sich mit einer seit 4 J. zunehmenden linksbetonten Schwäche der Beine vor, die sich zunächst als Stolpersturz über den linken Fuß bemerkbar gemacht hatte. Im Verlauf sei es dann innerhalb von 2 J. zu einer Paraparese der Beine gekommen. Die Arme sind subjektiv nicht betroffen. Es bestehen Atrophien im Bereich der unteren Extremitäten, zudem Faszikulationen im Bereich der Ober- und Unterschenkel. Die Muskeleigenreflexe an den Beinen sind schwach bzw. ausgefallen. Das Gewicht sei relativ stabil geblieben, Sprech- oder Schluckstörungen habe sie nicht bemerkt. Die Neurofilamente im Liquor sind nur gering erhöht. Passager wurden niedrigtitrige Gangliosid-Antikörper Gm1-IgM gefunden, welche in einer Kontrolle nicht mehr nachweisbar waren. Die Kreatinkinase (CK) war wie auch das Troponin T erhöht (CK 620 U/l, Troponin T 32,5 ng/l).
Die Erkrankung wurde als Lower-Motor-Neuron-Variante einer ALS im Sinne eines Flail-Leg-Syndroms eingeordnet. Die Gangliosid-Antikörper (GM1-IgM) waren nur passager erhöht und nicht hochtitrig, ebenfalls waren in der Neurografie keine Leitungsblöcke oder Zeichen einer primären Demyelinisierung nachzuweisen.

Das FAS bzw. FLS bleibt lange klinisch auf die betroffene Region begrenzt, geht aber im Verlauf in eine generalisierte Form über. Je länger der Verlauf auf die oberen bzw. unteren Extremitäten beschränkt bleibt, desto besser ist die **Prognose.**

Die Neurofilamente im Liquor und Serum sind meistens nur gering erhöht, entsprechend der meist wenig aggressiven Krankheitsdynamik.

Tab. 6.2 Klinische Kriterien für das Flail-Arm- bzw. Flail-Leg-Syndrom

1. Einschlusskriterien	Symptome des 2. Motoneurons der oberen (FAS) bzw. der unteren Extremitäten (FLS)
	Progredienter Verlauf der Schwäche u. der Atrophien mit proximalem (FAS) bzw. distalem Schwerpunkt (FLS)
	Gesteigerte Muskeleigenreflexe der oberen Extremität als Zeichen des 1. Motoneurons können vorkommen, treten aber häufig erst im späteren Verlauf auf, Spastik o. Kloni treten i.d.R. nicht auf
2. Ausschlusskriterien	Eindeutige Schwäche der unteren (FAS) bzw. oberen (FLS) Extremitäten o. bulbär (FAS + FLS) innerhalb von 12 Mon. nach initialem Symptombeginn
	Spastik (FAS u. FLS) o. Kloni (FLS) in den betroffenen Extremitäten
	Deutliche distale Atrophie der oberen Extremitäten ohne proximale Beteiligung zu Beginn (FAS) bzw. deutliche proximale Beteiligung der unteren Extremitäten ohne distale Beteiligung zu Beginn (FLS)

FAS = Flail-Arm-Syndrom, FLS = Flail Leg-Syndrom

Fehldiagnosen, meist aus dem Formenkreis der Polyneuropathien, kommen bei diesen Formen häufiger vor als bei der klassischen ALS. Eine sorgfältige und ausführliche Abklärung dieser Differenzialdiagnosen sollte daher stets erfolgen.

Wijesekera et al. (2009) haben für die Flail-Arm-Variante und die seltenere Flail-Leg-Variante Konsensuskriterien vorgeschlagen (➤ Tab. 6.2).

Zu beachten ist, dass entgegen den Ausschlusskriterien für das FAS, an den Armen auch ein distaler Beginn (meist der dominanten Seite) vorkommen kann, welcher erst im Verlauf proximal betont wird.

Bei vorausgehenden Schmerzen ist differenzialdiagnostisch stets eine neuralgische Amyotrophie zu bedenken, welche auch bilateral bzw. an den unteren Extremitäten auftreten kann.

Isolierte Bulbärparalyse

Der Begriff der progressiven Bulbärparalyse wird im klinischen Alltag häufig synonym mit einer Bulbar-Onset-ALS verwendet. Für eine bessere Abgrenzung der Krankheitsentitäten verwenden wir hier den Begriff der **isolierten Bulbärparalyse**.

Eine bulbär beginnende (Bulbar-Onset) ALS hat i.d.R. eine besonders ungünstige Prognose. Die **isolierte Bulbärparalyse** mit Störungen des Schluckens und Sprechens kann hingegen sehr lange stabile Verläufe und somit eine bessere Prognose haben. Die Betroffenen sind etwas älter als bei der klassischen ALS, Frauen sind geringfügig häufiger betroffen als Männer. Die Symptome sollten mind. über 6 Mon. isoliert bestehen, um die Diagnose zu stellen. Führend liegen Zeichen des 1. Motoneurons vor (pseudobulbär), jedoch ist auch eine Beteiligung oder klinische Dominanz des 2. Motoneurons (bulbär) möglich.

Die klinische und elektrophysiologische Untersuchung hinsichtlich einer Mitbeteiligung weiterer Regionen sollte angesichts der unterschiedlichen Prognose sehr gründlich erfolgen. Ebenfalls sollte unter differenzialdiagnostischen Aspekten eine sorgfältige Abklärung erfolgen, um z. B. eine Hirnstammpathologie oder eine behandelbare neuromuskuläre

AUS DER PRAXIS

Bulbäre ALS/PEG

Ein 75-jähriger Mann bemerkt seit etwa 1 J. eine verwaschene Sprache. Mittlerweile könne er kaum noch verständlich sprechen. Auch das Schlucken sei erschwert, sodass er im letzten Jahr 15 kg Gewicht verloren habe. Zusätzlich habe er zu viel Speichel im Mund.
In der neurologischen Untersuchung fanden sich eine schwere Dysarthrophonie mit Pseudohypersalivation, keine wesentliche Zungenatrophie, aber eine stark eingeschränkte Zungenmotilität. Die Schluckuntersuchung (FEES) zeigte eine nicht kompensierte Penetration und stumme Aspiration von Speichel und Nahrungsresten.
Die Diagnose einer Motoneuronerkrankung im Sinne einer isolierten Bulbärparalyse wurde gestellt. Sowohl der rasche Gewichtsverlust als auch der Befund der Schluckuntersuchung wurden zum Anlass genommen eine perkutane Gastrostomie (PEG) anzusprechen. Hiermit konnte der rasche Gewichtsverlust abgefangen werden.

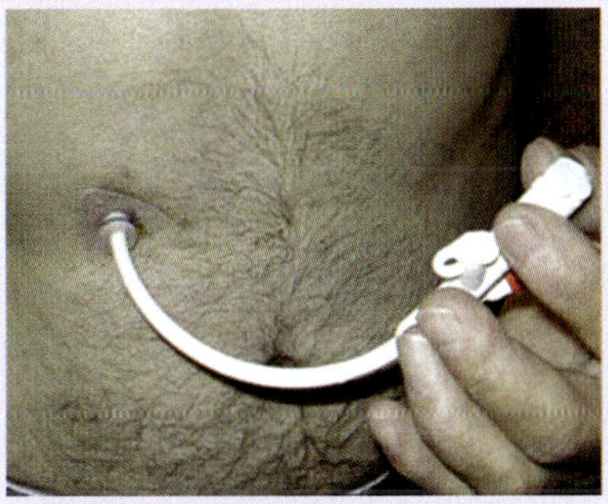

Perkutane endoskopische Gastrostomie [G1307]

Bezüglich der Hypersalivation wurde ein Therapieversuch mit Atropin-Tropfen (Atropin-Lösung 0,5 % [5 mg/1 ml] AT unter die Zunge träufeln, max. 12 Trpf.) begonnen, alternativ Scopoderm-Pflaster (TTS 1 mg/72 h). Wir besprachen auch die Möglichkeit von Botulinumtoxin-Injektionen in unserer Ambulanz.

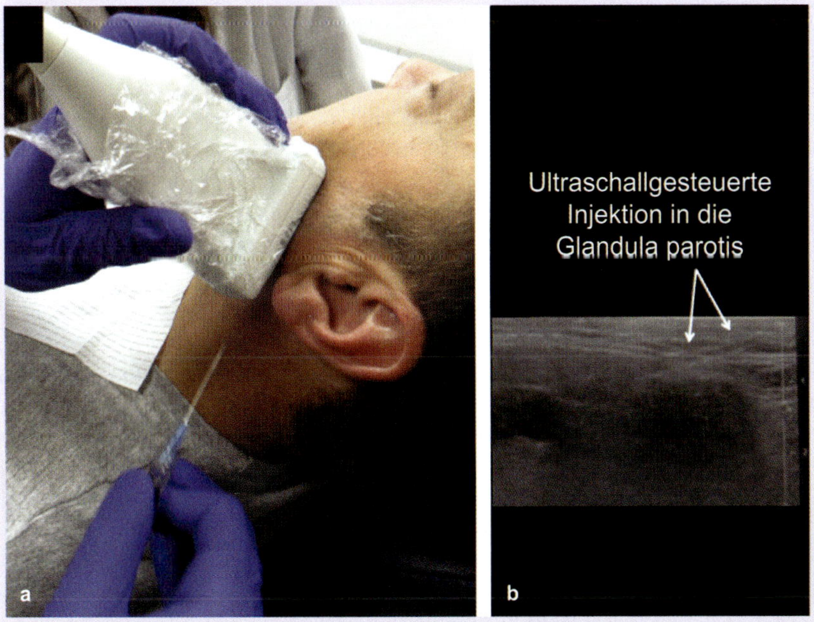

Botulinumtoxininjektion in die linke Parotis [H429-001]

Tab. 6.3 Unterschiede pseudobulbäre vs. bulbäre Symptome

Pseudobulbäre Symptome	Bulbäre Symptome
Gepresstes Sprechen	Nasale Stimme
Häufiges Gähnen	Häufiges Verschlucken
Motorische Dishinhibition	Hypersalivation
Masseterreflex gesteigert (Befund) Palmomentalreflex positiv (Befund)	Zungenfaszikulationen

Transmissionsstörung (z. B. Myasthenia gravis, s.u.) nicht zu übersehen.

Grundsätzlich kommt es bei der ALS mit bulbären Symptomen (➤ Tab. 6.3) zuerst zu einer Dysarthrie, dann zu einer Dysphagie. Eine isolierte Dysphagie oder das Auftreten der Dysphagie vor der Dysarthrie ist zumindest ungewöhnlich und sollte an Differenzialdiagnosen denken lassen.

Amyotrophe Lateralsklerose mit frontotemporaler Demenz (ALS/FTD)

Bei der ALS lassen sich bei entsprechender neuropsychologischer Diagnostik schon im frühen Krankheitsverlauf in bis zu 50 % der Fälle kognitive Störungen oder Verhaltensauffälligkeiten nachweisen. Dies sind meist subklinische bis subtile Veränderungen der Sprache, Störungen der emotionalen Verarbeitung und des Arbeitsgedächtnisses. Die Sprachstörungen können eine reduzierte Wortflüssigkeit und Sprechgeschwindigkeit, aber auch Grammatik und das Sprachverständnis umfassen. Selten sind Extremmanifestationen wie das klinische Bild einer primär progredienten oder auch semantischen Aphasie. Psychiatrische Auffälligkeiten bis hin zum Vollbild einer frontotemporalen Demenz treten in 5–10 % aller Patienten auf (➤ Kap. 15). Die *C9ORF72*-Mutation zeigt eine häufige Assoziation zwischen dem behavioralen Subtyp der FTD mit der ALS, es können aber auch andere FTD-Subtypen vorkommen. Neben dem Mischbild ALS/FTD können in den betroffenen Familien ALS und FTD auch isoliert auftreten.

Seltene ALS-Varianten

Aufgrund der nur geringen Anzahl und Aufarbeitung von Fallbeschreibungen bleibt eine Zuordnung der folgenden Syndrome zum ALS-Spektrum umstritten.

FOSMN-Syndrom (Facial Onset Sensory and Motor Neuropathy)

Dies beschreibt eine Krankheitsentität, die um die 5.–6. Lebensdekade auftritt. Symptome:

- Initial progrediente Sensibilitätsstörungen im Trigeminusgebiet (teils über Jahre verlaufend)
- Ausbreitung der Sensibilitätsstörungen
- Entwicklung einer motorischen Neuronopathie mit bds. fazialer Schwäche, Atrophie, Dysphonie, Dysphagie, Zungenatrophie, Dropped-Head, Paresen der oberen Extremität und syringomyelieähnlichen Störungen der oberen Extremität.

Elektrophysiologisch findet sich entsprechend häufig ein pathologischer Blinkreflex, welcher klinisch einem abgeschwächtem oder erloschenem Kornealreflex entspricht.

FEWDON-MND (Finger Extension Weakness and Downbeat Nystagmus Motor Neuron Disease)

Beginn der Erkrankung relativ früh zwischen 16. und 40. Lj. Der Verlauf ist sehr langsam progredient (über Dekaden) mit einer Fingerextensorenschwäche und einem (häufig asymptomatischen) Downbeat-Nystagmus. Später kann es klinisch zu einer Diplegie der Arme kommen mit Beteiligung auch proximaler Armmuskeln (➤ Abb. 6.4) trotz distalem Beginn. Erst im späteren Verlauf tritt auch eine Beteiligung der unteren Extremitäten auf.

Motoneuronerkrankungen (außer ALS)

Im Spektrum der Motoneuronerkrankungen kommen neben der ALS noch andere Krankheitsentitäten vor, welche in den Extrembereichen des klinischen Spektrums des 1. und 2. Motoneurons liegen und von ALS-Varianten gelegentlich klinisch schwer abzugrenzen sind. Im Bereich des 1. Motoneurons ist hier die hereditäre spastische Paraplegie (HSP) bzw. ohne genetischen Hintergrund als spastische Spinalparalyse (SSP) zu nennen, im Bereich des 2. Motoneurons die spinale Muskelatrophie (SMA) und die spinobulbäre Muskelatrophie (SBMA).

1. Motoneuron: hereditäre spastische Paraplegie (HSP)/ spastische Spinalparalyse (SSP)

Die HSP ist die syndromale Bezeichnung für eine klinisch und genetisch heterogene Gruppe von angeborenen neurodegenerativen oder entwicklungsbedingten Störungen mit dem neurologischen Hauptsymptom einer spastischen Paraparese der Beine.

Die genetische Basis ist komplex. Bislang sind viele, jedoch noch nicht alle verursachenden Gene identifiziert. Der Vererbungsmodus ist für die verschiedenen Formen unterschiedlich und reicht von autosomal-dominant und autosomal-rezessiv über X-chromosomal bis zur mitochondrialen maternalen Transmission. Sporadische Fälle ohne eindeutige Familienanamnese und fehlendem Nachweis einer genetischen Mutation kommen ebenfalls vor und heißen spastische Spinalparalyse (SSP). Die Prävalenz der HSP ist auch durch unterschiedliche geografische schwerpunktmäßige Verteilungen sehr schwierig zu bestimmen, Schätzungen sehen sie zwischen 1,8/100.000 bis 9,8/100.000.

MERKE

Klinische Kriterien der HSP/SSP

- Langsam progrediente, überwiegend symmetrische spastische Paraparese der Beine
- Nachweis der klinischen Beteiligung des 1. Motoneurons mit Spastik, Hyperreflexie, pathologischen Reflexantworten
- Positive Familienanamnese (HSP)

Die **Klassifikation** der HSP kann über den klinischen Phänotyp, das Vererbungsmuster oder den Pathomechanismus erfolgen. Nach dem klinischen Phänotyp werden die **klassische** HSP und die **komplexe** HSP unterschieden.

Die **klassische Form** bedeutet, dass isoliert eine langsam progrediente spastische Paraparese vorliegt, hiermit assoziierte Sphinkter- und Blasenstörung sind möglich, ebenfalls ein Verlust der Tiefensensibilität. Die klassischen Formen zeigen häufiger einen autosomal-dominanten Erbgang.

Der Beginn der autosomal-dominanten Formen liegt meist in der 2. und 3. Lebensdekade, es kommen aber auch frühere und spätere Manifestationen vor. Die autosomal-rezessiven oder X-chromosomalen Erbgänge zeigen sich früher klinisch manifest. Bei der klassischen Form, insbesondere bei nicht informativer Familienanamnese und ggf. unauffälliger genetischer Testung, besteht die Schwierigkeit der Abgrenzung zu einer PLS.

Die **komplexe Form** zeigt neben den oben genannten Kernsymptomen zusätzlich andere neurologische und nicht neurologische Symptome. Neurologische Symptome sind vielgestaltig und beinhalten u. a. zerebelläre Störungen, axonale oder demyelinisierende Neuropathien, kognitive und psychiatrische Störungen, epileptische Anfälle und extrapyramidalmotorische Störungen. Bei den komplexen Formen finden sich häufig bildgebend Auffälligkeiten wie Atrophien des Balkens und des Myelons, Leukodystrophie oder Hypomyelinisation. Nicht neurologische Symptome sind vielfältig und reichen von ophthalmologischen oder orthopädischen Zeichen bis zu Gesichts- oder Körperdysmorphien.

CAVE

Red Flags HSP

- Positive Familienanamnese
- Langsam progediente symmetrische Paraspastik
- Erkrankungsbeginn meist < 30. Lj.

2. Motoneuron: spinale Muskelatrophie (SMA)

Spinale Muskelatrophien sind eine Gruppe angeborener, klinisch und genetisch sehr unterschiedlicher Erkrankungen, die charakterisiert sind durch eine progrediente Schwäche und Muskelatrophie, bedingt durch den Untergang des 2. Motoneurons im Rückenmark und im Hirnstammbereich.

Bei der SMA kommen unterschiedliche klinische und genetische Phänotypen vor, die anhand von Erkrankungsbeginn sowie klinischem Verteilungs- und Vererbungsmodus unterschieden werden.

Grob unterschieden werden die **proximale** SMA und die **distale** SMA bzw. distale hereditäre motorische Neuropathie.

Als häufigste und bekannteste Form ist die **proximale 5qSMA,** die durch autosomal-rezessive Mutation im *SMN1*-Gen verursacht wird. Durch neue Therapieoptionen ist die korrekte Identifikation dieser Form von überragender Bedeutung. Die 5qSMA wird anhand des Symptombeginns und des Erreichens motorischer Meilensteine in vier Typen unterschieden. Weiterführende Informationen zur Erkrankung und zur **Therapie** der 5qSMA ➤ Kap. 14.

CAVE

Red Flags SMA

- Jüngerer Erkrankungsbeginn
- Proximale Betonung der Paresen
- Positive Familienanamnese

2. Motoneuron: spinobulbäre Muskelatrophie (SBMA)

Die **spinobulbäre Muskelatrophie Typ Kennedy (SBMA)** ist eine vererbte, neurodegenerative Erkrankung mit isoliertem Befall der Vorderhörner. Es liegt ein X-chromosomal-rezessiver Erbgang mit einer Trinukleotidexpansion (CAG > 37) im Exon 1 des Androgenrezeptorgens vor. Durch den Erbgang sind fast ausschließlich Männer symptomatisch, bei Mutationsträgerinnen (sog. Konduktorinnen) finden sich gelegentlich milde Symptome wie Muskelkrämpfe. Der Erkrankungsbeginn liegt überwiegend in der 3.–5. Lebensdekade. Es besteht vermutlich eine Korrelation zwischen Symptombeginn und Repeat-Länge. Der Krankheitsprogress ist langsamer mit nur gering beeinträchtigter Lebenserwartung. Die Einschränkungen durch die Paresen können jedoch erheblich sein. Die geschätzte Prävalenz von 1–2/100.000 ist wahrscheinlich zu niedrig.

Klinisch zeigen sich eine Schwäche und eine Atrophie der bulbären und Extremitätenmuskulatur. Zusätzlich zeigen sich generalisierte Faszikulationen mit einem Schwerpunkt perioral und im Bereich der Zunge. Insbesondere im Kinnbereich können auffällige myokymieartige Bewegungen auftreten. Außerdem kommt es zu einer deutlichen Zungenatrophie, die wie bei der ALS stets bilateral ist. Die Zunge bleibt jedoch beweglicher (fehlende spastische Komponente) als bei der ALS und kann gut herausgestreckt werden (➤ Abb. 6.5). Des Weiteren können ein hochfrequenter Haltetremor der Hände, gelegentlich posturaler Tremor und Muskelkrämpfe bestehen. Sensible Symptome können in milder Ausprägung mit elektrophysiologisch nachweisbar niedrigen sensiblen Potenzialen im Sinne einer axonalen sensiblen Neuronopathie auftreten. Das EMG zeigt nur spärliche oder keine Spontanaktivität sowie chronisch neurogene Veränderungen mit teils Riesenpotenzialen aufgrund des eher langsamen Krankheitsverlaufs.

Durch die Beteiligung des Androgenrezeptors treten ebenfalls fakultativ endokrinologische Symptome auf. Dies umfasst Gynäkomastie, Hodenatrophie und erektile Dysfunktionen mit Fertilitätsstörungen. Hingegen tritt eine androgene Alopezie (Glatze) nahezu nie auf.

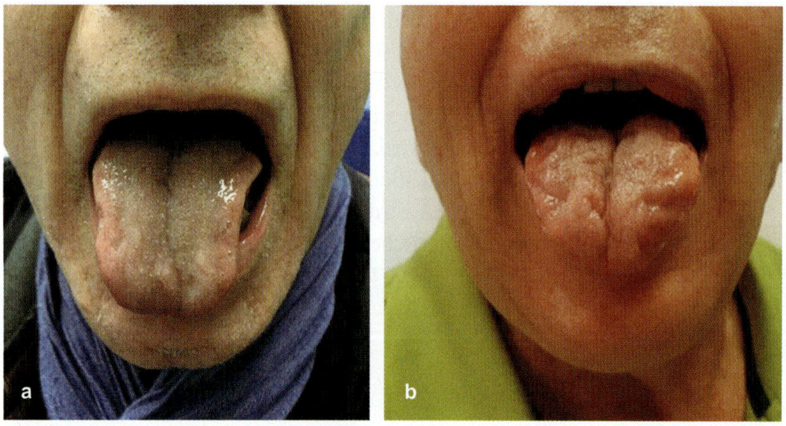

Abb. 6.5 Zungenatrophie bei ALS **(li.)**, Zungenatrophie bei SBMA **(re.)** [M1363]
ALS = amyotrophe Lateralsklerose, SBMA = spinobulbäre Muskelatrophie

Laborchemisch finden sich häufig eine 3- bis 4-fache Erhöhung des CK-Werts und chronisch erhöhte Troponin-T-Werte. Nichtneurologische Symptome können erhöhte Blutzuckerwerte und Dyslipidämien als Ausdruck eines partiellen metabolischen Syndromssein. Im EKG finden sich selten brugadaähnliche Veränderungen. Diese Patienten sollten dann zudem engmaschig kardiologisch betreut werden. Dabei ist die eingeschränkte Aussagekraft der Troponin-T-Erhöhung zu beachten (➤ Kap. 5). Troponin I ist einer kardialen Pathologie für die Beurteilung in diesem Kontext weit überlegen.

Die Diagnose SBMA wird durch die genetische Testung gestellt, eine kausale Therapiemöglichkeit liegt bislang nicht vor.

CAVE

Red Flags SBMA

- Prominente Faszikulationen im Gesichtsbereich
- Endokrine Störungen, Infertilität
- Keine androgene Alopezie (Glatze)
- Gynäkomastie, Hodenatrophie

6.2.2 ALS-Mimics

Bei bis zu 5–10 % der initial als ALS eingeordneten Patient*innen wird im Verlauf eine andere Diagnose gestellt. Die Tragweite dieser Fälle liegt darin, dass die Differenzialdiagnosen manchmal kausal behandelbar und dadurch mit einer besseren Prognose verknüpft sind. Im Folgenden werden die wesentlichen Differenzialdiagnosen genauer besprochen ohne Anspruch auf Vollständigkeit. Dies soll durch Beschreibung der krankheitsspezifischen Besonderheiten die diagnostische Abgrenzung zur ALS erleichtern.

Sporadische Einschlusskörpermyositis (sIBM)

Die sporadische Einschlusskörpermyositis ist die häufigste erworbene Muskelerkrankung des Erwachsenenalters > 50. Lj. Die Prävalenz liegt zwischen 2,5–4,6/100.000, Männer sind im Verhältnis 3 : 1 häufiger betroffen als Frauen. Die Prognose ist deutlich günstiger als bei ALS, die Lebenserwartung ist nicht wesentlich verkürzt, jedoch kann in späteren Stadien eine erhebliche Reduktion der Lebensqualität vorliegen.

Nicht unumstritten ist die Zuordnung der sIBM zum Bereich der Autoimmunerkrankungen, denn es liegen auch gute Argumente für einen primär degenerativen Prozess vor. Für die autoimmune Genese spricht z. B. der in 30 % bestehende Überlappung mit einer systemischen Immunerkrankung oder Kollagenose, dagegen spricht u. a. das schlechte Ansprechen auf eine Immuntherapie. Es bleibt aber strittig, ob die gefundenen inflammatorischen Veränderungen Ursache oder Folge der Erkrankung sind.

Die sIBM zeichnet sich durch einen charakteristischen, wenngleich nicht spezifischen klinischen Phänotyp aus.

Klinisch kommt es zu einer progredienten, häufig asymmetrischen und distalen Muskelschwäche mit bevorzugtem Befall der Knieextensoren > Knieflexoren (frühe Beteiligung des M. quadriceps) und der Fingerflexion > Fingerextension. Die bei der ALS typische Split-Hand mit Atrophie des M. interosseus dorsalis manus I tritt kaum auf. Auch sind bei der ALS die Fingerflexoren i.d.R. zuletzt betroffen. Weitere beteiligte Muskeln sind Armbeuger und -strecker sowie die Fußheber (➤ Abb. 6.6). Die Gesichts- und bulbäre Muskulatur ist ebenfalls in > 50% der Patienten betroffen, eine Zungenatrophie ist jedoch eher selten. Ebenfalls seltener ist die Atemmuskulatur beteiligt. Die Atrophie kann in einzelnen Muskeln variabel ausgeprägt sein. Muskelfaszikulationen sind i.d.R. nicht zu beobachten.

Häufig sind im Bereich der Fingerbeuger und Kniestrecker einzelne Muskeln schwerpunktmäßig beteiligt bzw. es finden sich charakteristische Aussparungen einzelner Muskeln, die ein für die sIBM suggestives Verteilungsmuster aufweisen, welches sonografisch oder in der MRT gut dargestellt werden kann. Bei den Kniestreckern ist dies die relative Aussparung des M. rectus femoris im M. quadriceps femoris sowie bei den Unterarmflexoren die Atrophie des M. flexor digitorum profundus bei relativ gut erhaltenem M. flexor carpi ulnaris (➤ Abb. 6.7 und ➤ Abb. 6.8). Dysphagie (i.d.R. oropharyngeal) kommt in späteren Krankheitsstadien vor, gelegentlich auch als erstes Symptom. Dysarthrie hingegen ist selten.

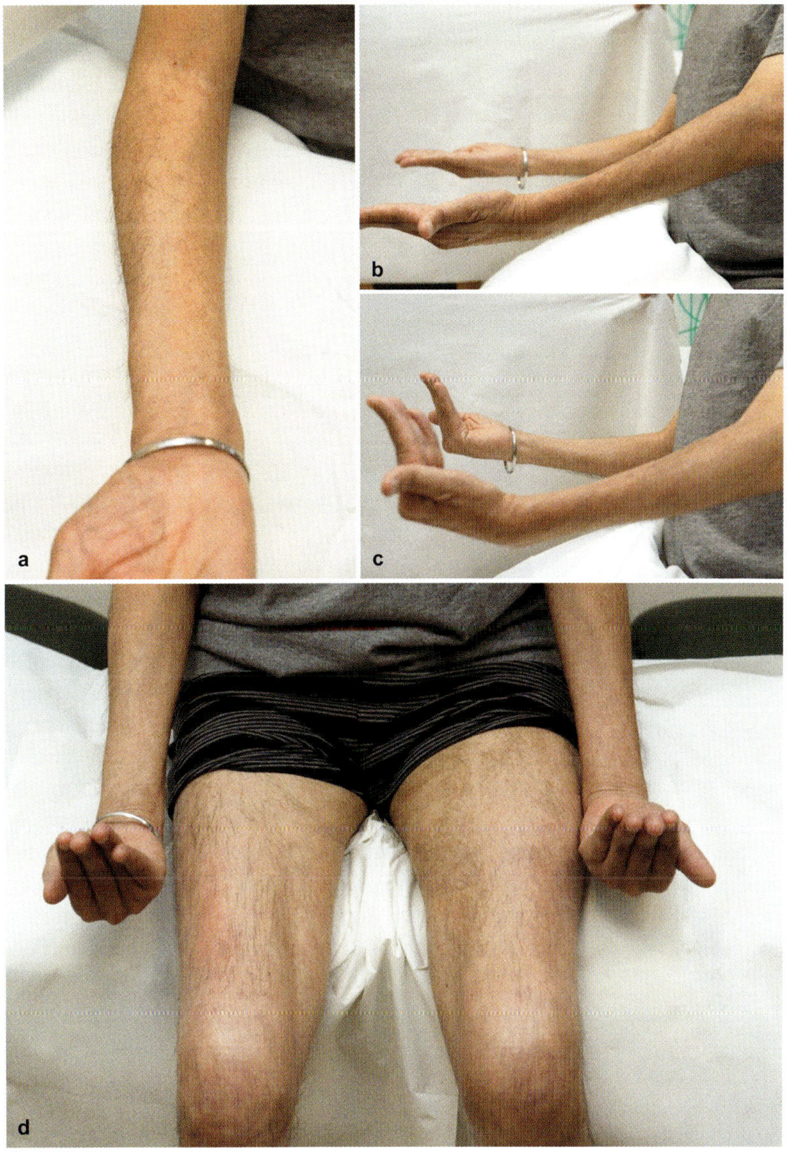

Abb. 6.6 Oberschenkelatrophie und Fingerbeugerschwäche bei sIBM [E355-026]

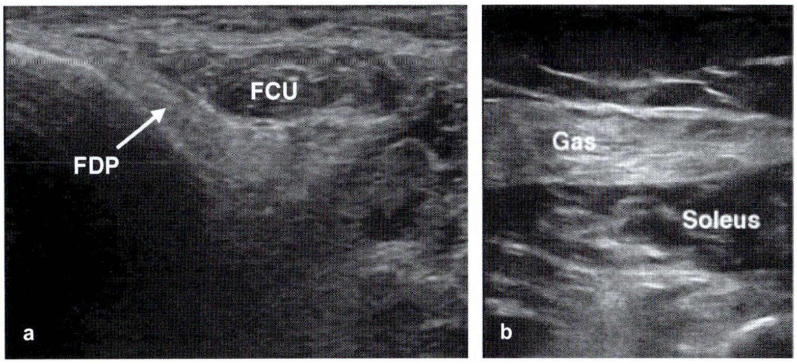

Abb. 6.7 Muskelultraschall bei sIBM: **a** FDP = M. flexor digitorum profundus FCU = M. flexor carpi ulnaris, **b** Gas = M. gastrocnemius [F391-002]

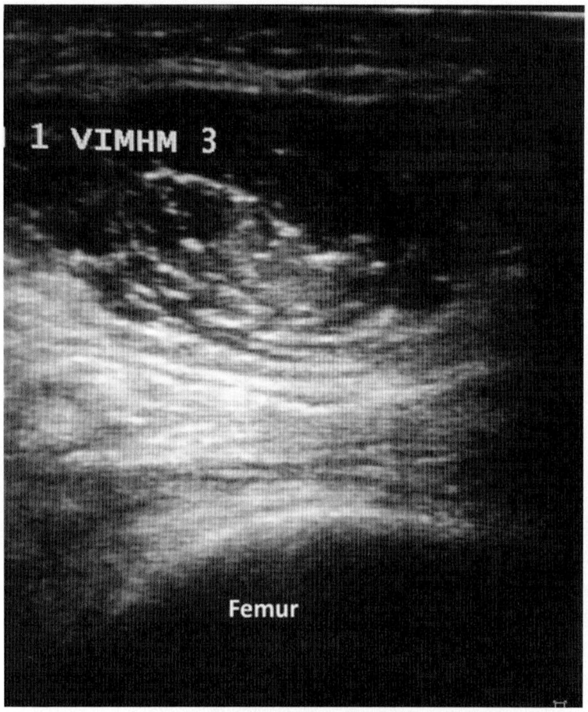

Abb. 6.8 Muskelultraschall bei sIBM, Oberschenkel: relative Aussparung des M. rectus femoris bei deutlichen Veränderungen in den Mm. vastus intermedius, lateralis und medialis [M1363]

Durch Atrophie und fettige Degeneration ist weiterhin zudem der M. gastrocnemius medialis häufiger schwer betroffen. In der MRT findet sich gelegentlich auch das sog. Undulating Fascia Sign (➤ Abb. 6.9). Dies bezeichnet einen ungewöhnlich wellig konfigurierten Faszienverlauf zwischen den atrophierten Mm. vastus intermedius und lateralis, kommt aber auch bei anderen Erkrankungen vor, die mit einer Atrophie dieser Muskelgruppe einhergehen. Die Muskeleigenreflexe können erhalten oder abgeschwächt sein.

Laborchemisch ist der CK-Wert normal oder gering erhöht. Gelegentlich werden cN1A-Antikörper im Serum nachgewiesen, welche jedoch auch bei anderen Erkrankungen wie dem systemischen Lupus erythematodes (SLE) oder dem Sjögren-Syndrom vorkommen und eine moderate Sensitivität und eine moderate bis hohe Spezifität aufweisen.

Elektromyografisch finden sich mehrheitlich myopathische Veränderungen. Es können jedoch auch neurogen-myopathische Mischbilder vorliegen, welche die Abgrenzung erschweren.

Die Muskelbiopsie (➤ Abb. 6.10) als wichtigstes diagnostisches Instrument hat keinen spezifischen Einzelbefund, in der Gesamtheit können die Befunde der Biopsie jedoch pathognomisch sein. Es finden sich entzündliche Infiltrate mit CD8-positiven T-Zellen in nicht nekrotischen Muskelfasern. Auch werden autophagische Vakuolen (sog. Rimmed Vacuoles) nachgewiesen, die Betaamyloid und Tauprotein enthalten.

Die Kriterien der ENMC 2013 unterteilen die sIBM nach diagnostischer Sicherheit ein in eine wahrscheinliche, eine klinisch definierte und eine klinisch-pathologisch definierte Erkrankung, je nach Erfüllung der allgemeinen, klinischen und histopathologischen Kriterien (➤ Tab. 6.4).

Bei diagnostischen Unsicherheiten sollte eine Muskelbiopsie erwogen werden, um eine sIBM nicht zu übersehen. Eine Behandlung mit Glukokortikosteroiden oder intravenösen Immunglobulinen (IVIG) kann nach Diagnosestellung erfolgen. Das

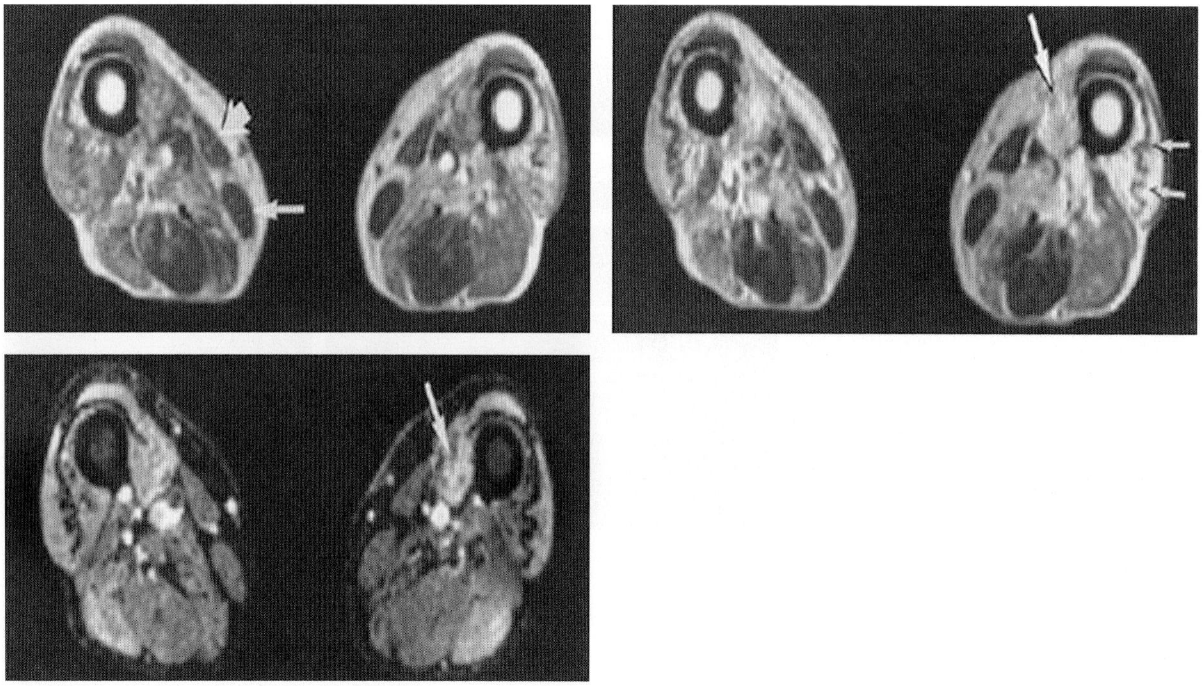

Abb. 6.9 Undulating Fascia Sign (MRT) [H426-001]

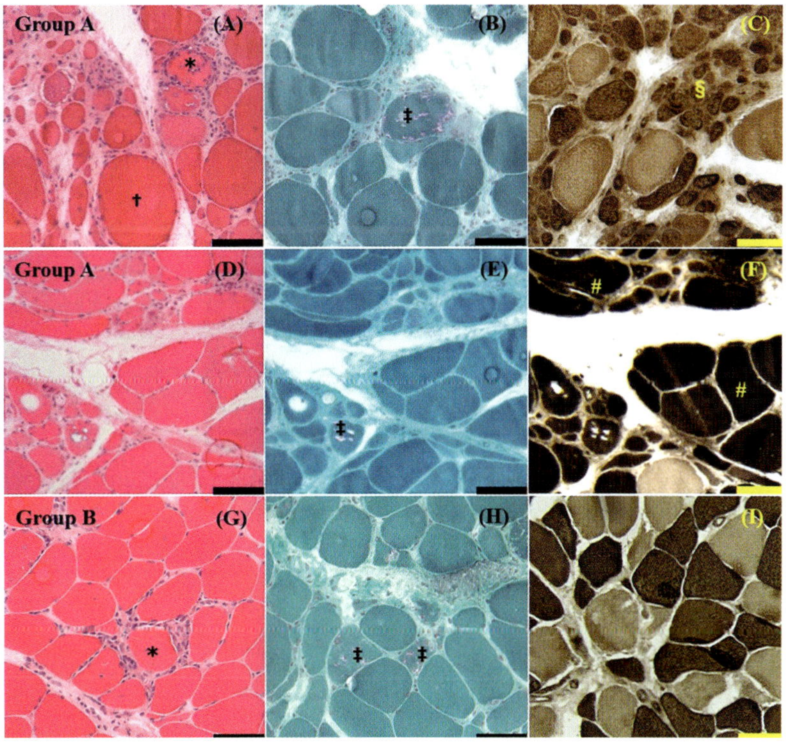

Abb. 6.10 Muskelbiopsie bei sIBM
Färbungen: Hämatoxylin und Eosin **(A, D, G)**, modifiziertes Gomori-Trichrom **(B, E, H)** und Adenosintriphosphatase (pH 9,8; **C, F, I**)
* Invasion mononukleärer Zellen; † hypertrophe Faser; ‡ gerandete Vakuolen; § Gruppenatrophie; # Fasertyp-Gruppierung; sIBM = sporadische Einschlusskörper-Myositis [F233-002]

Tab. 6.4 Kriterien sIBM

Allgemeine Kriterien	1. Erkrankungsbeginn > 45. Lj.
	2. Symptomdauer > 12 Mon.
	3. CK-Wert nicht mehr als um das 15-Fache des Normalwerts erhöht
Klinische Kriterien	1. Kniestrecker > Knieflexoren betroffen
	2. Fingerflexoren > Schulterabduktoren betroffen
Histopathologische Kriterien	1. Endomysiales Entzündungsinfiltrat
	2. Rimmed Vacuoles
	3. Nachweis neurodegenerativer Proteine (Amyloid-β, Tauprotein) o. 15–18 nm Tubulofilamente in Sarkoplasma u. Muskelfaserkernen
	4. Hochregulation von MHC-I auf Muskelfasern
CK = Kreatinkinase, MHC = Major Histocompatibility Complex, sIBM = sporadische EInschlusskörpermyositis	

Ansprechen auf die Therapie ist jedoch nicht sehr hoch. **Regelmäßige Physiotherapie** hat einen günstigen Einfluss auf den Erkrankungsverlauf.

CAVE

Red Flags sIBM

- Keine Faszikulationen
- Vornehmlich Fingerflexoren und M. quadriceps betroffen
- EMG: myopathische Veränderungen in betroffenen Muskeln

Immunmediierte Neuropathien

Multifokal motorische Neuropathie (MMN)

Die multifokal motorische Neuropathie ist eine erworbene immunvermittelte, rein motorische demyelinisierende Neuropathie, die in der 3.–5. Lebensdekade mit einer geschätzten weltweiten Prävalenz von < 1 : 100.000 auftritt (➤ Abb. 6.11). Die Erkrankung tritt bei Männern mit 2,7 : 1 häufiger auf und hat eine bessere Prognose durch einen eher langsamen Verlauf und Therapiemöglichkeiten.

Klinisch findet sich eine subakut bis chronisch progrediente asymmetrische und distal betonte Schwäche der Extremitäten, i.d.R. mononeuropathischer Beginn und erst im Verlauf multifokal. Die Arme, insbesondere die Fingerextensoren, sind i.d.R. früher und stärker betroffen als die Beine. Die Paresen halten sich in der Verteilung an den Verlauf der beteiligten peripheren Nerven, was einen klaren klinischen Unterschied zur ALS darstellt. Faszikulationen und Muskelkrämpfe können auftreten und die Muskeleigenreflexe können entsprechend den betroffenen Muskeln abgeschwächt sein. Häufig ist das Ausmaß der Kraftminderung größer als die nur geringe und spät auftretende Muskelatrophie. Die Beteiligung von Hirnnerven ist unüblich, uni- oder bilaterale Affektionen des N. phrenicus können vorkommen.

Die **wichtigste Untersuchung für die Diagnostik** einer MMN ist die **Neurografie.** Hier findet sich bei normaler sensibler Neurografie eine demyelinisierende motorische Polyneuropathie. Als wesentlicher neurografischer Befund wird

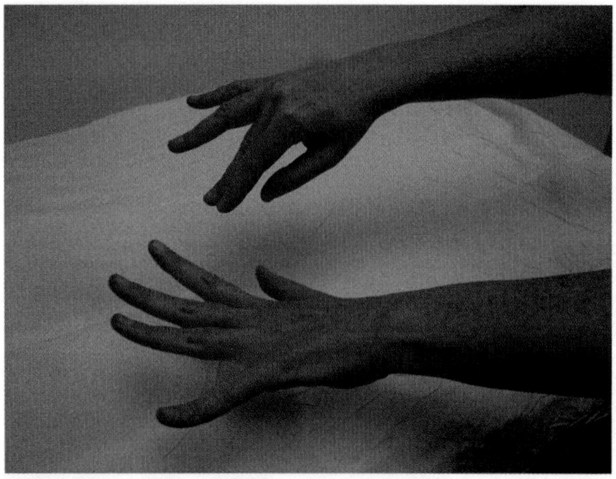

Abb. 6.11 Fingerstreckerschwäche bei MMN (= multikfokale motorische Neuropathie) [F382-002]

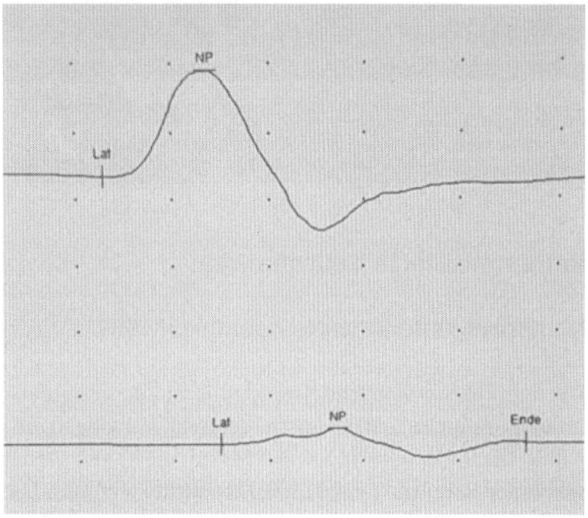

Abb. 6.12 Leitungsblock (Neurografie): distale Stimulation **(o.)**, proximale Stimulation mit Abnahme der Amplitude und temporaler Dispersion **(u.)** [M1363]

der Leitungsblock motorischer Nerven abseits von Prädilektionsstellen (z. B. Karpaltunnel) angesehen (➤ Abb. 6.12). Zu Beginn der Erkrankung ist eine klinische und elektrophysiologische Verwechslung mit der ALS eher unwahrscheinlich. In fortgeschrittenen Krankheitsstadien kann es zu einer sekundären axonalen Schädigung kommen, welche die diagnostische Abgrenzung erschweren kann.

Im Serum können in 20–80 % hochtitrige GM1-IgM-Gangliosid-Ak nachgewiesen werden, ein negativer Befund schließt die Erkrankung nicht aus, ein positiver Befund ist nicht beweisend für eine MMN. In der Liquorpunktion finden sich durch eine Schrankenstörung ggf. geringe Erhöhungen des Gesamteiweißes (selten!). Neurofilamente in Serum und Liquor können erhöht sein.

Tab. 6.5 Klinische Kriterien MMN EFNS 2010

Hauptkriterien (es müssen beide erfüllt sein)	1. Langsam progrediente, fokale, asymmetrische Extremitätenschwäche, welche dem Verlauf von mind. 2 motorischen Nerven zuzuordnen ist über mind. 1 Mon. (meist > 6 Mon.) zuzuordnen ist (wenn nur 1 Nerv betroffen ist, ist die diagnostische Sicherheit als „wahrscheinlich" zu klassifizieren)
	2. Keine objektivierbaren sensiblen Symptome, außer gering reduziertes Vibrationsempfinden der Beine
Unterstützende Kriterien	1. Prädominanter Befall der oberen Extremitäten
	2. Reduzierte o. erloschene Muskeleigenreflexe in den betroffenen Extremitäten
	3. Kein Hirnnervenbefall
	4. Krämpfe u. Faszikulationen in der betroffenen Region
	5. Ansprechen auf immunmodulatorische Therapie
Ausschlusskriterien	1. Zeichen des 1. Motoneurons
	2. Deutliche bulbäre Beteiligung
	3. Deutliche Sensibilitätsstörungen
	4. Diffuse symmetrische Schwäche zu Beginn der Erkrankung

Obwohl die MMN eine rein motorische Neuropathie ist, können sich auch im sensiblen N. suralis Zeichen der Demyelinisierung mit der klassischen Zwiebelschalenformation (➤ Abb. 6.14) nachweisen lassen. Deutliche entzündliche Veränderungen in sensiblen Nerven weisen dann eher auf eine chronisch inflammatorisch demyelinisierende Polyneuropathie (multifokale CIDP bzw. Lewis-Sumner-Syndrom) als Krankheitsursache hin.

Als hilfreiche Untersuchung bei diagnostischen Unsicherheiten hat sich die Bildgebung der Nerven mittels MRT und Sonografie erwiesen. In der Nervensonografie finden sich verdickte Nerven und Kaliberschwankungen der Faszikel. Dies stellt eine gute Abgrenzung zur ALS dar, bei der es zu keiner Nervenverdickung kommt.

Klinische Kriterien wurden 2010 von der European Federation of Neurological Societies (EFNS) und der Peripheral Nerve Society (PNS) vorgeschlagen (➤ Tab. 6.5).

Therapeutisch können mit einer guten Ansprechrate von etwa 80 % Immunglobuline gegeben werden. Bei Non-Respondern kann ggf. eine alternative immunmodulatorische Therapie versucht werden; u. a. für Cyclophosphamid oder Rituximab liegen positive Berichte vor. Glukokortikosteroide und Plasmapherese sind nicht wirksam und scheinen die Erkrankung eher zu verschlechtern.

CAVE

Red Flags MMN

- Verteilungsmuster der Paresen entspricht peripheren Nerven
- Wenig Atrophie bei deutlichen Paresen
- Demyelinisierende Polyneuropathie, Leitungsblöcke
- GM1-IgM-Ak
- Verdickte Nerven im Ultraschall
- Besserung unter Immuntherapie

Bei Unsicherheiten (Red Flags), ob eine immunmediierte Neuropathie oder eine degenerative Motoneuronerkrankung vorliegt, kann ein probatorischer Therapieversuch (IVIG, Glukokortikosteroide) gerechtfertigt sein.

Chronisch inflammatorische demyelinisierende Polyneuropathie (CIDP)

Die CIDP erscheint zumindest auf den ersten Blick klinisch und elektrophysiologisch einfach von der ALS abgrenzbar, was für die meisten Fälle auch zutrifft. Im Folgenden wird daher v.a. auf die Formen der CIDP eingegangen, bei denen eine Unterscheidung doch schwerfallen kann.

Die CIDP ist eine erworbene chronische autoimmunvermittelte sensomotorische demyelinisierende Polyneuropathie, die sich in der klassischen Verlaufsform durch subakut oder chronisch progrediente proximale und distale symmetrisch ausgeprägte Symptome auszeichnet, die sich über einen Zeitraum > 8 Wo. entwickeln. Dabei kann ein langsam progredienter, schubförmiger oder schubförmig-remittierender Verlauf vorliegen. Hirnnerven können beteiligt sein, die Muskeleigenreflexe sind abgeschwächt oder erloschen. Die Prävalenz ist geografisch unterschiedlich und schwankt abhängig von der Region zwischen 1–8,9/100.000 Einwohner. Männer sind mit etwa 2 : 1 häufiger betroffen als Frauen. Die Erkrankung kommt eher im höheren Alter vor, jedoch sind auch jüngere Patienten beschrieben.

Neben der klassischen Verlaufsform, welche in etwa 80 % bei den CIDP-Fällen vorliegt, werden auch verschiedene Varianten beschrieben, die im Zweifel diagnostisch schwieriger von der ALS zu differenzieren sind. Hier ist v.a. die multifokale und die rein motorische CIDP zu nennen.

Neurografisch finden sich initial rein demyelinisierende Veränderungen, welche jedoch bei zunehmendem Progress durch einen sekundären axonalen Befall nicht mehr sicher zu identifizieren sein können.

Hilfreich ist die Liquoranalyse mit einer erhöhten Gesamteiweißkonzentration bei Schrankenstörung. Ebenfalls können erhöhte Neurofilamente im Liquor und Serum gemessen werden.

Wie auch bei der MMN kann die Bildgebung mit MRT (ggf. mit Anreicherung von Kontrastmittel) des lumbalen und Armnervenplexus mit symmetrisch bilateraler Hypertrophie der Nervenwurzeln diagnostisch genutzt werden. In der Nervensonografie finden sich (meist symmetrisch) Vergrößerungen der beteiligten Nerven, des Plexus und der Nervenwurzeln. Dieser Befund stellt ein gutes Diskriminationskriterium gegenüber der ALS dar. Speziell entwickelte Ultraschall-Scores können die Sensitivität der Diagnose noch steigern (➤ Abb. 6.13a, b).

In einzelnen Fällen bei diagnostischer Unsicherheit kann eine Suralis-Biopsie erwogen werden. Es zeigt sich eine charakteristische, aber nicht CIDP-spezifische Zwiebelschalenfor-

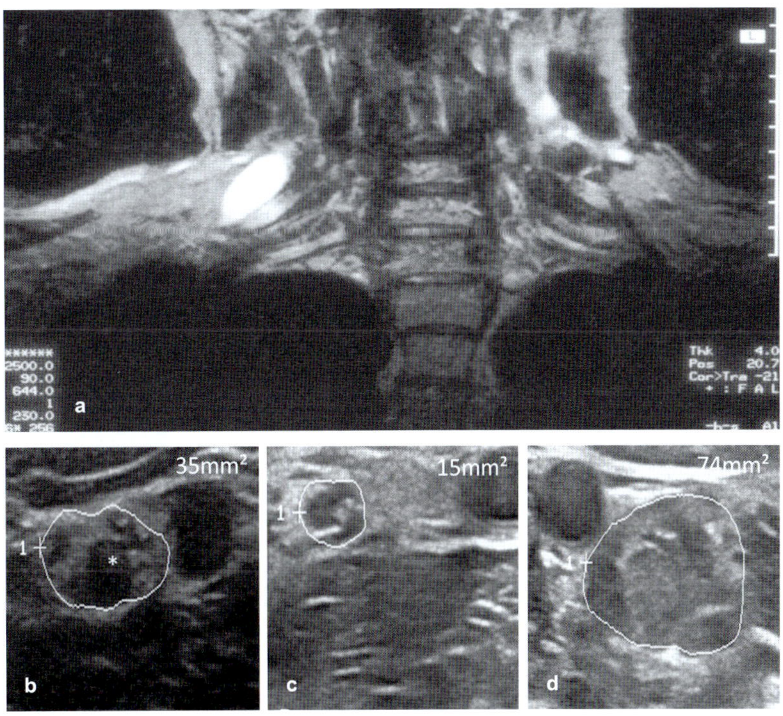

Abb. 6.13 **a** Armplexus bei Immunneuropathie (MRT); **b–d** 3 unterschiedliche Veränderungen von Nerven bei CIDP (Sonografie): **b** vergrößerter N. medianus mit reduzierter Echointensität und vergrößerten Faszikeln (Cross-sectional Area, CSA; 35 mm², Normalwerte ≤ 13 mm²); häufig bei CIDP, **c** gering vergrößerter Nerv ohne vergrößerte Faszikel, **d** deutlich vergrößerter N. medianus (CSA 74 mm²) mit hyperechogenem intraneuralen Signal a: [F391-003]; b–d: [F235-005]

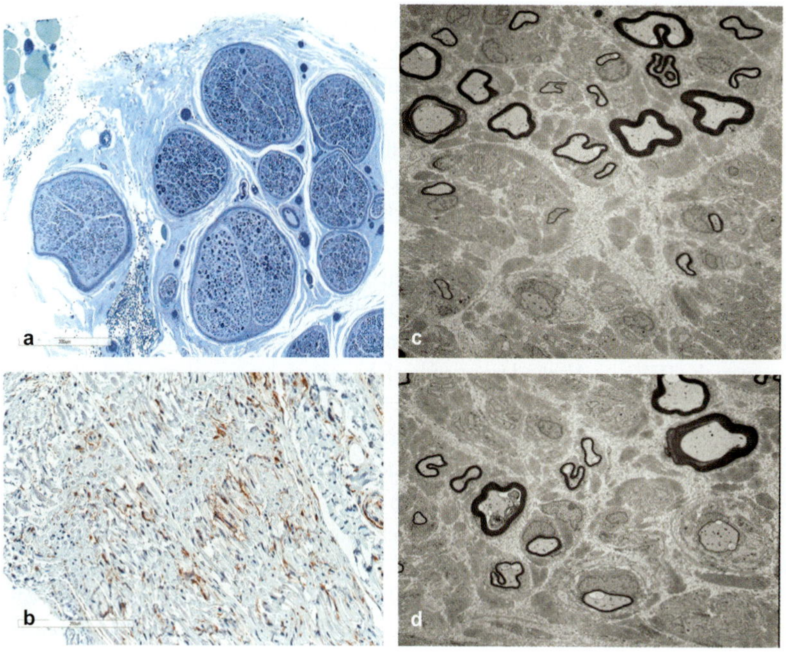

Abb. 6.14 Zwiebelschalenformation eines Nervs als Ausdruck der De- und Re-Myelinisierung [T1425]

mation (➤ Abb. 6.14) des Nervs durch die anhaltende De- und Re-Myelinisierung.

Klinische Kriterien und Empfehlungen zur Diagnostik der CIDP sind von der EFNS/PNS zuletzt 2021 revidiert worden (van den Bergh et al. 2021).

Therapeutisch kann mit Glukokortikosteroiden (p.o. und i.v.) oder IVIG (s.c. und i.v.) behandelt werden. Es gibt Hinweise, dass die motorisch-prädominante CIDP besser auf Immunglobuline als auf Glukokortikosteroide reagiert.

Stehen in der Elektrophysiologie Zeichen der axonalen Schädigung im Vordergrund und klinisch ein überwiegend motorischer Phänotyp (ggf. mit Tremor oder Ataxie), ist eine **Nodo-/Paranodopathie** zu erwägen und die entsprechenden Antikörper gegen paranodale axogliale Proteine zu bestimmen, da dies durch ein schlechtes Ansprechen auf die Standardtherapie der CIDP Implikationen für die Auswahl der immunsuppressiven Therapie hat.

CAVE

Red Flags CIDP

- Symmetrischer Beginn
- Sensible Symptome
- Nachweis von eindeutiger Demyelinisierung in der Neurografie
- Verdickte Nerven im Ultraschall
- Eiweißerhöhung im Liquor
- Besserung unter Immuntherapie

Zervikale Myelopathie (CM)

Ausgeprägte meist kompressive zervikale Myelo- und Radikulopathien können ein ALS-ähnliches Bild vortäuschen und stellen immer noch eine der Hauptursachen für eine Fehldiagnose dar. Umgekehrt kommt es auch vor, dass nur geringe Veränderungen des zervikalen Myelons, welche in einem Patientengut ≥ 50. Lj. vorliegen können, überinterpretiert werden und eine ALS zu spät, oft erst nach nicht indizierten Operationen, erkannt wird (➤ Abb. 6.15).

Klinisch kann sich ein tetraparetisches Syndrom entwickeln, pathologische Reflexe mit positiven Pyramidenbahnzeichen in den unteren Extremitäten kommen vor, ebenfalls Faszikulationen und Muskelatrophien der oberen Extremitäten. Die

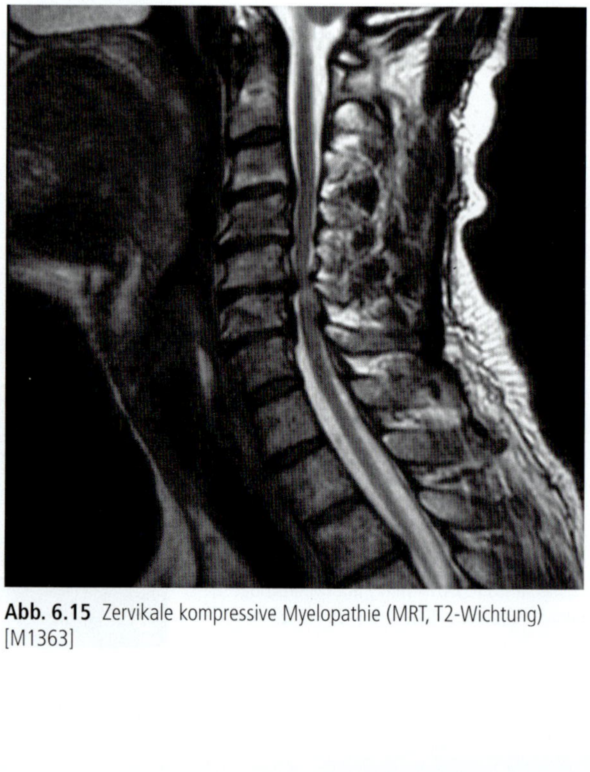

Abb. 6.15 Zervikale kompressive Myelopathie (MRT, T2-Wichtung) [M1363]

Atrophien und Paresen der Arme und Hände folgen einem (poly-)radikulären Verteilungsmuster. Der bulbäre Bereich ist nicht betroffen. Relevanten Symptome zur Abgrenzung der ALS sind

- begleitende (radikuläre) Schmerzen,
- Störungen der Sensibilität insbesondere des Vibrationsempfindens und Parästhesien,
- ataktische Gangstörungen sowie
- Blasen- und Mastdarmstörungen.

Komplizierend kann es bei der akuten kompressiven Myelopathie durch den axonalen Schaden ebenfalls zu erhöhten Neurofilamenten im Liquor kommen. Meistens werden aber nicht die hohen Werte wie bei einer ALS erreicht.

Die Diagnose wird durch die kernspintomografische Bildgebung mit Nachweis einer spinalen Enge und „Myelopathiesignal" gestellt. Die Behandlung erfolgt je nach Symptomschwere mittels operativer Dekompression oder Physiotherapie mit engmaschiger Verlaufsbeobachtung.

Hier ist eine gute Zusammenarbeit mit den Neuroradiologen und Neurochirurgen erforderlich.

CAVE

Red Flags CM

- Polyradikuläres Ausfallmuster
- Sensibilitätsstörungen
- Blasen-/Mastdarmstörungen
- Ataxie
- Schmerzen

AUS DER PRAXIS

ALS-Mimic zervikale Myelopathie

Aufgrund einer rechtsbetonten Kraftminderung und von Feinmotorikstörungen der rechten Hand mit begleitenden Sensibilitätsstörungen und Dysästhesien seit etwa 1 J. wird ein 62-jähriger Patient in unserer Ambulanz vorgestellt. Im Verlauf hätten dann zunächst die linke Hand und dann das rechte sowie das linke Bein ebenfalls sensible Störungen und Schwäche mit einer progredienten Gangunsicherheit entwickelt. Zusätzlich bestünde eine intermittierende Harn- und Stuhlinkontinenz. Ein Gewichtsverlust sei nicht aufgetreten. Klinisch zeigen sich keine bulbären Symptome, aber eine rechtsbetonte Tetraparese ohne Atrophien mit rechts- und beinbetont gesteigerten Reflexen, eine afferente Ataxie sowie Sensibilitätsstörungen unterhalb von C7. Die CK und das Troponin T sind nicht erhöht, jedoch zeigen sich im Liquor eine mittelgradige Schrankenfunktionsstörung sowie erhöhte Neurofilamente von 2678 pg/ml. In der MRT der Halswirbelsäule (HWS) zeigt sich eine hochgradige zervikale Spinalkanalstenose in Höhe HWK 5/6 mit Myelomalazie-Signal.
Der Patient wird überwiesen zur operativen Versorgung.
Das sensible Niveau und die Blasen- und Mastdarmstörungen sind nicht mit der Diagnose ALS vereinbar und sollten eine weitere Abklärung zur Folge haben.

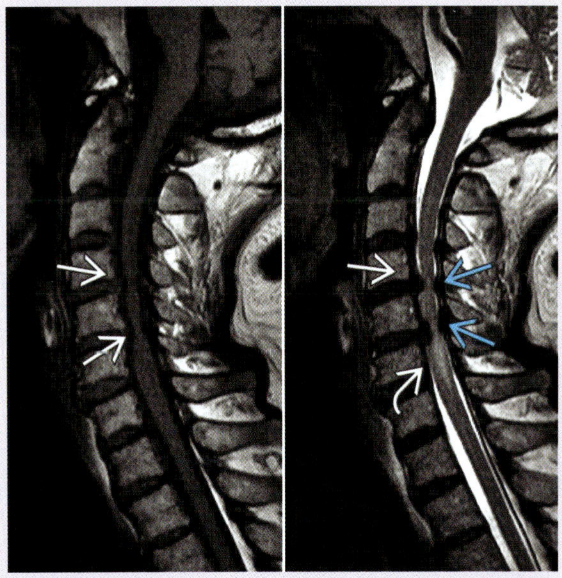

Sagittale T1- (links) und T2- (rechts) HWS-MRT mit multiplen Stenosen [G1310]

Monomelische Amyotrophie (MA)

Die erstmals 1959 beschriebene Krankheitsentität wird u. a. auch juvenile asymmetrische segmentale spinale Muskelatrophie Typ Hirayama oder zervikale Flexionsmyelopathie genannt. Sie zeichnet sich durch eine unilaterale, progrediente Schwäche und eine Atrophie der distalen oberen Extremität über einen Zeitraum von durchschnittlich 2–4 J. aus, Verläufe bis zu 20 J. sind aber berichtet. In der Regel sind die zervikalen Segmente C7–Th1 involviert. Die rechte Seite ist unabhängig von der Händigkeit häufiger betroffen. Der M. brachioradialis ist meist ausgespart und im Vergleich zur ALS kommt es hier häufiger zu einer hypothenar betonten Atrophie der Handmuskeln (sog. Reverse Split Hand Syndrome). Eine Beteiligung der Gegenseite oder auch der unteren Extremitäten kann im späteren Verlauf auftreten, jedoch sind dort die Symptome eher mild und es bleibt eine starke Asymmetrie des Befallsmusters (➤ Abb. 6.16).

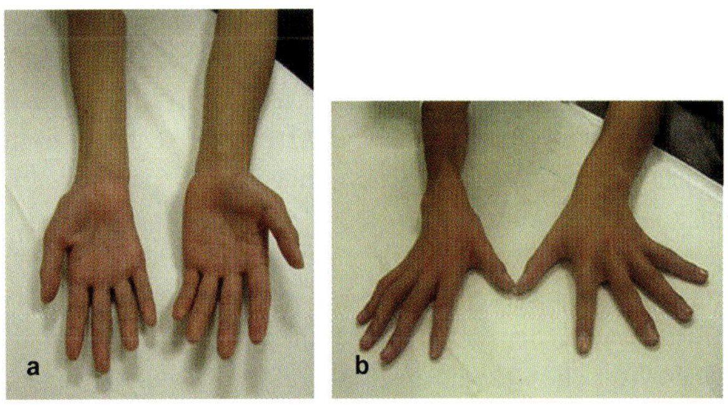

Abb. 6.16 Reverse Split Hand [F260-002]

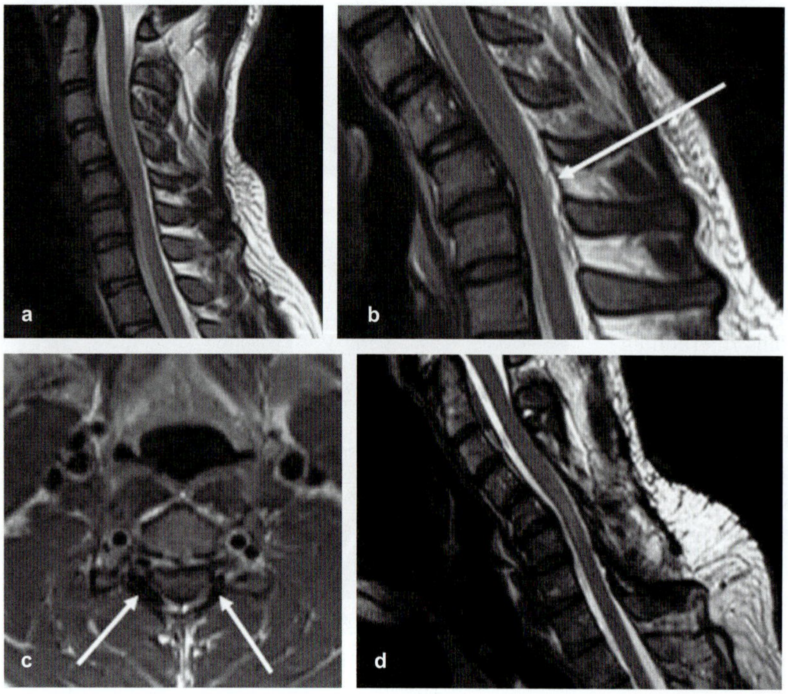

Abb. 6.17 Flexions-MRT bei monomelischer Amyotrophie (Hirayama-Erkrankung) [H430-001]

Zeichen des 1. Motoneurons wie Spastik oder Pyramidenbahnzeichen fehlen.

Kälte verschlechtert die Paresen. Sensibilitätsstörungen sind selten, ebenfalls Faszikulationen in Ruhe. Eine Beteiligung der bulbären Region kommt nicht vor.

Die Erkrankung beginnt im jungen Alter zwischen dem 15.- und 20. Lj. und betrifft Männer häufiger (2,8 : 1). Im asiatischen Raum (Indien, China und Japan) kommt die Erkrankung häufiger vor.

MA wird häufiger auch bei den primären Motoneuronerkrankungen eingeordnet, im Sinne einer distalen segmentalen Form der spinalen Muskelatrophie (SMA) der oberen Extremität. Die Kompression des zervikalen Myelons durch Nackenflexion wird als eine Ursache diskutiert, ist aber nicht bewiesen. In der Bildgebung mittels MRT in Flexionshaltung kann eine Vorwärtsverlagerung des hinteren Durasacks mit Kompression der Vorderhörner deutlich sein (➤ Abb. 6.17).

Insbesondere das Flail-Arm-Syndrom ist hier differenzialdiagnostisch abzugrenzen, was jedoch aufgrund des sehr jungen Erkrankungsalters meist nicht schwerfällt. Hilfreich ist hier der langsamere Verlauf mit Arrest des Progresses nach einigen Jahren. Spontane Verbesserungen bis hin zur Remission können vorkommen.

Eine kausale Behandlung existiert nicht. Therapieversuche mit speziellen Nackenstützen werden versucht, um die Vorwärtsbeugung des Nackens zu vermeiden, erfolgreiche neurochirurgische Dekompressionsmanöver wurden berichtet, müssen jedoch bei nicht ausreichender Studienlage kritisch betrachtet werden.

CAVE

Red Flags MA

- Junges Alter
- Spontanes Sistieren
- Meist nur obere Extremität betroffen, Reverse Split Hand
- M. brachioradialis ausgespart

Benignes Faszikulations-Krampus-Syndrom (BFKS)

Die Differenzierung zwischen einem benignen Faszikulations-Krampus-Syndrom und einer ALS wird mit der Dauer des Beobachtungszeitraums immer einfacher. Zu Beginn kann das Syndrom Schwierigkeiten in der Abgrenzung zu einer ALS im Frühstadium bereiten und somit eine erhebliche psychische Belastung für den Patienten darstellen. Hieraus können im schlimmsten Fall anhaltende und diffuse psychosomatische Beschwerdekomplexe resultieren.

Benigne Faszikulationen sind definitionsgemäß ein harmloses Phänomen und können prinzipiell in jedem Muskel einzeln oder an verschiedenen Stellen mit teils sehr hochfrequentem Auftreten vorkommen. Krämpfe können begleitend auftreten. Sport, emotionale Anspannung, Koffein und Alkohol können Faszikulationen provozieren. Entscheidend für die Gutartigkeit ist das Fehlen von Atrophien, Paresen oder Zeichen des 1. Motoneurons in der klinischen Untersuchung. Die elektrophysiologische Diagnostik (EMG, Neurografie) bleibt, abgesehen von den Faszikulationen, unauffällig. Möglicherweise bieten auch die Neurofilamente und Troponin T im Serum in der Zukunft eine Hilfe bei der Unterscheidung.

INFO

ALS-Patienten bemerken ihre Faszikulationen seltener als Patienten mit BFKS. Meist stehen als Initialsymptom bei der ALS andere Beschwerden im Vordergrund.

Vorrangig ist eine ausführliche Aufklärung über die Diagnose und die gutartige Natur des Symptoms. Eine Behandlung ist in den meisten Fällen nicht erforderlich. Obwohl wenig untersucht, scheint es eine **spezifische ALS-Phobie** (Fear of ALS) zu geben, nicht alle betroffenen Patienten müssen eine psychiatrische Vorerkrankung haben. Anhaltende Ängste sollten dementsprechend gerade in diesem Zusammenhang ernst genommen und je nach Ausprägung unterstützende psychiatrische oder psychosomatische Therapien angeboten werden.

Ein neu diagnostiziertes Faszikulations-Krampus-Syndrom bei Patienten > 50. Lj. sollte jedoch zu Kontrolluntersuchungen führen, um ggf. eine andere, ungünstigere Erkrankung ausschließen zu können.

AUS DER PRAXIS

ALS-Mimic benignes Faszikulationssyndrom

Ein 45-jähriger Patient hatte vor etwa 1 J. erstmalig ein Muskelzucken an seinen Waden bemerkt, welches sich nun auf den ganzen Körper ausgebreitet hätte. Es kommt dabei gelegentlich auch zu Wadenkrämpfen, dies stünde jedoch nicht im Vordergrund. Der Schlaf sei jedoch stark gestört, da die Faszikulationen v. a. abends in Ruhe auftreten und ihn beim Einschlafen stören würden. Die Kraft habe nicht nachgelassen, manchmal habe er aber das Gefühl er könne den rechten Arm schlechter bewegen. Intermittierend komme es zu diffusen Kribbelparästhesien am Körper. Das Gewicht sei stabil. Insgesamt zeigt sich der Patient sehr beunruhigt über die bestehende Symptomatik und befürchtet, er könne an ALS erkrankt sein, welches er im Rahmen einer Internetrecherche herausgefunden habe. Er habe sich bereits in einem anderen Krankenhaus vorgestellt, welche keine neurologische Grunderkrankung feststellen konnten. In der neurologischen Untersuchung findet sich ein unauffälliger Befund ohne Faszikulationen, jedoch wird vom Patienten ein Video mit Faszikulationen des M. triceps surae präsentiert. In der elektrophysiologischen Diagnostik konnte kein pathologischer Befund erhoben werden. Die CK-, Troponin-T- und Neurofilament-Werte sowie die Antikörper gegen Kaliumkanal-Antikörper zeigen sich normwertig bzw. nicht nachweisbar.
Der Patient zeigte sich besorgt, konnte aber die Diagnose eines benignen Faszikulationssyndroms annehmen.

Neuromyotonie (NM)

Wenn neben ausgeprägtenFaszikulationen und Muskelkrämpfen (BFKS) weitere Symptome hinzutreten u.a. Myokymien und autonome Syndrome wie vermehrtes Schwitzen, sollte eine Neuromyotonie **(Isaacs-Syndrom)** bedacht werden. Diese seltene autoimmune Erkrankung geht mit Antikörpern gegen spannungsabhängige Kaliumkanäle (CASPR-2, LGI1) einher, extrem selten auch mit anti-Hu-Antikörpern. Elektromyografisch finden sich charakteristische Doppel- und Multiplet-Entladungen einzelner motorischer Einheiten. Neurografisch können sich Nachentladungen finden. Bei gemeinsamem Vorkommen einer Neuromyotonie mit zentralen Symptomen (Enzephalopathie) wird die Erkrankung als **Morvan-Syndrom** bezeichnet. Eine Tumorsuche ist indiziert, Thymome und Bronchialkarzinome sind die häufigsten assoziierten Tumorarten.

Bei Tumornachweis erfolgt die Behandlung der Grunderkrankung, ohne Tumornachweis wird mit Immunsuppression, Carbamazepin oder Phenytoin therapiert.

CAVE

Red Flags BFKS/NM

- Faszikulationen ohne Paresen (BFKS/NM)
- Muskelkrämpfe (BFKS/NM)
- Mehrfachentladungen im EMG (NM)
- Nachweis spezifischer Autoantikörper (NM)

Neuromuskuläre Übertragungs-/Transmissionsstörungen

Myasthenia gravis (MG)

Die Myasthenia gravis ist eine meist antikörpervermittelte Autoimmunerkrankung aus dem Spektrum der neuromuskulären Übertragungsstörungen.

Die Prävalenz wird mit 72 : 1.000.000 bei einer Inzidenz von 0,25–2/100.000 Einwohner angegeben. Die MG hat zwei Manifestationsgipfel:

- Der erste Gipfel kommt v. a. beim weiblichen Geschlecht mit einem Verhältnis von 3 : 2 in der 2.–3. Lebensdekade (Early Onset < 45 J.) vor.
- Der zweite Gipfel betrifft eher das männliche Geschlecht in einer Altersgruppe zwischen 60 und 80 J. (Late Onset > 45 J).

Pragmatisch werden die okuläre, die generalisierte und die „paraneoplastische" Myasthenie mit Thymomnachweis unterschieden.

Abgesehen von seltenen genetischen myasthenen Syndromen ist die Myasthenia gravis eine Autoimmunerkrankung, die im Großteil der Fälle mit dem Nachweis spezifischer Autoantikörper (Ak) einhergeht. Die Pathophysiologie ist die Antikörperbildung gegen Epitope der postsynaptischen Membran. Am häufigsten (85 %) sind dies die Acetylcholin-Rezeptor-Antikörper (AChR-Ak), in etwa 10 % Ak gegen die muskelspezifische Tyrosinkinase (MuSK); weitere seltene Antikörper sind u. a. die Lipoprotein-Receptor-Related-Protein-Ak (LRP4), die Ryanodin-Ak und die Agrin-Ak. Ein geringer Teil der Patienten bleibt seronegativ, also ohne Antikörpernachweis. Bei 10–15 % der Betroffenen ist ein Thymom nachweisbar. Durch die operative Entfernung können sich die myasthenen Symptome verbessern. Titin-Ak sind bei Patienten < 60 J. häufig mit einem Thymom assoziiert, im höheren Lebensalter kommen

Titin-Ak häufig auch nicht paraneoplastisch zusammen mit AchR-Ak vor.

Klinisch finden sich eine belastungsabhängige Muskelschwäche, fluktuierende und wechselnde Paresen der okulären und bulbären Muskulatur sowie der (proximalen) Extremitätenmuskulatur, die sich unter bestimmten Bedingungen (u. a. Infekte, Medikamente) dramatisch verschlechtern können. Klassisch ist die Beteiligung der Augenmuskeln mit Ptosis und Doppelbildern in > 50 % der Fälle, eine Facies myopathica durch die Schwäche der Gesichtsmuskulatur ist zu beobachten. Prinzipiell können aber alle Muskeln der Willkürmotorik betroffen sein. Bulbäre Symptome mit Dysarthrie und Dysphagie können ebenfalls früh oder zuerst betroffen sein (10–15 %). Gerade bei älteren Patienten fällt dies erst durch den begleitenden Gewichtsverlust im Rahmen der Schluckstörung auf. Hier können Verwechslungen mit einer bulbär beginnenden ALS vorkommen.

Klinische Tests sind u. a. der Simpson- bzw. Ermüdungstest, der eine latente Störung der Muskulatur aufdecken kann. Im Ice-on-eyes-Test können kurzfristige Verbesserungen der Symptome erreicht werden, häufig wird ein positiver Cogan-Lid-Twitch-Test gefunden.

Pharmakologische Testungen (früher Tensilon-Test) können durchgeführt werden, wenn eine klinisch objektivierbare Symptomatik als Zielsymptom festgelegt werden kann.

Elektrophysiologisch kann mit der repetitiven supramaximalen 3-Hz-Serienstimulation ein pathologisches Dekrement (> 12–15 % Amplitudendekrement zwischen dem 1. und 4. bzw. 5. Stimulus) nachgewiesen werden. Stimuliert werden üblicherweise der N. accessorius und der N. facialis. In der EMG können sich bei längerer Erkrankungsdauer myopathische Veränderungenfinden.

INFO

Zu beachten ist, dass es auch bei einem Teil der ALS-Patienten zu einem pathologischen Dekrement kommen kann. Dies liegt in der Instabilität der Zellmembran durch die parallel ablaufenden De- und Re-Innervationsprozesse begründet.

Die Therapie erfolgt symptomatisch mit Acetylcholinesterase-Hemmern, z. B. Pyridostigmin und Immunsuppresiva bei der generalisierten Form. Von einer Thymektomie scheinen am meisten Patienten im Alter von 15–50 J. mit einer generalisierten Form im frühen Erkrankungsverlauf zu profitieren, jedoch sind die Altersgrenzen willkürlich gesetzt. Beim Nachweis eines Thymoms besteht unabhängig von Ausprägung und Alter eine Operationsindikation.

Bei der ALS können ebenfalls Acethylcholinesterase-Hemmer zumindest für einen kurzen Zeitraum mit vorübergehendem Erfolg, v. a. bei bulbären Symptomen, eingesetzt werden. Im Verlauf der Erkrankung verliert das Medikament jedoch den Effekt bzw. werden die Nebenwirkungen nicht toleriert.

Die seltenen **kongenitalen myasthenen Syndrome** (Congenital Myasthenic Syndrome) mit einem meist autosomal-rezessiven Erbgang sind eine heterogene Erkrankungsgruppe, die durch Mutationen in Genen verursacht werden, die Proteine codieren, deren Funktionen essenziell für die Integrität der neuromuskulären präsynaptischen, synaptischen oder postsynaptischen Transmission sind. Die überwiegende Anzahl der CMS manifestieren sich nach der Geburt oder in der frühen Kindheit, ein Auftreten in der Jugend oder im Erwachsenenalter kann aber ebenfalls vorkommen. Manche können von der Gabe von der Gabe von Acetylcholinesterase-Hemmern profitieren, andere verschlechtern sich darunter. Die Diagnose erfolgt über die genetische Testung, die AChR-Ak sind immer negativ.

CAVE

Red Flags MG

- Fluktuierende Paresen
- Doppelbilder/Ptosis, Nachweis spezifischer Ak
- Weitere Autoimmunerkrankungen

Lambert-Eaton-Myasthenes Syndrom (LEMS)

Das Lambert-Eaton-(Rooke)-Syndrom (LEMS) ist eine seltene Erkrankung mit Störung der präsynaptischen neuromuskulären Übertragung durch Autoantikörper gegen den P/Q-Typ des spannungsgesteuerten Kalziumkanals (Voltage Gated Calcium Channel). Diese lassen sich in bis zu 85 % der LEMS-Patienten nachweisen.

Das LEMS ist mit einer Prävalenz von etwa 1 : 100.000 deutlich seltener als die Myasthenia gravis.

Unterschieden wird zwischen einem **autoimmunen** und einem **paraneoplastischen** Syndrom (aLEMS, pLEMS). Beim **pLEMS** ist der durchschnittliche Erkrankungsbeginn 60 J. (< 50 J.), das männliche Geschlecht überwiegt (65–75 %). Die Patienten sind häufig Raucher, der zugrunde liegende Tumor ist am häufigsten ein kleinzelliges Bronchialkarzinom. In 65 % der Fälle finden sich begleitend oder isoliert SOX-1-Ak.

Beim **aLEMS** sind Alter und Geschlechtsverteilung vergleichbar mit der Myasthenia gravis, häufiger sind weibliche Patienten betroffen. Gleichfalls gibt es zwei Erkrankungsgipfel: um das 35. Lj. und ein größerer Gipfel um das 60. Lj.

Der Verlauf der Erkrankung hängt von der Ursache ab, pLEMS verlaufen deutlich rapider als aLEMS.

Klinisch besteht eine Trias aus proximaler belastungsabhängiger Schwäche, Hyporeflexie und cholinergen autonomen Störungen. Schwäche und Hyporeflexie breiten sich klassischerweise von kaudal nach kranial aus und zeigen einen Fazilitationseffekt (Besserung der Reflexe und der Kraft nach vorheriger max. Willkürinnervation über 20–30 s). Atrophien bestehen i.d.R. nicht. Neben der proximalen Muskulatur kann die bulbäre Muskulatur (Dysarthrie und Dysphagie) beteiligt sein, seltener auch die okuläre Muskulatur.

Elektrophysiologisch findet sich ebenfalls häufig in der 3-Hz-Serienstimulation ein Dekrement. Nach maximaler Willkürinnervation über wenige Sekunden zeigt sich eine deutliche

Amplitudenzunahme (Inkrement > 60–100 % bis > 200 %), wobei hier i.d.R. ein Einzelreiz ausreicht, z. B. N. ulnaris mit Ableitung am M. abductor digiti minimi.

In der Neurografie finden sich charakteristisch kleine Amplituden der CMAP (meist < 1 mV). Dies ist Ausdruck der präsynaptischen Störung, kann aber leicht ohne die Einzelreizstimulation nach Willkürinnervation mit einer axonalen Neuro- bzw. Neuronopathie verwechselt werden.

Die **Therapie** besteht beim pLEMS vorrangig in der Tumorbehandlung und der Nachsorge.

Symptomatisch kann beim LEMS neben einer Immuntherapie mit 2,3-Diaminopyridin oder ggf. Pyridostigmin bis 300 mg/d behandelt werden.

Bei einem LEMS sollte mindestens für 2 J. regelmäßig ein Tumor-Screening erfolgen, danach sinkt die Wahrscheinlichkeit für das Auftreten eines Tumors. Nach 2 J. sollte ein Screening nach individueller Risikoeinschätzung für weitere 3 J. alle 12 Mon. erfolgen. Der DELTA-P-Score berechnet unter Einbeziehung verschiedener Faktoren die Wahrscheinlichkeit eines paraneoplastischen LEMS.

PRAXISTIPP

Bei durchgehend niedrigen CMAP-Amplituden < 1 mV in der Elektroneurografie ist eine Inkrementtestung (➤ Abb. 6.18) zu erwägen, um ein LEMS nicht zu verpassen.

Paraneoplastische Syndrome (PNS)

Paraneoplastische Syndrome, die eine Motoneuronerkrankung imitieren, sind äußerst selten und die Entität ist umstritten. Aufgrund der wenigen systematischen Untersuchungen lässt sich ein häufigeres Auftreten bei Männern in einem Alter zwischen 55–61 J. vermuten. In den wenigen beschriebenen Fällen kommt es zu einer subakuten rasch progredienten symmetrischen oder asymmetrischen, meist distalen Schwäche der Extremitäten. Zeichen des 1. Motoneurons können begleitend oder dominant auftreten. Eine bulbäre Beteiligung kann vorkommen, ist aber noch seltener.

Begleitende nicht motorische Symptome liegen fakultativ vor. Meist handelt es sich um sensible Neuro-/Neuronopathien, autonome Störungen und propriozeptive Störungen. Weitere mögliche, aber nicht immer vorliegende Begleitsymptome sind zerebelläre Ataxie, Wesensänderungen und kognitive Störungen.

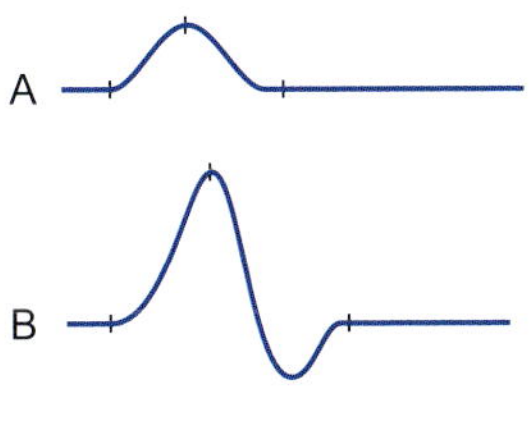

Abb. 6.18 Pathologisches Inkrement bei Lambert-Eaton-Syndrom (LEMS). Muskelaktionspotenzial (CMAP) vor **(a)** und nach **(b)** kurzer intensiver Muskelanspannung [L231]

In den meisten Fällen, aber nicht obligat, finden sich Auffälligkeiten im Liquor. Die Veränderungen können mit oligoklonalen Banden oder einer reinen Erhöhung des Liquoreiweißes sehr subtil sein. Antineuronale Antikörper (anti-Hu, anti-Yo, anti-Ri, anti- Ma2/Ta, anti-CV2) werden in etwa 50 % der Fälle nachgewiesen.

Neben den möglichen Auffälligkeiten in Liquor und Serum weist v.a. das fulminante Voranschreiten der Erkrankung innerhalb weniger Monate in die Richtung eines paraneoplastischen Syndroms und sollte ein sorgfältiges Tumor-Screening inklusive 18FDG-PET/CT einleiten. In Assoziation mit einem paraneoplastischen Motoneuronsyndrom sind überwiegend Bronchial- und Mammakarzinome beschrieben. Weitere Tumoren sind z. B. Nierenzell-, Hoden- und Prostatakarzinome.

Unter einer immunmodulatorischen Therapie, z. B. IVIG, Plasmapherese oder Glukokortikosteroide, und ggf. der Tumorbehandlung kann eine Stabilisierung oder Besserung erreicht werden.

CAVE

Red Flags PNS

- Subakuter Verlauf (< 2 Mon.)
- Nicht motorische Symptome
- Entzündliches Liquorsyndrom
- Onkoneuronale Antikörper
- Positives Tumor-Screening

Diagnosehilfen und seltene ALS-Mimics

Es bestehen neben den hier näher ausgeführten ALS-Mimics zahlreiche weitere Erkrankungen, die im Einzelfall mit einer Motoneuronerkrankung verwechselt werden können. So werden bulbäre Verlaufsformen der ALS nicht selten zunächst als Hirnstammischämien eingeordnet und erst im Verlauf richtig erkannt.

Um nicht den Überblick über die Vielzahl von Diagnosen zu verlieren, sollte man sich stets bewusst machen, dass die ALS und ein atypischer ALS-Verlauf häufiger sind als eine atypische Verlaufsform einer seltenen Erkrankung. Vigilanz für die Mimics ist unbedingt erforderlich, jedoch sollte bei der ausführlichen Abklärung möglicher Alternativdiagnosen die ALS selbst und die Auseinandersetzung mit den schwerwiegenden Konsequenzen nicht aus den Augen verloren werden

Unterscheidungsmerkmale wesentlicher ALS-Differenzialdiagnosen sind in (➤ Tab. 6.6) aufgeführt.

In der Literatur werden darüber hinaus zahlreiche ALS-Mimics genannt, die, häufig nur in Einzelfällen, teils auch nur grobe klinische Überschneidungen mit der ALS aufweisen.

Hier soll ein kurzer Überblick von weiteren selten beschriebenen Mimics erfolgen, ohne besondere Reihenfolge oder Anspruch auf Vollständigkeit.

Tab. 6.6 Wesentliche ALS-Differenzialdiagnosen

	ALS	SBMA	MMN	sIBM	BFKS
Alter [J.]	50–80	20–40	30–50	50–70	Jedes Alter
Verhältnis [m : w]	1,5 : 1	Männer	2,6 : 1	3 : 1	-
Erbgang	10 % hereditär	X-chromosomal-rezessiv	–	–	–
1./2. MN	1. u. 2.	2	2	2	2
Klinik	Asymmetrische Paresen, Faszikulationen, gesteigerte Reflexe	Faszikulationen perioral, endokrine Störung, Schwäche u. Atrophie bulbär u. Extremitäten	Asymmetrische distale Paresen, Arme >> Beine, Fingerextensoren, wenig Atrophie, Verteilungsmuster entspricht peripheren Nerven	Schwerpunkt-mäßige Beteiligung von M. quadriceps und M. flexor digitorum profundus	Faszikulationen ohne Paresen
Verlauf	Rasch progredient, letal in durchschnittlich 3–5 Jahren	Langsam progredient	Langsam, gelegentlich Erhaltungstherapie notwendig	Häufig Verlust Gehfähigkeit/Dysphagie	Kein Progress
EMG/ENG	SPA, CNV	Niedrige SNAP, wenig bis keine SPA, CNV, Riesenpotenziale	Demyelinisierung, Leitungsblock (nicht obligat)	SPA, Myopathie-Muster	Faszikulationen sonst Normalbefund, (Multiplets bei Neuromyotonie)
Liquorbefund	Normal	Normal	Eiweißerhöhung	Normal	Normal
Nf im Liquor	Nf+	Nf–	Nf+	Nf–	Nf–
Nf im Serum	+	+	+	–	–
CK/Troponin T	+/N–++	++/+–++	+/(+)?	+–++/+–++	–/–
Zusatzdiagnostik	Entsprechend den Leitlinienempfehlungen	Genetik	GM1-IgM-Ak, Nervensonografie	Muskel-MRT, Muskelsonografie, Muskelbiopsie	CASPR-2-AK, LGI-1-Ak (DD: Neuromyotonie)
Therapie	Riluzol	Symptomatisch	IVIG	IVIG, Kortison	Symptomatisch

ALS = amyotrophe Lateralsklerose, BFKS = benignes Faszikulations-Krampus-Syndrom, CK = Kreatinkinase, CNV = chronisch neurogene Veränderungen, DD = Differenzialdiagnose, EMG = Elektromyografie, ENG = Elektroneurografie, IVIG = i.v. Immunglobuline, J. = Jahre, m = männlich, MMN = multifokale motorische Neuropathie, MN = Motoneuron, Nf = Neurofilament/e, N = normal, SBMA = spinobulbäre Muskelatrophie Typ Kennedy, sIBM = sporadische Einschlusskörpermyositis, SNAP = sensibles Nervenaktionspotenzial, SPA = Spontanaktivität, w = weiblich

Seltene **metabolische Erkrankungen** können als ALS-Mimic auftreten. Hier ist v.a. als PLS/HSP-Mimic die X-chromosomal-rezessiv vererbte **Adrenoleukodystrophie/Adrenomyeloneuropathie** zu erwähnen, welche mit der Bestimmung von überlangkettigen Fettsäuren (VLCFA) und genetischer Testung diagnostiziert werden kann. Klinisch liegt eine spastische Paraparese mit neurogener Blasenstörung vor. In 50–70 % der Fälle liegt eine mehr oder weniger stark ausgeprägte Nebennierenunterfunktion vor (Morbus Addison).

Als behandelbares ALS-Mimic sollte der **adulte Morbus Pompe** (Late-Onset-Pompe Disease, LOPD) als eine seltene autosomal-rezessiv vererbte lysosomale Speichererkrankung erwähnt werden.

Klinisch zeigt sich eine progrediente Muskelschwäche der proximalen Muskulatur sowie der Atemmuskulatur, ebenfalls können die Augen- und die bulbäre Muskulatur beteiligt sein. Eine Zungenatrophie und Zungenfaszikulationen können ebenfalls vorliegen, was dann schnell Assoziationen mit der Diagnose ALS weckt. Beim EMG können myotone Serien und komplex-repetitive Entladungen (v.a. paravertebral) einen entscheidenden Hinweis darstellen. Die **Diagnose** wird genetisch gestellt. Seit 2006 steht eine Behandlungsoption mittels Enzymersatztherapie zur Verfügung.

Als primär antikörpervermittelte Neurodegeneration im Sinne einer Tauopathie wurde das **IgLON5-Syndrom** erstmalig 2014 bei einem Patienten mit Parasomnie beschrieben.

Die Erkrankung selbst bietet ein heterogenes klinisches Symptomspektrum. Neben Schlafstörungen kommt es besonders häufig zu bulbären Symptomen (90 %), kognitiven Problemen (40–60 %) und Störungen des peripheren Nervensystems mit Faszikulationen und Muskelkrämpfen (35 %). Nur der Nachweis von IgLON5-Antikörpern in Serum und Liquor kann die Diagnose sichern. Die derzeit verfügbaren Therapieoptionen mit Immunmodulation und -suppression können nur einen geringen Nutzen erzielen.

Die **metachromatische Leukodystrophie** und der Hexosaminidase-A-Mangel wurden ebenfalls in seltenen Fällen als ALS-Mimics beschrieben.

Des Weiteren sollten noch **infektiöse Erkrankungen** als Mimic erwähnt werden, hier sind v. a. die Poliomyelitis, *HIV*, *HTLV-1* und Lues zu nennen.

Erworbene und angeborene metabolische Erkrankungen, wie z. B. Stoffwechselstörungen (Vitamin B_2) oder Vitamin B_{12}- oder Kupfermangel, aber auch Glykogenspeicherkrankheiten wie die adulte Polyglucosankörper-Erkrankung können eine ALS imitieren, jedoch liegen bei diesen äußerst seltenen Erkrankungen meist zusätzliche Symptome vor.

Zuletzt soll noch die seltene polyneuropathische Form der autosomal-dominanten **Transthyretin-Amyloidose** als mögliche seltene Differenzialdiagnose erwähnt werden. Die Diagnose erfolgt mittels Biopsie und genetischer Testung.

In den letzten Jahren wurden mehrere Medikamente für die Behandlung der TTR-Amyloidose zugelassen. Nicht übersehen werden sollte in diesem Zusammenhang die polyneuropathische Form der Leichtketten-Amyloidose.

Eine spezielle Diagnostik der o.g. Erkrankungen wird nur bei entsprechendem Verdacht empfohlen und sollte ausdrücklich nicht routinemäßig erfolgen. Die infauste Prognose der ALS kann dazu verleiten, eine ungezielte, enorm breit angelegte Differenzialdiagnostik anzustoßen, dabei die Auseinandersetzung mit der Diagnose ALS aus dem Blick zu verlieren und so die adäquate Versorgung des Patienten zu vernachlässigen.

AUS DER PRAXIS

ALS-Mimic ATTRv

Ein 61-jähriger Patient berichtet über eine symmetrische Schwäche und eine Taubheit der Beine, die er seit 2,5 J. auftreten. Auch habe er starke Muskelkrämpfe und Muskelatrophien der Beine bemerkt. An Vorerkrankungen seien eine erektile Dysfunktion nach Prostataoperation sowie eine hypertrophe nicht obstruktive Kardiomyopathie bekannt.

In der neurologischen Untersuchung fällt eine leichte Zungenatrophie mit Zungenfaszikulationen auf sowie eine distal symmetrische sensomotorische beinbetonte Tetraparese. In der Schluckuntersuchung (FEES) findet sich eine leichtgradige Schluckstörung. Elektrophysiologisch zeigt sich eine axonale sensomotorische Polyneuropathie sowie eine subakute neurogene Schädigung in der EMG. Die Neurofilamente im Liquor sind erhöht (802 pg/ml).

Aufgrund des symmetrischen Musters der Paresen ohne klares Spreading sowie der sensiblen Beteiligung wurde im Rahmen der weiteren Abklärung eine Nervenbiopsie veranlasst, welche durch den Nachweis von Amyloid die Diagnose einer Transthyretin-Amyloidose vermuten ließ. Die genetische Testung konnte eine *p.Val50Met*-Mutation (ehem. *Val30Met*) nachweisen. Eine medikamentöse Behandlung mit einer RNA-Interferenztherapie wurde eingeleitet.

LITERATUR

Beadon K, Guimarães-Costa R, Léger JM. Multifocal motor neuropathy. Curr Opin Neurol. 2018; 31(5): 559–564. doi:10.1097/WCO.0000000000000605.

Blackstone C. Hereditary spastic paraplegia. Handb Clin Neurol. 2018; 148: 633–652.doi:10.1016/B978-0-444-64076-5.00041-7.

Breza M, Koutsis G. Kennedy's disease (spinal and bulbar muscular atrophy): a clinically oriented review of a rare disease. J Neurol. 2019; 266(3): 565–573.doi:10.1007/s00415-018-8968-7

Dimachkie MM, Barohn RJ. Inclusion body myositis. Neurol Clin. 2014; 32(3): 629–vii. doi:10.1016/j.ncl.2014.04.001.

Hansel A, Dorst J, Rosenbohm A et al. ALS-Mimics. Neurology International Open. 2018; 2: E60–E71 DOI https://doi.org/10.1055/s-0043-119960.

Jawdat O, Statland JM, Barohn RJ et al. Amyotrophic Lateral Sclerosis Regional Variants (Brachial Amyotrophic Diplegia, Leg Amyotrophic Diplegia, and Isolated Bulbar Amyotrophic Lateral Sclerosis). Neurol Clin. 2015; Nov;33(4): 775–785. doi: 10.1016/j.ncl.2015.07.003. Epub 2015 Sep 8.

Juntas Morales R, Pageot N, Taieb G, Camu W. Adult-onse spinal muscular atrophy: An update. Rev Neurol (Paris). 2017; 173(5): 308–319. doi:10.1016/j.neurol.2017.03.015.

Kesner VG, Oh SJ, Dimachkie MM, Barohn RJ. Lambert-Eaton Myasthenic Syndrome. Neurol Clin. 2018; 36(2): 379–394. doi:10.1016/j.ncl.2018.01.008.

Kieser DC, Cox PJ, Kieser SCJ. Hirayama disease. Eur Spine J. 2018; 27(6): 1201–1206. doi:10.1007/s00586-018-5545-9.

Kolb SJ, Kissel JT. Spinal muscular atrophy: a timely review. Arch Neurol. 2011; 68(8): 979–984.doi:10.1001/archneurol.2011.74.

Lehmann HC, Burke D, Kuwabara S. Chronic inflammatory demyelinating polyneuropathy: update on diagnosis, immunopathogenesis and treatment. J Neurol Neurosurg Psychiatry. 2019; 90(9): 981–987. doi:10.1136/jnnp-2019-320314.

Liewluck T, Saperstein DS. Progressive Muscular Atrophy. Neurol Clin. 2015; 33(4): 761–773.doi:10.1016/j.ncl.2015.07.005.

Mélé N, Berzero G, Maisonobe T et al. Motor neuron disease of paraneoplastic origin: a rare but treatable condition. J Neurol. 2018; 265(7): 1590–1599. doi:10.1007/s00415-018-8881-0.

Naddaf E, Barohn RJ, Dimachkie MM. Inclusion Body Myositis: Update on Pathogenesis and Treatment. Neurotherapeutics. 2018; 15(4): 995–1005. doi:10.1007/s13311-018-0658-8.

Sieb JP. Myasthenia gravis: an update for the clinician. Clin Exp Immunol. 2014; 175(3): 408–418. doi:10.1111/cei.12217.

Turner MR, Barohn RJ, Corcia P et al. Primary lateral sclerosis: consensus diagnostic criteria. Journal of Neurology, Neurosurgery & Psychiatry. 2020; 91: 373–377.

Van den Bergh PYK, van Doorn PA et al. European Academy of Neurology/Peripheral Nerve Society guideline on diagnosis and treatment of chronic inflammatory demyelinating polyradiculoneuropathy: Report of a joint Task Force-Second revision. Eur J Neurol. 2021; Nov; 28(11): 3556–3583. doi: 10.1111/ene.14959. Epub 2021 Jul 30. Erratum in: Eur J Neurol. 2022 Apr;29(4):1288. PMID: 34327760.

Wijesekera LC, Mathers S, Talman P et al. Natural history and clinical features of the flail arm and flail leg ALS variants. Neurology. 2009; 72(12): 1087–1094. doi:10.1212/01.wnl.0000345041.83406.a2.

KAPITEL

7 Medikamentöse Therapie

Patrick Weydt und Sarah Bernsen

Kernaussagen

- Riluzol bleibt das einzige in Deutschland zugelassene Medikament für die sporadische und familiare ALS.
- Weltweit sind bislang zwei krankheitsmodifizierende Therapien bei der sporadischen ALS zugelassen.
- Für die *SOD1*-assoziierte ALS wurde 2023 in den USA und 2024 in der EU das erste Medikament (Tofersen, Qalsody [R]) zugelassen.

7.1 Einleitung

Die amyotrophe Lateralsklerose bleibt eine **unheilbare Erkrankung.** Es gibt bislang keine Behandlung der sporadischen ALS, die den Krankheitsverlauf aufhalten oder sogar umkehren könnte. Die derzeitige Therapie der ALS umfasst krankheitsmodifizierende Medikamente, Maßnahmen zur Verbesserung der Lebensqualität sowie symptomatische Therapieansätze.

Die Komplexität und Heterogenität der Erkrankung erschwert die Entwicklung neuer Therapien. In den vergangenen Jahren ist es durch ein substanziell verbessertes Verständnis der genetischen und molekularen Pathophysiologie der ALS zu einer Identifizierung vielversprechender therapeutischer Angriffspunkte gekommen, insbesondere bei den genetischen Formen, mit erfolgreicher Translation der Erkenntnisse in experimentelle und klinische Studien.

Die Nutzung von Biomarkern, die Berücksichtigung von klinischen Phänotypen, Progressionsraten und genetischen Faktoren sowie Änderungen von klassischen Studiendesigns werden ebenfalls die ALS-Studienlandschaft, zukünftige Therapieentscheidungen und -möglichkeiten beeinflussen.

Durch die schwerwiegende Diagnose, die unübersichtliche Therapielandschaft und die bislang begrenzten Behandlungsmöglichkeiten wenden sich Patient*innen nachvollziehbarerweise **alternativen Heilmethoden** zu, die leider **immer unwirksam, oft kostspielig und manchmal auch schädlich** sind. Es besteht einerseits eine hohe Bereitschaft für die Teilnahme an Studien, aber auch für die Einnahme nicht erprobter und nicht abschließend bewerteter Präparate. Ein offener und einfühlsamer Austausch mit Patienten unter Würdigung der Hoffnung und eine realistische Beratung hinsichtlich der aktuellen Studienlage ist daher wichtiger Teil der Betreuung.

7.2 Therapieoptionen bei sporadischer ALS

Viele Medikamente können zur Linderung der Symptome eingesetzt werden, aber es gibt bislang in Deutschland nur ein zugelassenes Medikament, das den Verlauf der sporadischen ALS beeinflusst (Stand 01/2024).

Durch viele krankheitsmodifizierende Präparate, die sich derzeit in der klinischen Prüfung befinden, besteht die berechtigte Hoffnung, dass die Behandlung der ALS in Zukunft eine Kombinationstherapie werden könnte, welche den komplexen Krankheitsmechanismen besser gerecht wird.

7.2.1 Riluzol

Riluzol, ein Benzothiazol, bleibt seit der Zulassung (USA 1995, Europa 1996) die einzige leitliniengerecht empfohlene krankheitsmodifizierende Therapie in Deutschland für alle ALS-Erkrankten (Stand 08/2023) und kann als Tablette, Suspension oder Schmelzfilm eingenommen werden. Die Dosis ist 100 mg/d verteilt auf 2 ED. Riluzol wird über die Leber metabolisiert, von daher kann es in den ersten 3 Mon. zu einem Anstieg der Leberwerte (ALT/GPT) kommen.

CAVE

Eine monatliche und dann vierteljährliche Kontrolle der Leberwerte und des Blutbilds wird bei Einnahme von Riluzol empfohlen.

Ein Abbruch oder Pausieren der Therapie ist jedoch meist nicht erforderlich. Die **häufigsten Nebenwirkungen,** die auch zu einem Absetzen führen können, sind Leberwerterhöhungen, Übelkeit, Bauchschmerzen und vermehrte Müdigkeit. In seltenen Fällen tritt eine schwere Neutropenie in den ersten 2 Behandlungsmonaten auf.

Es wird angenommen, dass Riluzol die Schädigung der Motoneurone durch eine modulierende Wirkung auf die glutamaterge Übertragung verringert. Glutamat ist der wichtigste exzitatorische Neurotransmitter im zentralen Nervensystem. Es wird angenommen, dass Glutamat-Exzitotoxizität zur Pathogenese der ALS beiträgt. Die Effekte von Riluzol auf den Glutamat-Rezeptor scheinen jedoch limitiert zu sein. Versuche mit anderen gezielten Hemmstoffen der glutamatergen Übertragung (z. B. Ceftriaxon, Memantin) verliefen nicht erfolgreich. Der genaue neuroprotektive Wirkmechanismus von Riluzol ist nicht umfassend verstanden und beinhaltet die Modulation weiterer Neurotransmitterfunktionen.

Riluzol hat einen mäßigen, lebensverlängernden Effekt von 2–3 Mon. Ein Einfluss auf Muskelkraft oder andere neurologische Funktionen wurde nicht gefunden. In kleineren nicht placebokontrollierten Studien wird sogar eine Verlängerung von bis zu 21 Mon. beschrieben

7.2.2 Edaravone

Das Antioxidans Edaravone ist als Infusionstherapie in den USA, in Kanada, Japan, Südkorea, China, Indonesien und in der Schweiz seit 2017 zugelassen, seit 2021 in Malaysia und Thailand. Die initiale Zulassung erfolgte 2001 in Japan für die Indikation ischämischer Hirninfarkt.

Die übermäßige Produktion und ineffiziente Neutralisierung reaktiver Sauerstoffspezies (ROS) führt zu oxidativem Stress und Zelltod. Es ist unklar, warum Patienten mit sporadischer ALS erhöhte ROS-Werte aufweisen oder warum sie anfälliger für oxidativen Stress sind. Edaravone zielt darauf ab, oxidativen Stress zu reduzieren. Der genaue Wirkmechanismus ist nicht bekannt.

Edaravone konnte jedoch nur bei einer Subgruppe von definierten Patienten und einem frühen Einsatz die Krankheitsprogression leicht verzögern, ohne dass die Überlebenszeit untersucht wurde. In einer Post-hoc-Analyse konnte bei Patienten mit einer Krankheitsdauer < 24 Mon., einer forcierten Vitalkapazität von > 80 % und ALSFRS-R-Subskalenwerten > 2 eine Verlangsamung der Progression während des Behandlungszeitraums von 24 Wo. gezeigt werden. Diese Daten bildeten die Grundlage für die Zulassung des Medikaments in manchen Ländern (s. o.). Ein Einfluss auf die Überlebenszeit konnte nicht nachgewiesen werden. Diese Ergebnisse sind nicht auf die breitere Population von Patienten mit amyotropher Lateralsklerose übertragbar. In einer deutschen multizentrischen Kohortenstudie konnte die beschriebene Verlangsamung der Progression (Veränderung des ALSFRS-R-Scores) für Edaravone nicht bestätigt werden. Dem umstrittenen therapeutischen Effekt steht ein sehr aufwendiges Darreichungsregime gegenüber, bei dem der Patient alle 2 Wo. für 2 Wo. täglich mehrstündige Infusionen bekommt. So kostet die Therapie die Patienten das, was sie am wenigsten haben: Zeit. Die finanziellen Kosten für das Präparat und die Infusionen werden zudem von den Krankenkassen nicht übernommen.

Die **Verwendung von Edaravone** ist nach wie vor **umstritten.** Die Effektivität und Sicherheit einer oralen Therapie, welche die Darreichung erheblich vereinfachen würde, wurde in einer Phase-3-Studie geprüft. Es zeigte sich in dieser Studie kein signifikanter Nutzen hinsichtlich einer Verlangsamung des Krankheitsverlaufs.

7.2.3 AMX0035 (TUDCA/Natriumphenylbutyrat)

AMX0035 ist eine fixe Kombination aus zwei Präparaten: Natriumphenylbutyrat (PB) und Taurursodiol/Tauroursodeoxycholsäure (TUDCA). Es wird angenommen, dass PB und TUDCA den Zellstress und die mitochondriale Dysfunktion reduzieren sowie den neuronalen Zelltod hemmen. PB wird zur Behandlung von Hyperammonämie bei Harnstoffzyklusstörungen verschrieben und TUDCA zur Behandlung von chronischen cholestatischen Lebererkrankung, sodass beide Präparate einzeln für andere Indikationen verfügbar sind.

AMX0035 hat in einer Phase-2-Studie die Progression, gemessen über den ALSFRS-R, geringfügig verlangsamt und wurde 2022 unter Vorbehalt in Kanada und den USA zugelassen. Die Ergebnisse konnten in einer größeren Phase-3-Studie jedoch nicht reproduziert werden sodass das Präparat 2024 vom Markt genommen wurde..

Nebenwirkungen waren überwiegend gastrointestinal mit Diarrhö, Bauchschmerzen und Übelkeit. Aber auch Blutbildveränderungen sind unter PB bekannt.

7.2.4 Rasagilin

Erwähnt in den DGN-Leitlinien von 2021 wird Rasagilin, ein aus der Parkinson-Therapie bekannter MAO-B-Hemmer. In einer Phase-2-Studie zeigte sich kein therapeutischer Effekt. In einer Post-hoc-Analyse fanden sich Hinweise auf einen positiven Subgruppeneffekt bei Patienten mit raschem Krankheitsverlauf.

Eine Übersicht der dargestellten Therapien bietet ➤ Tab. 7.1.

7.3 Therapieoptionen bei genetischer ALS

Ein zunehmend vielversprechender Ansatz zur Behandlung der amyotrophen Lateralsklerose scheint die **Gentherapie** zu sein. Die bislang erfolgreichste Strategie besteht darin, mutierte Gene, die eine Funktionsveränderung bewirken, durch gezielte

Tab. 7.1 Medikamentöse Therapieoptionen

Substanz	Wirkmechanismus	Dosis	Zusatzinformation	Nebenwirkungen
Riluzol • Rilutek® • Teglutik® als Suspension • Emylif® als Schmelzfilm	Exzitotoxizität	50 mg 1-0-1	Darreichungsform: Tablette, Schmelzfilm, Suspension Leberwerterhöhung bis 5-fach der Norm darf toleriert werden Zunächst monatliche (1–3), danach ¼-jährliche Blutkontrollen	Übelkeit, Bauchschmerzen, Durchfall, Benommenheit, Kopfschmerzen Dysgeusie Leberwerterhöhung, Hepatitis, Pankreatitis, allergische Reaktionen Neutropenie, Tachykardie
Edaravone • Radicava® (USA) • Radicut® (Japan und Südkorea)	Oxidativer Stress	**a** Infusion • Erstbehandlung/Folgeinfusionen: 1 ×/d 60 mg während 14 d, dann 14 d Pause • Folgeinfusionen: 1 ×/d 60 mg an 10 d eines Zyklus von 14 d, dann 14 d Pause; Infusionsdauer: 60 min **b** Orale Suspension: 105 mg/d 1-0-0	Darreichungsform: Infusion u Suspension Keine Zulassung in Deutschland	Infusion: allergische Reaktion durch Bisulfite möglich Allgemein: Kopfschmerzen, Gangstörungen
Tofersen (Qalsody®)	Genspezifisches-ASO, *SOD1*-Mutation	Eindosierung: 100 mg intrathekal an d 0-14-28 Erhaltung: 100 mg intrathekal alle 28 d	Darreichungsform: intrathekale Injektion; zugelassen in den USA zur Behandlung der ALS durch eine *SOD1*-Mutation Härtefallprogramm in Deutschland (Stand 06/2023)	Schmerzen, Arthralgie, Myalgie, Leukozytose im Liquor Selten: aseptische Meningitis, Myelitis, Radilkulitis, erhöhter Hirndruck mit Papillenödem

ASO = Antisense-Oligonukleotid, TUDCA = Tauroursodeoxycholsäure, PB = Phenylbutyrat

Neutralisierung von mRNA und prä-mRNA mit Antisense-Oligonukleotiden (ASO) herunterzuregulieren.

Antisense-Oligonukleotide sind synthetische, einzelsträngige Moleküle mit einer Länge von 8–50 Nukleotiden, die an prä-mRNA binden und die Proteinexpression über verschiedene Mechanismen beeinflussen. Die ASO-Therapie (Nusinersen) hat die Behandlung der spinalen Muskelatrophie (SMA) revolutioniert (➤ Kap. 14).

7.3.1 *SOD1*-Mutation

Mutationen im *Superoxid-Dismutase 1 (SOD1)*-Gen sind für etwa 15 % der familiären ALS-Fälle verantwortlich.

Da man bei der *SOD1*-ALS überwiegend von einem Toxic-Gain-of-Function-Effekt mit Aggregation von fehlgefalteten *SOD1*-Proteinmutanten ausgeht, ist das Konzept der Reduktion der *SOD1*-Expression ein vielversprechender Ansatz. Grundsätzlich stellt sich bei diesen Ansätzen immer die Frage nach der genauen Dosierung der *SOD1*-Reduktion, da die verfügbaren ASO nicht allelspezifisch wirken.

Tofersen (Qalsody [R]): Tofersen, ein Antisense-Oligonukleotid, wurde 2023 in den USA und 2024 in Europa für die Behandlung der *SOD1*-assoziierten ALS zugelassen. Tofersen konnte die *SOD1*-Proteinspiegel im Liquor und die Liquor- und Serum-Neurofilamente senken. Zudem zeichnete sich eine verbesserte Kraft und Lungenfunktion ab. Der primäre Endpunkt, die Krankheitsprogression, gemessen durch den ALSFRS-R, war nicht signifikant verbessert, möglicherweise aufgrund des sehr kurz angelegten Studienzeitraums.

Die Applikation des ASO erfolgt monatlich intrathekal mittels Lumbalpunktion, was auch die meisten Nebenwirkungen erklärt (➤ Tab. 7.1).

7.4 Studienlage und zukünftige Therapieoptionen

ALS hat von allen neuromuskulären Erkrankungen die meisten Präparate in klinischer und präklinischer Testung. Es wird absehbar, dass es, möglicherweise mit Ausnahme von zielgerichteten genetischen Therapien, kein einzelnes Präparat geben wird, dass die ALS aufhält und heilt. Es bleibt die Hoffnung auf eine Erweiterung der Therapiemöglichkeiten und eine

7

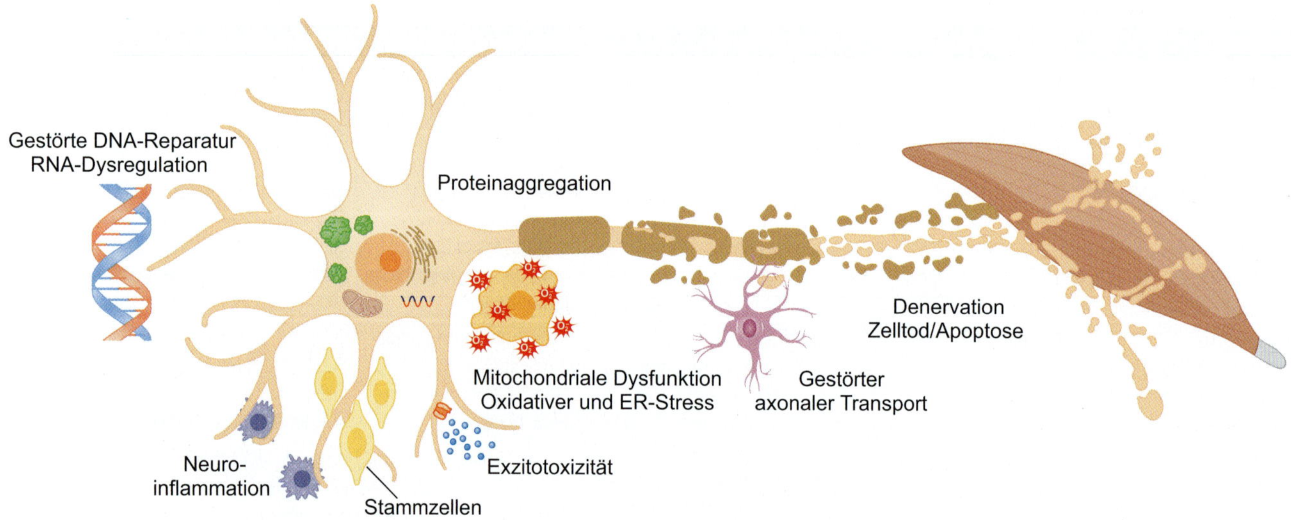

Abb. 7.1 Auswahl therapeutischer Angriffspunkte bei ALS [L231]
ER = endoplasmatisches Retikulum

Modifikation des Krankheitsverlaufs durch die Kombination von Präparaten mit unterschiedlichen Angriffspunkten im Krankheitsgeschehen (➤ Abb. 7.1). Die Heterogenität der ALS wird keine einfachen Therapielösungen zulassen, sondern multimodale Therapiekonzepte im Sinne einer personalisierten Präzisionsmedizin erfordern.

Ausgewählte vielversprechende Therapiestrategien und die entsprechenden Präparate werden im Folgenden exemplarisch vorgestellt.

In ➤ Abb. 7.1 wird eine Auswahl der hier besprochenen möglichen therapeutischen Angriffspunkte dargestellt

7.4.1 Genetische Therapieansätze

Die Bedeutung genetischer Testung von Patienten (und Angehörigen) gewinnt aufgrund der jüngsten Gentherapiekonzeptentwicklungen mit Tofersen (➤ Kap. 7.3.1) immer größere therapeutische Bedeutung. Durch die Entdeckung von Risikogenen oder genetischen Modifikatoren könnte sich auch für die sporadische ALS durch genetische Behandlungsmethoden ein therapeutischer Nutzen ergeben.

Antisense-Oligonukleotide (➤ Kap. 7.3) stellen einen vielversprechenden Therapieansatz bei Patienten mit einer genetischen ALS dar.

Es laufen ebenfalls klinische Studien mit Antisense-Oligonukleotiden, die auf andere autosomal-dominante Funktionsgewinnmutationen abzielen.

EXKURS

Studienlage genetische Therapieansätze

G4C2-Repeat-Expansionen in der ersten Intronregion des *C9Orf72*-Gens bilden bislang den größten Anteil der ALS-assoziierten Mutationen. Die *C9Orf72*-Mutation vereint wahrscheinlich Toxic-Gain-of-Function- und Loss-of-Function-Effekte.

Fused in Sarcoma (FUS)-Mutationen sind häufiger assoziiert mit einem juvenilen Beginn und einem hochaggressiven Verlauf. Jacifusen (ION363) ist ein ASO, benannt nach der Patientin Jaci Hermstad, das mit dem Ziel der FUS-Genunterdrückung entwickelt wurde. Berichte von Patient*innen, die im individuellen Heilversuch behandelt worden sind, sind sehr ermutigend.

Auch für die mehrheitlich sporadischen ALS-Fälle kann ein genetischer Ansatz möglicherweise hilfreich sein. Die Reduktion des Risikogens *Ataxin-2* führt im Tiermodell zu einer Abmilderung des Krankheitsverlaufs, sodass dieser Ansatz (BIIB105) nun in einer Phase-1-Studie bei Patient*innen mit und ohne CAG-Expansion im *Ataxin-2*-Gen untersucht wird. Ein weiterer genetischer Ansatz, der sich auch auf sporadische Fälle anwenden lassen könnte, ist die Rekonstitution der Stathmin-Expression.

Ebenfalls für weitere ALS-Mutationen (z. B. TARDBP) sind ASO in der Entwicklung und scheinen die Therapiemöglichkeiten v. a. der genetischen, aber auch der sporadischen ALS in der Zukunft erheblich zu erweitern. CRISP-Cas9-Systeme und RNA-Interferenzansätze mit Einsatz von Virenvektoren sind weitere experimentelle genetische Ansätze, die relevant werden könnten.

7

7.4.2 Small Molecules

Small Molecules sollen gestörte Signalwege und Neurotransmittersysteme bei der ALS beeinflussen und modifizieren, u. a. bei Glutamatexitotoxizität, oxidativem Stress, Neuroinflammation, Autophagie und Zelltod. Es sind verschiedene Präparate in der klinischen Testung, von früheren Phase-1/2- bis -2-/3-Studien. Edaravone und PB/TUDCA sind bereits weiter fortgeschrittene Beispiele dieser Gruppe, mit dem Ziel der Reduktion von oxidativem Stress (➤ Kap. 7.2.2 und ➤ Kap. 7.2.3).

7.4.3 Monoklonale Antikörper

Monoklonale Antikörper mit unterschiedlichen Angriffspunkten werden in der Behandlung der ALS untersucht. Es werden Ansätze zur Modulation der Neuroinflammation (u. a. Antikörper gegen den Il-6-Rezeptor oder das C1q-Protein aus der Komplementkaskade) und zur Reduktion toxischer Proteinaggregate getestet. Bisher konnte jedoch keine Wirksamkeit monoklonaler Antikörper nachgewiesen werden. Weitere Studien laufen.

Eine Phase-2-Studie (NCT05039099) untersucht den Antikörper AP101, der an fehlgefaltetes *SOD1*-Protein bei sporadischer ALS und ALS-assoziiert mit einer *SOD1*-Mutation bindet (Stand 01/2024).

7.4.4 Stammzelltherapie

Stammzellen könnten theoretisch apoptotische und geschädigte Neurone ersetzen oder neuroprotektiv und antiinflammatorisch modulierend auf das Nervensystem einwirken. Es werden unterschiedliche Stammzellen in bisherigen Studien eingesetzt, u. a. humane neurale Stammzellen (hNSC) und mesenchymale Stammzellen (MSC), die unterschiedliche Vor- und Nachteile haben.

Insbesondere bei mesenchymalen Stammzellen sind Studien weiter fortgeschritten, konnten aber neben einer insgesamt guten Verträglichkeit bisher keinen anhaltenden klinischen Nutzen.

LITERATUR

Abe K, Itoyama Y, Sobue G et al. Confirmatory double-blind, parallel-group, placebo-controlled study of efficacy and safety of edaravone (MCI-186) in amyotrophic lateral sclerosis patients. Amyotroph. Lateral Scler. Front. Degener. 2014; 15: 610–661.

Bensimon G, Lacomblez L, Meininger V. A controlled trial of riluzole in amyotrophic lateral sclerosis. ALS/Riluzole Study Group. N. Engl. J. Med. 1994; 330: 585–591.

Bosco DA, Morfini G, Karabacak NM et al. Wild-type and mutant SOD1 share an aberrant conformation and a common pathogenic pathway in ALS. Nat Neurosci. 2010; 13: 1396.

Cudkowicz ME, Lindborg SR, Goyal NA et al. A randomized placebo-controlled phase 3 study of mesenchymal stem cells induced to secrete high levels of neurotrophic factors in amyotrophic lateral sclerosis. Muscle Nerve. 2022; 65: 291–302.

Ezzi SA, Urushitani M, Julien J-P. Wild-type superoxide dismutase acquires binding and toxic properties of ALS-linked mutant forms through oxidation. J Neurochem. 2007; 102: 170–178.

Guareschi S, Cova E, Cereda C et al. An over-oxidized form of superoxide dismutase found in sporadic amyotrophic lateral sclerosis with bulbar onset shares a toxic mechanism with mutant SOD1. Proc Natl Acad Sci U S A. 2012; 109: 5074.

Hinchcliffe M, Smith A. Riluzole: Real-world evidence supports significant extension of median survival times in patients with amyotrophic lateral sclerosis. Degener. Neurol. Neuromuscul. Dis. 2017; 7: 61–70.

Korobeynikov VA, Lyashchenko AK, Blanco-Redondo B et al. Antisense oligonucleotide silencing of FUS expression as a therapeutic approach in amyotrophic lateral sclerosis. Nat. Med. 2022; 28: 104–116.

Ludolph AC et al. Safety and efficacy of rasagiline as an add-on therapy to riluzole in patients with amyotrophic lateral sclerosis: a randomised, double-blind, parallel-group, placebo-controlled, phase 2 trial. Lancet Neurol. 2018; 17: 681–688.

Miller RG, Jackson CE, Kasarskis EJ et al; Quality Standards Subcommittee of the American Academy of Neurology. Practice parameter update: the care of the patient with amyotrophic lateral sclerosis: drug, nutritional, and respiratory therapies (an evidence-based review): report of the Quality Standards Subcommittee of the American Academy of Neurology. Neurology. 2009; 73(15): 1218–1226. doi: 10.1212/WNL.0b013e3181bc0141.

Paganoni S, Hendrix S, Dickson SP et al. Long-term survival of participants in the CENTAUR trial of sodium phenylbutyrate-taurursodiol in amyotrophic lateral sclerosis. Muscle Nerve. 2021; 63: 31–39.

Riviere M, Meininger V, Zeisser P et al. An analysis of extended survival in patients with amyotrophic lateral sclerosis treated with riluzole. Arch Neurol. 1998; 55(4): 526–528.

Rotunno MS, Bosco DA. An emerging role for misfolded wild-type SOD1 in sporadic ALS pathogenesis. Front Cell Neurosci. [Internet]. 2013 [cited 2019 Nov 26]; 7: 253.

Witzel S, Maier A, Steinbach R et al.; German Motor Neuron Disease Network (MND-NET). Safety and Effectiveness of Long-term Intravenous Administration of Edaravone for Treatment of Patients With Amyotrophic Lateral Sclerosis. JAMA Neurol. 2022 Jan 10 [Epub ahead of print]. doi: 10.1001/jamaneurol.2021.4893. PMID: 35006266.

KAPITEL

8 Physiotherapie und Ergotherapie

Patrick Weydt und Sarah Bernsen

Kernaussagen

- Physiotherapie hat einen positiven Einfluss auf motorische Symptome und Schmerzen.
- Ergotherapie wird bei manuellen und kognitiven Funktionsstörungen eingesetzt.
- Hilfsmittel unterstützen die Autonomie und Teilhabe am Leben.

8.1 Einleitung

Physio- und Ergotherapie sind neben Logopädie (➤ Kap. 9) ein zentraler Baustein in der Behandlung ALS-bedingter Symptome und Folgeerscheinungen. Beide Heilmittel sind Maßnahmen, um die Mobilität und die motorischen Leistungen zu stärken, die Funktionalität zu erhalten und Kompensationsmechanismen mit und ohne Hilfsmittel zu erproben.

Dies verbessert die Selbstständigkeit und Teilhabe von Patienten und steigert die Lebensqualität.

8.2 Physiotherapie

In Anbetracht der sehr unterschiedlichen Voraussetzungen von Patienten (Alter, Trainingszustand, Komorbiditäten) und der sich verändernden Belastbarkeit im Krankheitsverlauf werden unterschiedliche Anforderungen an die Physiotherapie gestellt.

Kraft- und Ausdauertraining mit Verbesserung der kardialen Belastbarkeit und Muskelkraft können Therapieziele sein, insbesondere in früheren und mittleren Krankheitsstadien (➤ Abb. 8.1). Durch die motorischen Ausfälle sind im Verlauf der Erkrankung durch die erhöhte Sturz- und Verletzungsgefahr zusätzlich die Schulung der Körperwahrnehmung und ein Gleichgewichtstraining sinnvoll. Zudem kann Physiotherapie einen positiven Effekt auf Fatigue zeigen, welches als Symptom der ALS oft nicht im Vordergrund steht, aber auf Nachfrage häufig berichtet wird.

Kraft- und Ausdauertraining, aerobes Training und Muskeldehnung werden gut toleriert und wirken sich positiv auf den Verlauf der Erkrankung aus. Die Intensität und die Frequenz von Trainingseinheiten sind abschließend nicht geklärt. Patienten profitieren von Kraft- und Ausdauerübungen im submaximalen Bereich, hochfrequente Therapie bei entsprechender Belastbarkeit der Patienten scheint jedoch keinen negativen Effekt zu haben. Physiotherapie kann jedoch nicht den neuromuskulären Abbauprozess beeinflussen.

Eine überlegene Therapieform konnte nicht gefunden werden, auch in den Leitlinien der DGN wird keine spezifische Therapieempfehlung ausgesprochen.

Sport: Es gibt anekdotische und epidemiologische Hinweise auf einen Zusammenhang zwischen Athlethizität und ALS-Risiko. Daraus lässt sich aber kein „Sportverbot" für ALS-Patienten oder Risikopersonen ableiten. Grundsätzlich gilt zurzeit, dass Überanstrengung vermieden werden sollte, dass Bewegung insgesamt aber positiv für ALS-Patienten ist.

Schmerzen: Schmerzen treten bei ALS durch Muskelkrämpfe und Tonuserhöhung durch Spastik mit eingeschränkter Gelenkbeweglichkeit auf. Weitere Ursachen sind chronische Überlastungsbeschwerden, muskuloskelettale Schmerzen durch Immobilität, Sehnenverkürzung, Ödeme und Verletzungen durch Stürze und Druckstellen.

Abhängig von der Schmerzursache können physiotherapeutische Interventionen eingesetzt werden wie passives Dehnen, Training des Bewegungsumfangs, Gelenkmobilisation und Erarbeiten von gelenkschonenden Positionen. Ebenfalls können Massagen, Lymphdrainagen und Wärmeanwendungen hilfreich sein. Eine Kolonmassage hilft bei Schmerzen durch Obstipation.

Die Atemtherapie und die entsprechenden Hilfsmittel werden näher in ➤ Kap. 10 erörtert. Die medikamentöse Schmerztherapie wird in ➤ Kap. 11 behandelt.

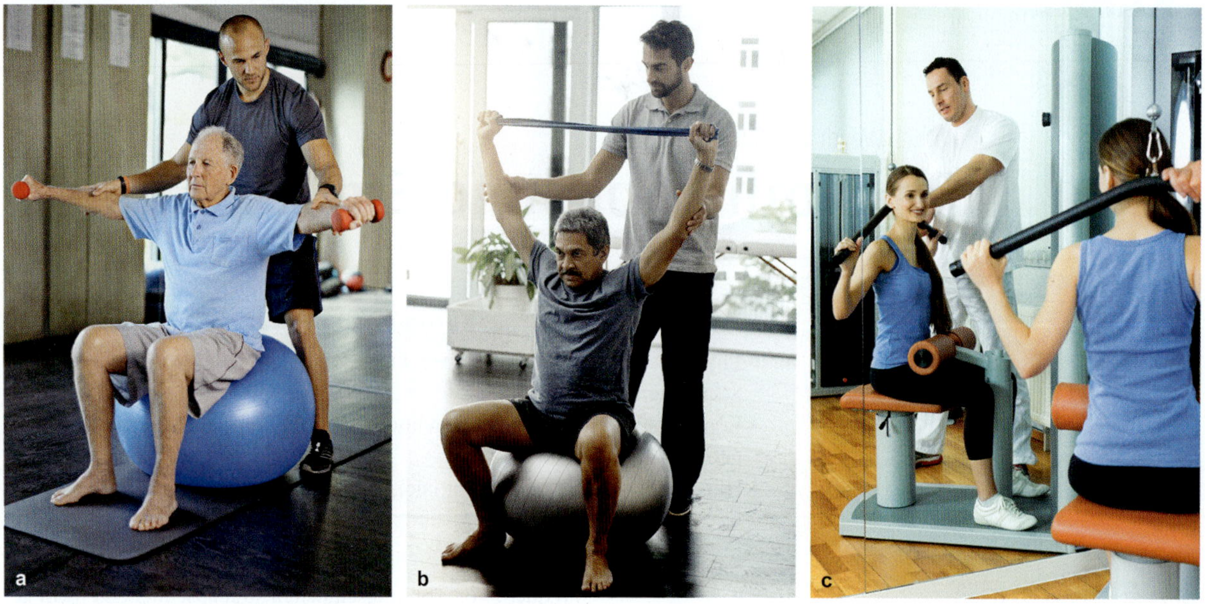

Abb. 8.1 Unterschiedliche Beispiele für Krafttraining [J787-183, J787-184]

8.2.1 Hilfsmittel zur Unterstützung der Beweglichkeit und Mobilität

Unterstützend für den Mobilitätserhalt und die Kompensation der progredienten Einschränkungen werden Hilfsmittel eingesetzt. Die Verordnung von Hilfsmitteln sollte stets vorausschauend und frühzeitig unter Berücksichtigung der fortschreitenden Symptome und eines möglicherweise langen Genehmigungsprozesses erfolgen. Spezialisierte Versorger können im Vorfeld beratend und unterstützend tätig werden. Bei der Koordination der komplexen Versorgung von ALS-Patienten konnten sich spezialisierte Netzwerke (z. B. Ambulanzpartner) bewähren.

Bei Rumpfinstabilität oder Schwäche der Kopfhaltung können **Orthesen** (Rumpforthese, Zervikalorthese) die Funktion erhalten oder die Haltefunktion kompensieren (➤ Abb. 8.2). Bei Kontrakturen können Lagerungsorthesen die Symptome lindern, z. B. bei Fingerbeugekontrakturen.

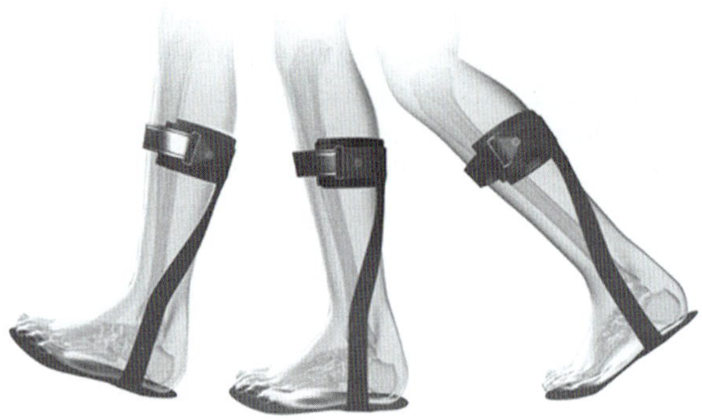

Abb. 8.2 Fußheberorthese [G1312]

Bei zunehmender Gangstörung können Gehstöcke oder Rollatoren verordnet werden, jedoch sind bei diesen Mobilitätshilfen der zeitliche Verlauf der Erkrankung und die Symptome (ausreichende Handkraft) zu beachten. **Elektrorollstühle** mit Sonderfunktionen (z. B. Steh- und Liegefunktion) verbessern die Mobilität und die Teilhabe am Leben unter Wahrung der Autonomie durch die eigenständige Steuerung. Diese ist dabei nicht gebunden an die Handfunktion, z. B. ist auch eine Kinn-/Kopf- oder Augensteuerung möglich. Auch kann eine Umfeldsteuerung (z. B. Lichtschalter, Fernseher) die Selbstständigkeit zusätzlich verbessern.

Ein **Bewegungstrainer** zur aktiven und passiven Beübung der Arme und Beine kann komplementär zur Physiotherapie eingesetzt werden. Neben der Stärkung der Muskulatur können Spastik und Muskelschmerzen reduziert und die Durchblutung verbessert werden.

8.3 Ergotherapie

Ergotherapie ist hilfreich bei Störungen manueller Funktionen und dient der Stärkung, Aufrechterhaltung und Kompensation feinmotorischer Leistungen (➤ Abb. 8.3). Sie trainiert alltagsrelevante Tätigkeiten und schult im Gebrauch von Hilfsmitteln. Hierdurch kann sich die Bereitschaft für die Annahme von Hilfsmitteln verbessern. Ein weiterer Einsatz ist die Kontrakturprophylaxe und -behandlung. Außerdem kann die ergotherapeutische Behandlung kognitives Training umfassen.

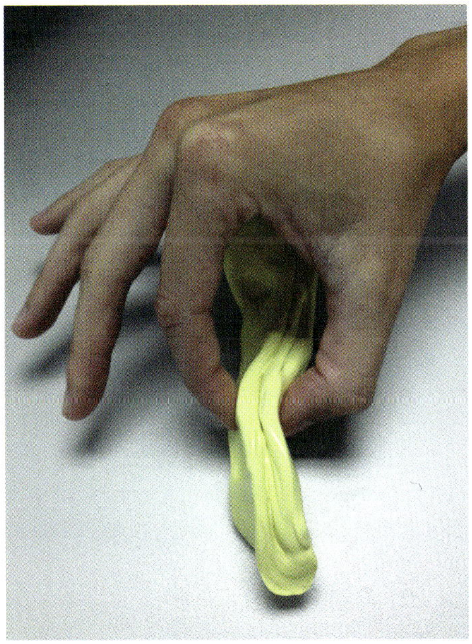

Abb. 8.3 Ergotherapie mit propriozeptivem Training (Beispiel) [G1313]

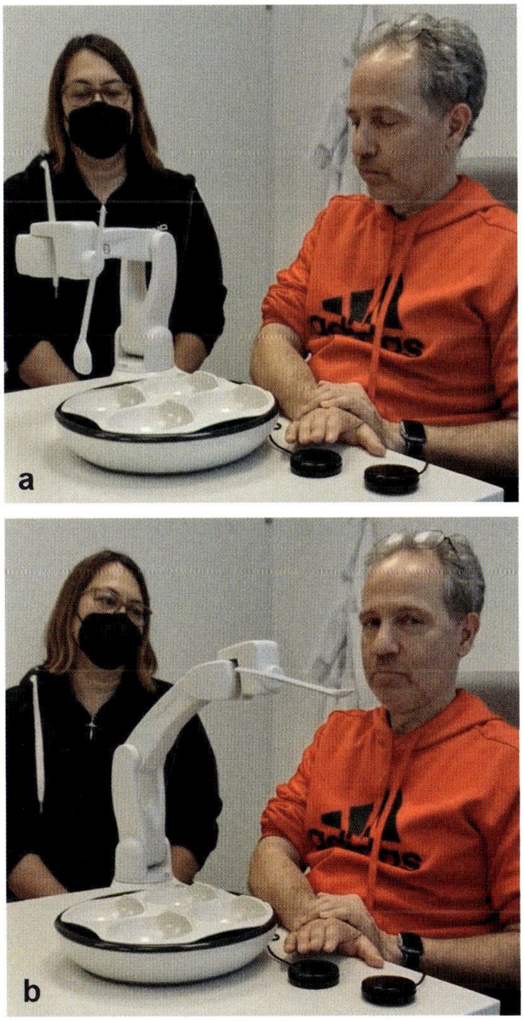

Abb. 8.4 Mahlzeitenroboter [M1363]

8.3.1 Hilfsmittel zur Unterstützung der Hand- und Armfunktion

Bei Verlust der Hand- und Armfunktion können Hilfsmittel den Verlust der Autonomie in gewissen Situationen kompensieren.

Ein Mahlzeitenroboter (➤ Abb. 8.4a, b) oder Armunterstützungssysteme können eingesetzt werden, um eine weitestgehend unabhängige Nahrungsaufnahme zu erreichen. Für komplexere Greif- und Haltefunktion gibt es einen Roboterarm, der meistens in Kombination mit dem elektrischen Rollstuhl eingesetzt wird.

LITERATUR

Arbesman M, Sheard K. Systematic Review of the Effectiveness of Occupational Therapy - Related Interventions for People With Amyotrophic Lateral Sclerosis. American Journal of Occupational Therapy. 2013; 68: 20–26.

Bello-Haas VD. Physical therapy for individuals with amyotrophic lateral sclerosis: current insights. Degener Neurol Neuromuscul Dis. 2018; Jul 16;8 45–54. doi: 10.2147/DNND.S146949. PMID: 30890895; PMCID: PMC6065609.

Clawson LL, Cudkowicz M, Krivickas L et al.; neals consortium. A randomized controlled trial of resistance and endurance exercise in amyotrophic lateral sclerosis. Amyotroph Lateral Scler Frontotemporal Degener. 2018; 19: 250–258.

Lisle S, Tennison M. Amyotrophic lateral sclerosis: the role of exercise. Curr Sports Med Rep. 2015 Jan; 14(1): 45–46. doi: 10.1249/JSR.0000000000000122. PMID: 25574882.

Maier A, Eicher C, Kiselev J et al. Acceptance of Enhanced Robotic Assistance Systems in People With Amyotrophic Lateral Sclerosis-Associated Motor Impairment: Observational Online Study. JMIR Rehabil Assist Technol. 2021 Dec 6;8(4): e18972. doi: 10.2196/18972. PMID: 34874891; PMCID: PMC8691409.

Maier A, Gaudlitz M, Grehl T et al. Use and subjective experience of the impact of motor assisted movement exercisers in people with amyotrophic lateral sclerosis: a multicenter observational study. Sci Rep. 2022 Jun 10;12(1): 9657. doi: 10.1038/s41598-022-13761-6. PMID: 35688956; PMCID: PMC9187150.

Merico A, Cavinato M, Gregorio C et al. Effects of combined endurance and resistance training in Amyotrophic Lateral Sclerosis: A pilot, randomized, controlled study. Eur J Transl Myol. 2018; Mar 23;28(1): 7278. doi: 10.4081/ejtm.2018.7278. Erratum in: Eur J Transl Myol. 2018; Sep 20;28(3): 7842. PMID: 29686818; PMCID: PMC5895987.

Meyer R, Spittel S, Steinfurth L et al. Patient-Reported Outcome of Physical Therapy in Amyotrophic Lateral Sclerosis: Observational Online Study. JMIR Rehabil Assist Technol. 2018 Nov 12;5(2): e10099. doi: 10.2196/10099. PMID: 30425026; PMCID: PMC6256108.

Zucchi E, Vinceti M, Malagoli C et al. High-frequency motor rehabilitation in amyotrophic lateral sclerosis: a randomized clinical trial. Ann Clin Transl Neurol. 2019; Mar 18;6(5): 893–901. doi: 10.1002/acn3.765. PMID: 31139687; PMCID: PMC6529833.

Zügel M, Weydt P. Sport und Bewegung bei Patienten mit seltenen neurodegenerativen Erkrankungen: Was ist zu viel, was ist zu wenig? Deutsche Zeitschrift für Sportmedizin. 2015; 66. Jahrgang 11/2 015.

KAPITEL

9 Ernährung und Kommunikation

Patrick Weydt und Sarah Bernsen

Kernaussagen

- Gewichtsverlust und ein niedriger BMI sind negative prognostische Faktoren.
- Eine hochkalorische Ernährung kann die Prognose gerade bei rascher Progression verbessern.
- Die perkutane endoskopische Gastrostomie (PEG) verbessert die Lebensqualität und kann durch die positive Beeinflussung des Gewichtsverlusts und die Vermeidung von Aspirationen das Überleben verlängern.
- Der frühe Einsatz von Kommunikationshilfen ist zu empfehlen.

9.1 Einleitung

Gewicht, Energiemetabolismus und Ernährung scheinen bereits vor dem Auftreten der ersten motorischen Symptome einen Einfluss auf die Entwicklung und den Verlauf der ALS zu haben. Oft ist der Kalorienbedarf von ALS-Patienten höher als bei gesunden Personen, u. a. durch einen gesteigerten Ruheenergieumsatz.

Die Ursache der Stoffwechselstörung mit Hypermetabolismus, die bei einem Großteil der ALS-Patienten vorliegt, ist bislang nicht eindeutig geklärt. Der Hypothalamus, als einer der zentralen Impulsgeber für die Nahrungsaufnahme, scheint neben anderen Mechanismen bereits im frühen Krankheitsstadium beteiligt zu sein. Ebenfalls tragen Dysphagie, vermehrte Atemarbeit bei respiratorischer Insuffizienz sowie reduzierter Appetit zum Gewichtsverlust bei und führen zusammen mit dem Muskelverlust zu Kachexie.

9.2 Körpergewicht und Ernährung

Ein niedriger Body-Mass-Index (BMI) < 18,5 kg/m^2 bei Diagnosestellung oder im Verlauf und ein rascher Gewichtsverlust sind negative prognostische Faktoren. Gewichtszunahme untergewichtiger Patient*innen und das Halten von Gewicht führen folglich zu einer verbesserten Prognose, ohne dass die zugrunde liegenden Mechanismen verstanden wären. Die regelmäßige Kontrolle von Körpergewicht und BMI hilft, den Überblick zu bewahren und frühzeitig bei beginnendem Gewichtsverlust zu intervenieren. Sollte es zu Schwierigkeiten kommen, das Gewicht zu halten, kann neben **hochkalorischer supplementärer Trinknahrung** eine **Ernährungsberatung** hilfreich sein.

Die momentane Datenlage reicht nicht aus, um eine klare Empfehlung für eine bestimmte Ernährungsform, die Bevorzugung eines Grundnährstoffs (Fette, Proteine, Kohlenhydrate) oder für spezielle Nahrungsergänzungsmittel auszusprechen. Fettreiche Ernährung kann vorteilhaft sein, größere Untersuchungen hierzu stehen aus. Die Ernährung sollte ausgewogen sein und Obst und Gemüse beinhalten. Die Supplementation von spezifischen Vitaminen und Mineralien ist nur bei nachgewiesenem Mangel erforderlich.

MERKE
Ein Gewichtsverlust ist ein ungünstiger prognostischer Faktor. Es konnte bislang kein eindeutiger Vorteil für eine bestimmte Kostform gefunden werden. Ziel ist die Vermeidung von Untergewicht und Gewichtsverlust.

9.3 Schluckstörungen und PEG

Schluckstörungen beeinflussen die adäquate Nahrungs- und Flüssigkeitsaufnahme, erhöhen das Risiko für eine Aspirationspneumonie und sind somit eines der potenziell lebenslimitierenden Symptome der ALS.

Die frühesten geschilderten Symptome sind neben einer vermehrten Anstrengung beim Kauen und Schlucken, mehrfaches Nachschlucken durch Residuen/Fremdkörpergefühl und

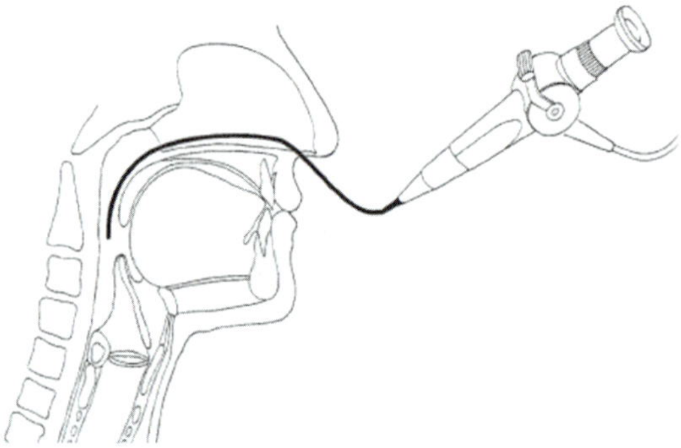

Abb. 9.1 FEES-Untersuchung: Einführen des Endoskops über die Nase [R308]

ein Verschlucken/Husten v. a. bei trockenen und krümeligen Konsistenzen oder bei Flüssigkeiten. Eine Schluckstörung kann bei einem Teil der Patienten u. a. aufgrund einer verminderten pharyngealen Sensibilität („stille Aspiration") subjektiv unbemerkt stattfinden.

MERKE

Schluckstörungen mit Störungen durch verzögerten oralen Bolustransport, pharyngeale Residuen, Penetration und Aspiration können alle Phasen des Schluckakts betreffen. Die Schluckstörungen werden nicht immer vom Patienten bemerkt oder berichtet!

Durch die Schluckstörung und eine reduzierte Schluckfrequenz kommt es zu einer **Pseudohypersalivation,** welche als sehr beeinträchtigend wahrgenommen wird. Therapieoptionen bei Sialorrhö ➤ Kap. 11.

Die wesentliche Therapie und Beurteilung des Ausmaßes der Schluckstörung erfolgt über die **Logopädie** mit dem Erlernen von restituierenden und im Verlauf zunehmend kompensatorischen Verfahren zur Verbesserung des Schluckakts. Hilfreich kann neben der klinischen Schluckuntersuchung die flexible endoskopische Evaluation des Schluckakts (FEES) sein (➤ Abb. 9.1). Die FEES ist eine komplikationsarme Untersuchung und kann bei bulbären Symptomen auch ohne die Angabe spezifischer Schluckstörungen angeboten (Screening) und im Verlauf der Erkrankung zur Anpassung der Therapie wiederholt werden (➤ Abb. 9.2).

Bei zunehmenden Schluckstörungen erfolgt zur Sicherung einer adäquaten Nahrungsaufnahme die Kostanpassung, z. B. über Änderung der Konsistenz/Vermeidung spezifischer Nahrungsmittel. Zusätzlich kann hochkalorische Trinknahrung, insbesondere bei Gewichtsverlust, verordnet werden.

Die Indikation zur Anlage einer perkutanen endoskopischen Gastrostomie (**PEG,** ➤ Abb. 9.3) besteht bei zunehmender Gewichtsabnahme, Dehydratation/Malnutrition, Leidensdruck durch die progrediente Schluckstörung oder Aspirationsgefahr.

Die PEG sollte bereits frühzeitig angesprochen werden, um den Betroffenen ausreichend Bedenkzeit zu ermöglichen. Die Anlage einer PEG führt zu einem Überlebensvorteil, einer verbesserten Lebensqualität und wird im Nachhinein von den meisten Patienten als positiv bewertet.

Das perioperative Risiko steigt mit Abnahme der körperlichen, insbesondere respiratorischen Belastbarkeit, sodass die Anlage einer PEG nicht zu lange hinausgezögert werden sollte.

Die PEG-Anlage wird von den Betroffenen oft als ein negativer Meilenstein im Verlauf der ALS erlebt. Aufgrund der Invasivität der Maßnahme reagieren viele Patienten zurückhaltend auf dieses Thema. Eine Aufklärung, dass die Nahrungsaufnahme trotz PEG weiterhin eigenständig möglich ist, kann die Bereitschaft für eine PEG erhöhen. Essen ist durch die soziale Interaktion und den Genuss bei der Nahrungsaufnahme eng mit Lebensqualität verbunden, sodass Genussessen so lange wie möglich unter Berücksichtigung logopädischer Empfehlungen erhalten bleiben sollte.

Auch kann jederzeit die Entscheidung getroffen werden, die PEG nach entsprechenden Vorgaben und Wünschen der Patienten nicht mehr zu verwenden (➤ Kap. 12).

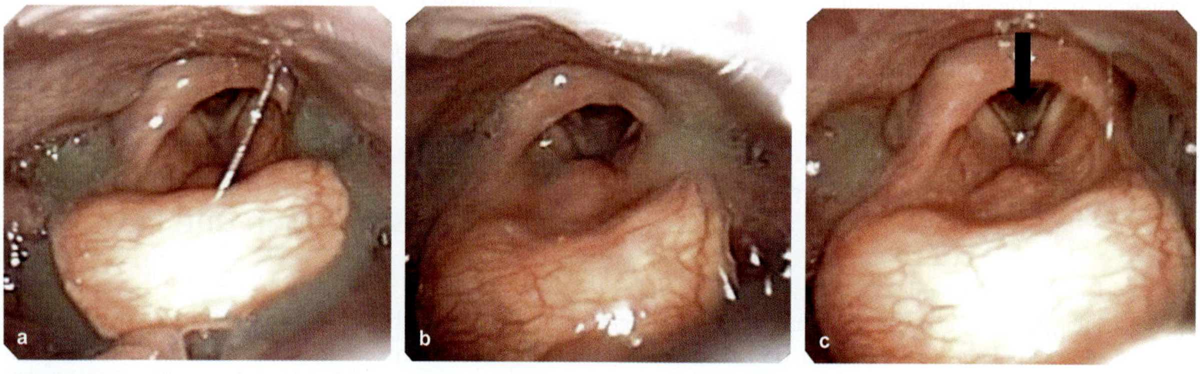

Abb. 9.2 FEES: **a** Pharyngeale Residuen, **b** Penetration und Aspiration, **c** Aspiration (Pfeil) [F730-002]

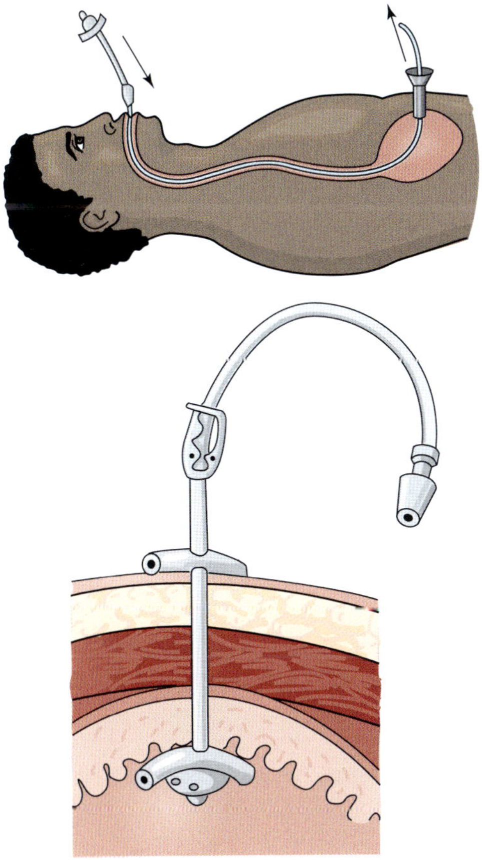

Abb. 9.3 Perkutane endoskopische Gastrostomie (PEG) [G1314]

9.4 Dysarthrie und Kommunikationshilfen

Sprechstörungen treten bei der ALS i. d. R. vor den Schluckstörungen auf. Die eingeschränkte Kommunikationsfähigkeit reduziert die Lebensqualität.

Maßnahmen zur Verbesserung der eingeschränkten Kommunikationsfähigkeit mit logopädischem Training sollten frühzeitig begonnen werden und den Einsatz und das Erlernen von Kommunikationshilfen einbeziehen. Mit der ALS und dem Krankheitsverlauf vertraute Therapeuten sind aufgrund der Kombination von progredienten Sprech- und Schluckstörungen vorteilhaft.

Der Gebrauch spezieller Hilfsmittel kann die Kommunikation erleichtern und wird von den Patienten meist sehr gut angenommen. Einfache Möglichkeiten sind: Schreibblöcke, handelsübliche Spielzeug-„Zaubertafeln", Alphabet-Tafeln oder Apps für das Smartphone. Komplexere Methoden reichen von

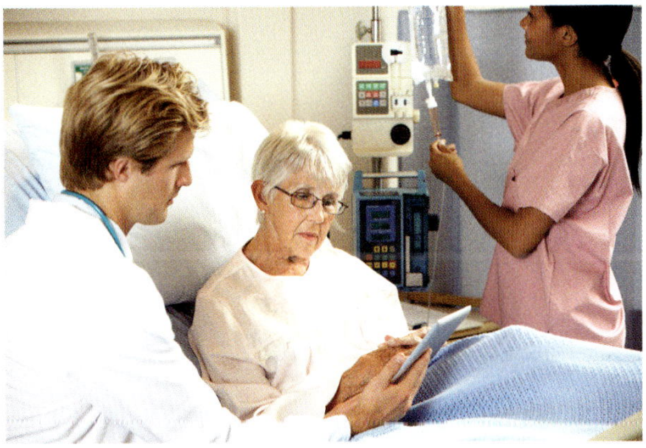

Abb. 9.4 Kommunikationshilfe mittels Tablet [J787-190]

Sprachtablets (Symbole und Tastatur) bis hin zu einer Kommunikation mit Augensteuerung (➤ Abb. 9.4). Unterstützend können Logopäden im Gebrauch der Kommunikationshilfen schulen. Ein experimenteller Ansatz im Forschungsbereich mit bislang wenigen Probanden sind endovaskulär implantierte Brain-Computer-Interface-Systeme.

Medikamentös können bei Leidensdruck durch die Dysarthrie, wenn auch nur mit vorübergehendem und eher geringem Effekt, Pyridostigmin oder Chinidin/Dextromethorphan eingesetzt werden (➤ Kap. 11).

LITERATUR

D'Amico E, Grosso G, Nieves JW et al. Metabolic Abnormalities, Dietary Risk Factors and Nutritional Management in Amyotrophic Lateral Sclerosis. Nutrients. 2021; Jun 30;13(7): 2273. doi: 10.3390/nu13072273. PMID: 34209133; PMCID: PMC8308334.

Kellogg J, Bottman L, Arra EJ et al. Nutrition management methods effective in increasing weight, survival time and functional status in ALS patients: a systematic review. Amyotroph Lateral Scler Frontotemporal Degener. 2018; Feb;19(1–2): 7–11. doi: 10.1080/21678421.2017.1360355. Epub 2017 Aug 11. PMID: 28799809.

Lindner-Pfleghar B, Schradt F, Weydt P. ALS Praxisbuch: Möglichkeiten logopädischer Therapie bei Amyotropher Lateralsklerose Schulz-Kirchner Verlag, Idstein, 2018.

Ludolph AC, Dorst J, Dreyhaupt J et al.; LIPCAL-ALS Study Group. Effect of High-Caloric Nutrition on Survival in Amyotrophic Lateral Sclerosis. Ann Neurol. 2020; Feb;87(2): 206–216. doi: 10.1002/ana.25661. Epub 2020 Jan 6. Erratum in: Ann Neurol. 2020 Sep;88(3):646. PMID: 31849093.

Oxley TJ, Yoo PE, Rind GS et al. Motor neuroprosthesis implanted with neurointerventional surgery improves capacity for activities of daily living tasks in severe paralysis: first in-human experience. Journal of NeuroInterventional Surgery. 2021; 13: 102–108.

Park Y, Park J, Kim Y et al. Association between nutritional status and disease severity using the amyotrophic lateral sclerosis (ALS) functional rating scale in ALS patients. Nutrition. 2015; Nov–Dec;31(11–12): 1362–1367. doi: 10.1016/j.nut.2015.05.025. Epub 2015 Jul 6. PMID: 26429656.

KAPITEL

10 Atemtherapie

Patrick Weydt und Sarah Bernsen

Kernaussagen

- Ateminsuffizienz ist das lebensbegrenzende Symptom der ALS.
- Diagnostische Methoden zur Erfassung der respiratorischen Insuffizienz können volitional und nichtvolitional erfolgen.
- NIV verbessert als symptomatische Therapie die Lebensqualität und verlängert die mittlere Überlebenszeit.
- Qualifiziertes Sekretmanagement umfasst Sekretreduktion, manuelle und apparative Verfahren zur Sekretmobilisation und -expektoration.
- Eine vorausschauende und rechtzeitige Therapieplanung und -einleitung unter Berücksichtigung der individuellen Therapiewünsche ist sinnvoll und notwendig.

10.1 Einleitung

Im Verlauf der Erkrankung kommt es bei den meisten Patienten zu einer neuromuskulären restriktiven Atemstörung, seltener tritt sie als erstes Krankheitssymptom bei der axialen/thorakalen Verlaufsform auf.

Die sich entwickelnde Ateminsuffizienz ist einer der wesentlichen Gründe für die schlechte Prognose der ALS. Die respiratorischen Symptome mindern die Lebensqualität und werden durch die Hyperkapnie und/oder Hypoxämie im Rahmen der alveolären Hypoventilation verursacht. Die chronisch progrediente respiratorische Verschlechterung kann durch Sekretverhalt, Aspirationen und Atemwegsinfekte akut exazerbieren.

Eine frühzeitige Festlegung der Therapieziele und -wünsche sollte in Zusammenhang mit einer vorausschauenden Therapieplanung erfolgen. Die **zentralen Therapieelemente** sind Heimbeatmung, Sekretmanagement und Infektprophylaxe.

Die oftmals begleitende Luftnot geht mit Ängsten und Panikattacken einher, welche symptomatisch behandelt werden sollten.

10.2 Hintergrund

Die Atem- und Atemhilfsmuskulatur sind als Willkürmuskulatur ebenfalls von der neurogenen Muskelatrophie betroffen. Der wichtigste inspiratorische Atemmuskel ist das Zwerchfell, welches neben den Mm. intercostales externes bis zu 80–90 % der Atemarbeit leistet.

Durch die progrediente Muskelatrophie sind Kraft und Ausdauer der Atem- und Atemhilfsmuskulatur beeinträchtigt. Dies führt zu einer verminderten Ventilation der Lunge. Ursache ist der Verlust von Vorderhornzellen im zervikalen Myelon mit Axonverlust im N. phrenicus, Plexus cervicalis und den Interkostalnerven.

Im Gegensatz zu der pulmonalen hypoxämischen Insuffizienz, kommt es bei der ventilatorischen Insuffizienz zu einem Anstieg des Kohlendioxid-/CO_2-Partialdrucks (pCO_2) im Blut, initial ohne Abfall des Blutsauerstoffgehalts. Durch die alveoläre Hypoventilation kommt es im Verlauf ebenfalls zu einer Störung der O_2-Aufnahme mit Abfall des Sauerstoffpartialdrucks (pO_2), sodass zuletzt eine respiratorische Globalinsuffizienz vorliegt.

Hierdurch kommt es zu Veränderungen des Säure-Basen-Haushalts im Blut mit respiratorischer Azidose, welche metabolisch vornehmlich durch Bikarbonatretention kompensiert wird. Bei akut-auf-chronischen Verschlechterungen, z. B. im Rahmen eines pulmonalen Infekts, oder durch das Voranschreiten der Grunderkrankung kommt es zu einem Versagen der Kompensationsmechanismen. Die kompensatorische Erhöhung der Atemfrequenz/Hyperventilation tritt nicht regelhaft auf und ist durch die limitierte Kraft und Ausdauer der Atemmuskulatur begrenzt.

10.3 Symptome

Die ersten Zeichen und Symptome der neuromuskulär bedingten Hypoventilation treten tagsüber bei vermehrter körperlicher Belastung auf und nachts als nicht mehr erholsamer Schlaf. Im Liegen trägt das Zwerchfell die Hauptlast der Atemarbeit und kann aus mechanischen Gründen durch die Atemhilfsmuskulatur weniger unterstützt werden. Dies kann im Verlauf zu Orthopnoe mit zunehmender Hochlagerung des Oberkörpers beim Schlafen führen.

Die REM-Schlafphase ist die erste veränderte Schlafphase durch die generalisierte Absenkung des Muskeltonus. Durch das wiederholte Aufwachen, welches oft nicht erinnert wird, sowie durch den Anstieg des pCO_2 wird der Nachtschlaf fragmentiert und wenig erholsam. Mit Fortschreiten der Erkrankung kommt es nach Ausdehnung auf weitere Schlafphasen zu einer Hyperkapnie am Tag, welche nicht mehr durch aufrechte Körperposition und Unterstützung der Atemhilfsmuskulatur korrigiert werden kann.

Beschwerden und klinische Zeichen der neuromuskulären Ventilationsstörung (chronische ventilatorische Insuffizienz):

- Durchschlafstörungen/fragmentierter Nachtschlaf
- Müdigkeit, Benommenheit, Tagesschläfrigkeit, Fatigue
- Unsystematischer Schwindel, Übelkeit, Appetitverlust
- CO_2-assoziierte Vasodilatation mit morgendlichen Kopfschmerzen, peripheren Ödemen
- Tachypnoe, Dyspnoe, Orthopnoe, Tachykardie, paradoxe Atmung, Zyanose
- Depressionen, Angst, Panikattacken
- Verminderte Belastbarkeit, Verschlechterung des Allgemeinzustands

Luftnot wird als erstes Symptom bei vermehrter Belastung berichtet, später auch in Ruhe oder beim Sprechen und im Liegen mit paradoxer Atmung (➤ Abb. 10.1).

10.4 Diagnostik

Die Symptome der Hypoventilation sind gerade zu Beginn unspezifisch und werden von Patienten unterschiedlich wahrgenommen und berichtet. Neben der gezielten Anamnese und der klinischen Untersuchung/Beobachtung sind diagnostische Tests zur Einschätzung des Ausmaßes der Einschränkungen und zum Einleiten therapeutischer Maßnahmen hilfreich.

Bei den in der diagnostischen Routine gängigen Untersuchungen für die Funktions- und Kraftmessung der Atemmuskulatur sind die Behandelnden auf die Mitarbeit des Patienten angewiesen. Schwierigkeiten in der Durchführung können bei bulbären Symptomen mit abgeschwächtem Mundschluss auftreten.

Auch kann durch die rasche körperliche Erschöpfung bei neuromuskulären Erkrankungen die Untersuchbarkeit des Patienten eingeschränkt sein.

10.4.1 Vitalkapazität (VC)

Die Vitalkapazität ist ein Globaltest zur Beurteilung der diaphragmatischen Funktion und ein unabhängiger Prädiktor für eine kurze Überlebenszeit bei Abnahme unter den nicht pathologischen Grenzwert. Dabei wird die Volumendifferenz zwischen maximaler In- und Exspiration gemessen. Die Sollwerte werden nach Alter, Geschlecht und Körpergröße korrigiert. Die VC kann in verschiedenen Formen gemessen werden, z. B. inspiratorische, exspiratorische oder forcierte VC.

Bei der ALS wird häufiger die slow VC (SVC) verwendet, die im Gegensatz zur forcierten VC (FVC) das exspiratorische Volumen ohne forcierte Ausatemmanöver misst. Das langsame Ausatmen ist für die Patienten weniger anstrengend und einfacher umzusetzen.

Auf eine Atemmuskelschwäche weist eine VC < 80 % oder eine Differenz > 20 %, gemessen zwischen der VC in aufrechter Position und der VC liegend (➤ Tab. 10.1), hin. Bereits ab einer Vitalkapazität < 70 % kann eine REM-Schlaf-assoziierte Hypoventilation auftreten; Störungen in anderen Schlafstadien kommen bei einer VC ≤ 50 % vor. Hypoventilationsassozi-

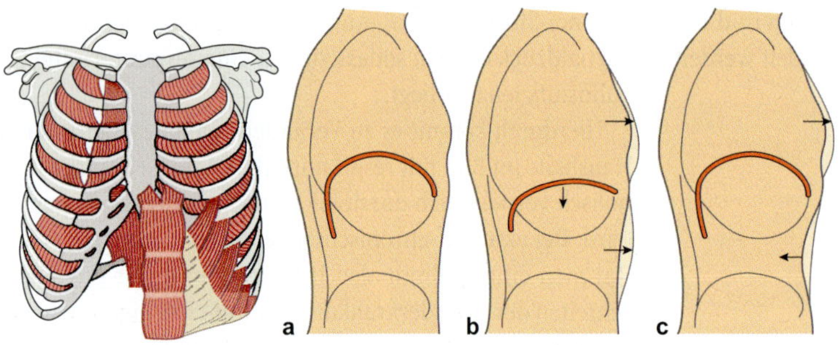

Abb. 10.1 Normale und paradoxe Atmung [G236-004]

Tab. 10.1 Grenzwerte Vitalkapazität

Test	Nicht pathologischer Grenzwert
VC	Aufrecht > 80 % Liegend > 80 % der VC aufrecht
VC = Vitalkapazität	

ierte Symptome am Tag zeigen sich spätestens ab einer VC < 20–40 %.

10.4.2 Maximaler in- und exspiratorischer Mundverschlussdruck (MIP/MEP)

Messungen der maximalen in- und exspiratorischen Atemkraft oder des maximalen in- und exspiratorischen Mundverschlussdrucks (MIP bzw. MEP) korrelieren gut mit der VC. MIP und MEP haben eine gute prädiktive Vorhersagekraft hinsichtlich des Überlebens bei ALS und können sensitiver als die FVC eine nächtliche Hypoventilation durch atemmuskuläre Schwäche aufzeigen. Die Grenzwerte sind alters- und geschlechtsabhängig.

Sowohl bei der Messung des MIP/MEP als auch der VC ist eine Nasenklammer für die Messung erforderlich (➤ Abb. 10.2).

Sollte aufgrund einer Mundschlussparese die Untersuchung der VC oder MIP/MEP nicht möglich sein, kann alternativ der **Short Nasal Inspiratory Pressure** (SNIP) gemessen werden (➤ Tab. 10.2).

Der SNIP ist ein guter Indikator für eine beginnende Atemmuskelschwäche im Frühstadium der Erkrankung und zeigt diese früher als die FVC an. Auch ist der SNIP ein besserer prognostischer Marker als die FVC für die Endpunkte Tracheostomie oder Tod.

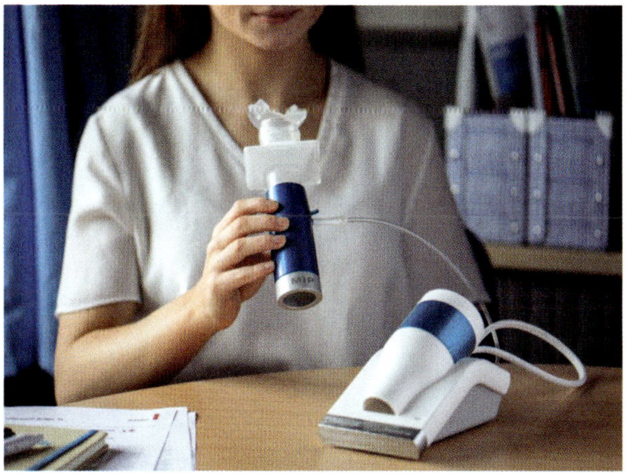

Abb. 10.2 Messung der Atemmuskulatur [V802]

Tab. 10.2 Grenzwerte MIP/MEP und SNIP

Test	Nicht pathologischer Grenzwert
MIP (cmH_2O)	F: > 60 bzw. 62–0,5 × Alter M: > 70 bzw. > 62–0,15 × Alter
MEP (cmH_2O)	F: > 70 bzw. > 95–0,57 × Alter M: > 100 bzw. > 117–0,83 × Alter
SNIP	F: > 60 M: > 70
MIP = maximaler inspiratorischer Mundverschlussdruck, MEP = maximaler exspiratorischer Mundverschlussdruck, SNIP = Short Nasal Inspiratory Pressure, F = Frauen, M = Männer	

Tab. 10.3 Grenzwert PCF

Test	Nicht pathologischer Grenzwert
PCF (l/min)	> 270
PCF = Peak Cough Flow	

MERKE

Für alle diagnostischen Methoden ist die Verwendung einer Nasenklammer notwendig, mit Ausnahme des SNIP.

10.4.3 Hustenspitzenstoß (Peak Cough Flow, PCF)

Der zunehmende Verlust der Atemmuskelkraft geht mit einem reduzierten Hustenstoß und verminderter bronchialer Sekret-Clearance einher.

Die exspiratorische Muskelkraft kann neben MEP auch über den Hustenstoß mittels Peak-Flow-Meter (➤ Abb. 10.3) gemessen werden. Ein abgeschwächter Hustenstoß liegt bei Werten < 270 l/min vor, < 160 l/min ist keine effektive Sekretreinigung mehr möglich (➤ Tab. 10.3). Der PCF konnte auch in einer Untersuchung frühzeitig die Indikation für eine mechanische Atemunterstützung erkennen.

Nichtvolitionale Messverfahren (mitarbeitsunabhängig) können bei uneindeutigen Befunden oder limitierenden Faktoren wie orofazialen Paresen eingesetzt werden.

10.4.4 Sonografie

Mittels Sonografie (Ultraschall) kann das Diaphragma einfach untersucht werden (➤ Kap. 5.4.2). Beurteilt werden morphologische (Diaphragmadicke) und funktionelle (Veränderungen der Dicke während In- und Exspiration/Dickenzunahme) Aspekte.

Der N. phrenicus kann ebenfalls mit Ultraschall untersucht werden (➤ Abb. 10.4) und zeigt analog zu anderen motorischen Nerven eine Atrophie. Eine bessere Aussage über das Ausmaß der respiratorischen Funktionsstörung gibt die motorische Neurografie des N. phrenicus. Diese korreliert mit VC und SNIP, reduzierte Amplituden können auf eine nächt-

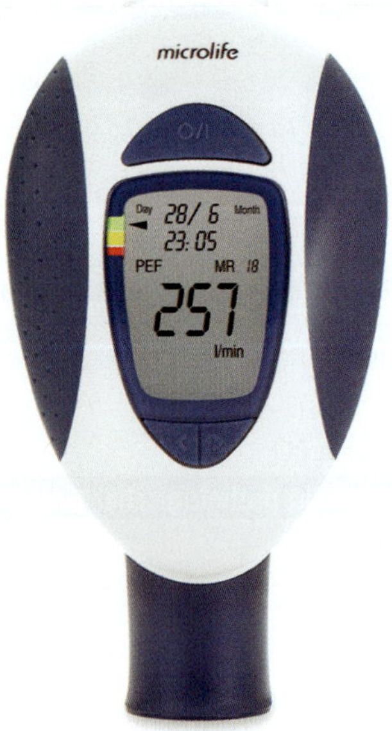

Abb. 10.3 Peak-Flow-Meter [V1049]

liche Hypoventilation hinweisen und sind ein unabhängig negativer prognostischer Prädiktor. Im klinischen Alltag haben diese Untersuchungen jedoch wenig Bedeutung.

10.4.5 Polysomnografie (PSG)

Sollten anamnestisch, in der klinischen oder apparativen Untersuchung Hinweise für eine beginnende respiratorische Insuffizienz vorliegen, ist die weiterführende Abklärung in einem Schlaflabor mittels Polysomnografie mit transkutaner CO_2-Messung indiziert.

Bei der **Schlaflabordiagnostik** wird untersucht auf:

- REM-schlafabhängige CO_2-Retention
- Obstruktives Schlaf-Apnoe-Syndrom (OSAS)
- Fragmentierung des Nachtschlafs
- Verringerter Tiefschlafanteil
- Reduktion des REM-Schlafanteils

Eine frühmorgendliche Basenabweichung > 4 mmol/l (Norm ± 3) in der Blutgasanalyse (metabolische Kompensationsmechanismen) ist unabhängig prädiktiv für die nächtliche Hypoventilation.

Aufgrund der Kompensation mittels Tachypnoe/Hyperventilation und der aufrechten Position ist die BGA über den Tag nicht aussagekräftig für die nächtliche Hyperventilation im Frühstadium einer neuromuskulären Atemstörung. Bei einer schweren chronischen respiratorischen Insuffizienz kann die BGA bereits tagsüber verändert sein.

10.5 Therapie

Während **Physiotherapie** mit Atemmuskeltraining die Zwerchfellkraft nachweislich verbessert, wird die elektrische **Zwerchfellstimulation,** insbesondere bei fortgeschrittenen respiratorischen Symptomen, ausdrücklich **nicht** empfohlen.

Die mechanische Verbesserung der alveolären Hypoventilation mittels außerklinischer nichtinvasiver Ventilation (NIV) ist die **Behandlungsmethode der Wahl.**

Die Infektprophylaxe mit Impfungen gemäß Ständiger Impfkommission (STIKO) gegen Pneumokokken und Influenza sowie SARS-CoV-2 sollte erfolgen. Pulmonale Infekte sollten stets frühzeitig antibiotisch therapiert werden.

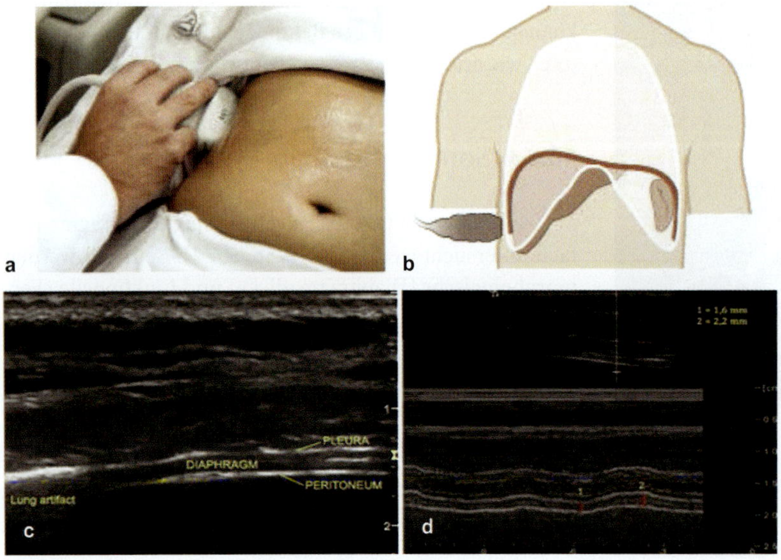

Abb. 10.4 Untersuchung des Diaphragmas mit Ultraschall a, b: [H383-003]; c, d: [H017-004]

10.5.1 Nichtinvasive Beatmung (NIV)

Die NIV ist als lebensverlängernde Maßnahme in der Therapie einer neuromuskulären Ateminsuffizienz nachweislich bewährt. Die NIV ist bei ALS eine symptomorientierte Therapieoption mit Verbesserung der gesundheitsbezogenen Lebensqualität, der subjektiven und objektiven Schlafqualität und Fatigue (kurzfristig und im längeren Verlauf). Auch können sich Tagesmüdigkeit, Luftnot und depressive Symptome verbessern. Das Spontanatmungsintervall wird nach Anwendung positiv beeinflusst. Es kommt u. a. zu einer verbesserten Atemmechanik, einer Zunahme der muskulären Kraft und Ausdauer und ein Re-Setting des Atemzentrums für CO_2.

Die Therapie kann jederzeit verlassen werden, wenn die individuellen Therapieziele hierdurch nicht erreichbar sind.

Objektiv definierte Kriterien zur Einleitung einer NIV sind:

1. Symptome einer schlafbezogenen Atmungsstörung oder der Nachweis einer signifikanten muskulären Atemschwäche (VC < 50 % des Sollwerts, MIP < 60 cmH_2O) und
2. Vorliegen mind. 1 der folgenden Kriterien (https://register.awmf.org/de/leitlinien/detail/020-008):
   - Tageshyperkapnie ($PaCO_2 \geq 45$ mmHg)
   - Nächtliche Hyperkapnie ($PaCO_2 \geq 45$ mmHg (suggestiv: Bikarbonaterhöhung am Tag oder $PtcCO_2 \geq 50$ mmHg über 30 min)
   - Nächtlicher Anstieg des $PtcCO_2 > 10$ mmHg über den Basal- bzw. Tageswert
   - Rasche Reduktion der VC im Verlauf > 10 % innerhalb 3 Mon.

Kontraindikationen:

1. Persistierende Enge der oberen Atemwege
2. Instabile Kiefer- oder Mittelgesichtsfrakturen
3. Unkontrollierbare bronchiale Hypersekretion
4. Dauerhaft ineffektiver Hustenstoß trotz technischer Hilfsmittel

Relative Kontraindikationen:

1. Schwere Dysphagie
2. Primäre Notwendigkeit einer 24-h-Beatmung

Eine Anpassung der Beatmungsparameter und die Einweisung des Patienten und der Angehörigen in die Handhabung erfolgen stationär unter polysomonografischer und kapnometrischer Kontrolle, ebenso Kontrollen der Beatmungseinstellung. Ziel ist die Normokapnie, jedoch sollte dies angepasst werden an Nebenwirkungen und die Akzeptanz der Therapie. Patienten mit bulbären Symptomen haben häufiger Probleme mit der Maskenanpassung, jedoch ist aufgrund der klaren Symptomverbesserung immer ein Versuch gerechtfertigt.

Sollte, was meist der Fall ist, keine relevante Hypoxie vorliegen, ist die Sauerstoffgabe in der Nacht nicht indiziert und sollte nur sehr zurückhaltend oder gar nicht verordnet werden, da der Atemstimulus hierdurch reduziert wird. **Meist ist bei der ALS eine Sauerstoffgabe nur im palliativen Setting sinnvoll.**

Die NIV kann Nebenwirkungen haben, u. a. kommt es zu einem trockenen Hals, Gesichtsschmerzen bis hin zu Druck-

AUS DER PRAXIS

ALS mit thorakalem Beginn

Ein 63-jähriger Patient bemerkt seit etwas mehr als 1 J. eine zunehmende Leistungsminderung. Er habe zunehmend Luftnot, könne nur noch ein geschränkt längere Strecken laufen und komme nur schwer die Treppen hoch. Nachts schlafe er mit aufrechtem Oberkörper. Eine kardiologische und pulmologische Abklärung habe keine sichere Ursache feststellen können, eine Sauerstofflangzeittherapie wurde verschrieben. Im Verlauf kam es zu einer Schwäche im linken Bein, sodass eine neurologische Vorstellung erfolgte. Neurologisch fanden sich eine Fußheberparese bds. (linksbetont) sowie gesteigerte Muskeleigenreflexe mit verbreiterten Reflexzonen und Faszikulationen an Arm- und Beinmuskeln.

Die Kreatinkinase und insbesondere das Troponin T waren erhöht (Kreatinkinase 580 U/l, Troponin T 161 ng/l), welches bei normwertigem Troponin I als Ausdruck der neuromuskulären Erkrankung eingeordnet wurde.

Die Diagnose einer Motoneuronerkrankung mit thorakalem/axialem Beginn wurde gestellt. Der Patient profitierte sehr von der Einleitung einer NIV-Therapie mit nun erholsamem Schlaf.

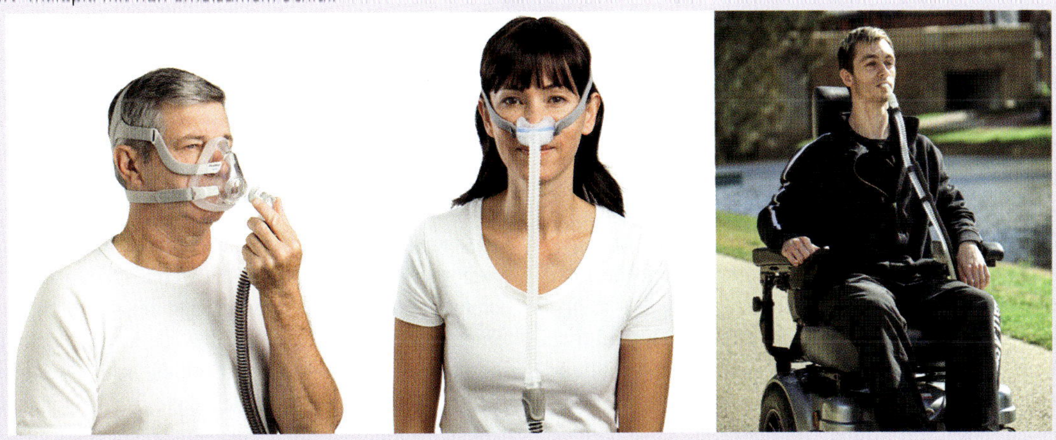

Verschiedene Masken für die nichtinvasiven Beatmung [V081-002]

stellen, Ein- und Durchschlafstörungen, Übelkeit, Blähungen und Augenreizungen.

Diese unerwünschten Effekte nehmen im Verlauf meist ab, können aber auch persistieren oder sich verschlimmern. Hier ist zwischen Nutzen und Nebenwirkungen der Therapie individuell abzuwägen.

Bei einer längeren Beatmungsdauer (> 16 h/d) sollte ein zweites Gerät verordnet werden, leistungsstarke Akkus sichern die Mobilität am Tag.

Die Möglichkeit einer NIV-Behandlung sollte frühzeitig mit dem Patienten besprochen werden.

Eine NIV für 24 h ist grundsätzlich möglich und sollte bei entsprechendem Wunsch einer invasiven Beatmung bei ALS vorgezogen werden. Diese Entscheidung bedingt einen ausgesprochen hohen Pflegeaufwand mit intensiviertem Monitoring.

10.5.2 Invasive Beatmung/Tracheotomie

Die Indikation zu einer invasiven Ventilation (IV) mittels Tracheotomie besteht u. a. bei unzureichender Therapie der Hypoventilation trotz optimierter Anpassung der NIV-Parameter, fehlender Toleranz oder Kontraindikationen für eine NIV oder gescheitertem NIV-Versuch nach Tubusbeatmung. Außerdem gibt es die palliative Tracheotomie als Maßnahme beim Versagen des nichtinvasiven Sekretmanagements bei schwerer pharyngealer und trachealer Sekretverlegung mit Aspirationsgefahr.

Die IV darf nicht gegen Patientenwunsch/-verfügung erfolgen. Die Entscheidung sollte bereits früh im Krankheitsverlauf thematisiert werden, um ausreichend Zeit für eine unabhängige Willensbildung entsprechend der spezifischen Lebenssituation und den persönlichen Einstellungen und des Wertegefüges zu finden. Insbesondere können somit Notfallintubationen vermieden und bei entsprechender Entscheidung frühzeitig eine elektive operative Tracheostomaanlage mit außerklinischem Beatmungsplatz geplant werden. Eine Beatmung im häuslichen Umfeld kann ebenfalls mit einem qualifizierten 24-h-Intensivpflegedienst erfolgen. Ein effektives Sekretmanagement ist Bestandteil jeder Beatmungsform (➤ Kap. 10.5.3). Ebenfalls ist beim Verzicht auf invasive Maßnahmen rechtzeitig eine gute palliativmedizinische Versorgung zu etablieren. Sollte es dennoch zu einer Intubation kommen, kann auf (ggf. mutmaßlichen) Wunsch des Patienten grundsätzlich auch ein (palliatives) Weaning erfolgen.

Im Sinne der Entscheidungsautonomie kann nach entsprechend formuliertem Patientenwillen jede Beatmungsform (NIV und IV) bei palliativer Weiterbehandlung wieder beendet oder ausgesetzt werden.

Risiken der Tracheostomaanlage und der IV sind u. a. Infektionen, Trachealverletzungen und Stenosen, Fistelbildungen, Verlegung oder Dislokation der Kanüle und Schmerzen. Sprechen ist unter bestimmten Voraussetzungen mit einer Sprechkanüle möglich.

Tab. 10.4 Sekretolyse und Sekretexpektoration

	Medikamentös	Mechanisch
Sekretolyse	Vermehrte Flüssigkeitszufuhr Mukolytika: • ACC • Ambroxol Inhalation: • NaCl 3–6 % • Ipratropium/Salbutamol (obstruktiv)	Atemtherapie Klopfmassagen Lagerungsdrainage Hochfrequente Brustwandoszillation
Sekretexpektoration	–	Mechanischer In-/Exsufflator Absaugung

ACC = Acetylcystein, NaCl = Natriumchlorid

10.5.3 Sekretmanagement

Husten und Niesen sind wichtige Mechanismen, um die Atemwege von Bronchial- und Trachealsekret zu reinigen. Die Schwierigkeit, Rachensekret zu entfernen, ist ein belastendes Symptom für Patient*innen, das die Lebensqualität stark einschränken kann. Bei ineffektiver Reinigung durch den abgeschwächten Hustenstoß kann es zu Sekretobstruktion mit erhöhtem Infektionsrisiko kommen. Zudem wird das nicht entfernte Bronchial- und Trachealsekret zunehmend viskös und das Abhusten zusätzlich erschwert. Zum Erreichen einer verbesserten Sekretolyse und Sekret-Clearance/-expektoration werden mechanische und medikamentöse Therapien in Kombination eingesetzt (➤ Tab. 10.4).

Dysphagie und Sialorrhoe erhöhen zusätzlich das Risiko eines Sekretverhalts durch die ineffektive Kompensation bei Speichel- oder Nahrungsaspiration, verbunden mit dem Risiko einer Infektion und Bolusobstruktion. Therapiestrategien zur Sekretreduktion bei Dysphagie und Sialorrhoe werden in ➤ Kap. 9 und ➤ Kap. 11 besprochen.

10.5.4 Sekretolyse

Bei erhöhter Viskosität von Bronchial- und Trachealsekret können neben einer erhöhten Flüssigkeitszufuhr (ggf. über gastrale Sonde) Mukolytika eingesetzt werden. Inhalation mit Kochsalz oder Bronchodilatatoren bei obstruktiver Komponente können ebenfalls hilfreich sein.

Die Sekretmobilisation kann durch Lagerungsdrainage, Klopfmassagen oder externe Bauchpresse nichtmedikamentös physiotherapeutisch unterstützt werden. Ebenfalls kann die hochfrequente Brustwandoszillation bei ausgeprägten Symptomen eingesetzt werden (➤ Abb. 10.5). Diese Methoden der Sekretolyse und -mobilisation sollten jedoch nur eingesetzt werden, wenn das verflüssigte Sekret auch adäquat vom Betroffenen entfernt werden kann, d. h. es muss ein ausreichend effektiver Hustenstoß vorliegen.

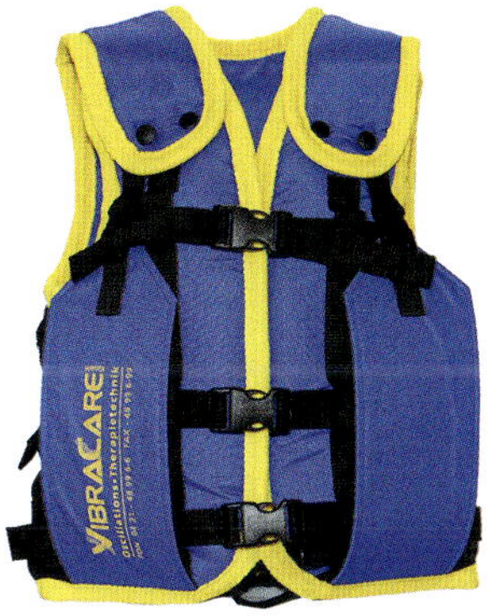

Abb. 10.5 VibraVest für die hochfrequente Brustwandoszillation [V922]

10.5.5 Sekretexpektoration

Die Expektoration kann durch die Kräftigung der Atemmuskulatur durch Physiotherapie verbessert werden (➤ Tab. 10.4). Beim Nachweis eines abgeschwächten Hustenstoßes und reduzierter Atemkraft, z. B. über PCF oder VC gemessen, kann zur Sekretmobilisation und -expektoration ein **mechanischer In-/Exsufflator** eingesetzt werden. Über positiv und negativ angelegte Drücke wird an den Atemwegen ein Hustenstoß simuliert. Durch tägliche präventive Verwendung wird durch die regelmäßige Sekretreinigung und Öffnung von Atelektasen Lungengewebe rekrutiert. Das Ergebnis ist eine erleichterte Atemarbeit und Pneumonieprophylaxe. Kontraindikationen sind u. a. Lungenemphysem, schwere Herzinsuffizienz und schweres Asthma bronchiale.

Invasiv beatmete Patienten können ebenfalls von einem mechanischem In-/Exsufflator profitieren benötigen aber regelhaft zusätzlich Absauggeräte.

Die Luftnot durch die vermehrte Atemanstrengung, oftmals begleitet von Panikattacken, kann mit Inhalation (z. B. Bronchodilatatoren wie Ipratropiumbromid/Salbutamol) oder mit Morphin/Anxiolytika (akut wirksame Morphinpräparate, Lorazepam/Midazolam) unterstützend symptomatisch behandelt werden. Eine Atemdepression durch die Sedierung ist als relevante Nebenwirkung zu beachten, kann aber im Rahmen eines palliativen Konzepts in Kauf genommen werden.

Akute Luftnot kann subjektiv auch bei **Laryngospasmen** auftreten, die wenige Sekunden bis Minuten anhalten können. Die Laryngospasmen werden von den Betroffenen als vital bedrohlich wahrgenommen. Trigger für das Auftreten sind gastroösophagealer Reflux, starke emotionale, gustatorische oder olfaktorische Reize oder Kälte.

Im Vordergrund der Therapie steht die Aufklärung des Patienten und eine ruhige und bewusste Atmung während der Attacke. Sollten die Laryngospasmen jedoch häufig auftreten und/oder werden sie als stark belastend empfunden, kann eine medikamentöse Therapie mit Protonenpumpenhemmern oder Prokinetika besprochen werden.

LITERATUR

Boentert M, Young P. Beatmung und Sekretmanagement bei amyotropher Lateralsklerose, Fortschr Neurol Psychiatr. 2016; 84: 640–650.

Gonzalez-Bermejo J, Morelot-Panzini C, Tanguy ML et al. Early diaphragm pacing in patients with amyotrophic lateral sclerosis (RespiStimALS): a randomised controlled triple-blind trial. Lancet Neurol. 2016; 15, 1217–1227.

Kabitz HJ, Walterspacher S, Mellies U et al. Empfehlungen der Deutschen Atemwegsliga zur Messung der Atemmuskelfunktion. Pneumologie. 2014; 68: 307–314.

Lyall RA, Donaldson N, Polkey MI et al. Respiratory muscle strength and ventilatory failure in amyotrophic lateral sclerosis. Brain. 2001; Oct;124(Pt 10): 2000–2013. doi: 10.1093/brain/124.10.2000. PMID: 11571218.

Pinto S, Pinto A, de Carvalho M. Phrenic nerve studies predict survival in amyotrophic lateral sclerosis. Clin Neurophysiol. 2012; Dec;123(12): 2454–2459. doi: 10.1016/j.clinph.2012.05.012. Epub 2012 Jul 3. PMID: 22762911.

Radunovic A, Annane D, Rafiq MK et al. Mechanical ventilation for amyotrophic lateral sclerosis/motor neuron disease. Cochrane Database Syst Rev. 2017; 10: CD004427

Sancho J, Servera E, Banuls P, Marin J. Effectiveness of assisted and unassisted cough. capacity in amyotrophic lateral sclerosis patients. Amyotroph Lateral Scler Frontotemporal Degener. 2017; 18: 498–504.

Sancho J, Servera E, Diaz JL et al. Home tracheotomy mechanical ventilation in patients with amyotrophic lateral sclerosis: causes, complications and 1 -year survival. Thorax. 2011; 66: 948–952.

Spittel S, Maier A, Kettemann D et al. Non-invasive and tracheostomy invasive ventilation in amyotrophic lateral sclerosis: Utilization and survival rates in a cohort study over 12 years in Germany. Eur J Neurol. 2021 Apr;28(4): 1160-1171. doi: 10.1111/ene.14647. Epub 2020 Dec 16. PMID: 33210770.

Tilanus TBM, Groothuis JT, TenBroek-Pastoor JMC et al. The predictive value of respiratory function tests for non-invasive ventilation in amyotrophic lateral sclerosis. Respir Res. 2017; Jul 25;18(1): 144. doi: 10.1186/s12931-017-0624-8. PMID: 28743265; PMCID: PMC5526316.

Windisch W, Dreher M, Geiseler J et al.; für die Leitliniengruppe „Nichtinvasive und invasive Beatmung als Therapie der chronischen respiratorischen Insuffizienz". S2k-Leitlinie: Nichtinvasive und invasive Beatmung als Therapie der chronischen respiratorischen Insuffizienz – Revision 2017 [Guidelines for Non-Invasive and Invasive Home Mechanical Ventilation for Treatment of Chronic Respiratory Failure - Update 2017]. Pneumologie. 2017; Nov;71(11): 722–795. German. doi: 10.1055/s-0043-118040. Epub 2017 Nov 13. PMID: 29139100.

Zoccolella S, Capozzo R, Quaranta VN et al. Reduction of Sniff Nasal Inspiratory Pressure (SNIP) as an Early Indicator of the Need of Enteral Nutrition in Patients with Amyotrophic Lateral Sclerosis. Brain Sci. 2021; Aug 20;11(8): 1091. doi: 10.3390/brainsci11081091. PMID: 34439710; PMCID: PMC8392198.

KAPITEL

11 Symptommanagement

Patrick Weydt und Sarah Bernsen

Kernaussagen

- Schmerzen sind ein vernachlässigtes Symptom der ALS. Sie treten aus unterschiedlichen Gründen bei > 50 % der Patient*innen auf.
- Muskelkrämpfe und Spastik können mit verschiedenen Medikamenten behandelt werden. Einige davon, wie medizinisches Cannabis, werden im Off-Label-Bereich eingesetzt.
- Sekretmanagement und -mobilisation sind wichtig zur Vermeidung von Komplikationen wie Aspirationspneumonien. Hier stehen medikamentöse und apparative Methoden zur Verfügung.

11.1 Einleitung

Neben den fortschreitenden motorischen Einschränkungen kommt es bei ALS-Patienten zu weiteren Beschwerden, die direkte oder indirekte Folgen der ALS-Erkrankung sind. Durch eine Reduktion der belastenden Symptome kann die Lebensqualität oftmals deutlich verbessert werden.

11.2 Schmerzen, Muskelkrämpfe und Spastik

Die ALS wird primär als schmerzlose Erkrankung dargestellt, was jedoch nicht immer zutrifft. Im Krankheitsverlauf können 56–85 % der ALS-Patienten an Schmerzen leiden. Ein häufig beklagtes Symptom von Patienten sind Schmerzen die durch Muskelverspannung, Fehlhaltungen und Kontrakturen, durch Inaktivitätsatrophie, Muskelkrämpfe und Spastik entstehen. **Muskuloskelettale und nozizeptive Schmerzen** können physiotherapeutisch mit Lockerungsübungen oder manueller Therapie gelindert werden, auch helfen konventionelle Schmerzmittel nach dem WHO-Stufenschema. Schwieriger ist oftmals die Behandlung der Muskelkrämpfe und der Spastik. Während bei manchen Betroffenen nur leichte oder flüchtige Muskelkrämpfe bestehen, liegt bei anderen ein erheblicher Leidensdruck vor.

Bei Spastik sind therapeutische Hilfsmittel zur Lockerung der Muskulatur (z. B. Bewegungstrainer) hilfreich ergänzend zur regulären Physiotherapie. Medikamentöse Ansätze zur Behandlung der Spastik sind in ➤ Tab. 11.1 zusammengestellt.

11.2.1 Muskelkrämpfe

Zur Therapie von Muskelkrämpfen kann neben dem verbreiteten, aber oftmals wenig wirksamen Magnesium, das Medikament Chinin eingesetzt werden. Pridinol gehört zur Wirkstoffgruppe der zentral wirksamen Muskelrelaxanzien und ist zur Behandlung zentraler und peripherer Muskelkrämpfe zugelassen. Eine weitere meist gut verträgliche Option ist medizinisches Cannabis, wie z. B. Nabiximols. Seltener genutzte Optionen sind Natriumkanalblocker wie Mexiletin oder Ranolazin. Diese sind jedoch, ebenso wie medizinisches Cannabis, für diese Indikation nicht ausdrücklich zugelassen. Die verfügbare Evidenz ist begrenzt.

11.2.2 Spastik

Medizinisches Cannabis kann bei schmerzhafter Spastik off-label verordnet werden und wird in den aktuellen DGN-Leitlinien empfohlen (Nabiximols). Die Kostenübernahme muss separat mit der Krankenkasse (Stand 01/2024) geklärt werden. Medizinisches Cannabis wirkt nicht nur antispastisch, sondern auch schlafregulierend und schmerzlindernd. Dies wurde durch eine gute Annahme und Zufriedenheit von Patient*innen bestätigt. Darüber hinaus wurde in tierexperimentellen Studien ein günstiger Effekt auf den Verlauf der ALS gezeigt. Der appetitsteigernde Effekt kann zusätzlich genutzt werden.

Tab. 11.1 Medikamentöse Therapie von Spastik und Crampi

Indikation	Substanz	Dosis	Zusatzinformation
Spastik	**Baclofen**	Zieldosis 15–100 mg/d auf 3 ED	Langsame Eindosierung, häufige Nebenwirkung Müdigkeit
	Tizanidin	Beginn mit 2–4 mg 3 ×/d, max. 24 mg/d	Langsame Eindosierung, häufige Nebenwirkung Müdigkeit
	Botulinumtoxin	Abhängig vom Muskel	Armspastik: nur Abobotulinumtoxin zugelassen Off-Label-Einsatz bei anderen Körperregionen
	4-Aminopyridin	Fampridin Lösung 2 % (20 mg/ml)	Besserung der Gehfähigkeit bei Spastik, Beurteilung des Effekts nach 2–4 Wo.; absetzen, wenn keine Wirkung erkennbar
Spastik u. Crampi	**Pridinol**	3 mg, max. 3 ×/d	Kontraindikationen: Glaukom, Harnverhalt, Herzrhythmusstörungen
	Medizinisches Cannabis (u. a. Nabiximols, Dronabinol)	Gemäß Fachinformation, Titration sinnvoll	Off-Label-Einsatz, appetitanregend, Beginn abends bei Müdigkeit als Nebenwirkung
	Levetiracetam (a) Brivaracetam (b)	Bis zu 3000 mg/d (a) Bis zu 200 mg/d (b)	Müdigkeit, Schwindel, langsam eindosieren, Brivaracetam evtl. mit weniger zentralen Nebenwirkungen
Crampi	**Magnesium**	3 × 300 mg/d	Wenig Nebeneffekt, selten ausreichende Wirksamkeit
	Chininsulfat	1–2 Tbl. zur Nacht	Off-Label-Einsatz, Nebenwirkungen: u. a. Herzrhythmusstörungen, Hautausschlag, Durchfall, Kopfschmerzen
	Mexiletin	2 × 150 mg/d	Off-Label-Einsatz, Thrombozytopenie (selten)
	Carbamazepin	200 mg bis 3 ×/d	Off-Label-Einsatz zur Reduktion vonFaszikulationen, Hyponatriämie
	Ranolazin	375/500/750 mg 2 ×/d	Off-Label-Einsatz

Für den Einsatz von Cannabis zur Behandlung der Spastik bei ALS-Patienten gibt es unterstützend eine Studie, die die Reduktion der Spastik für den Einsatz bei ALS-Patienten nachweisen konnte und somit den frühen Einsatz rechtfertigt. Ähnlich hochwertige Studien liegen für die konventionell und breit eingesetzten Medikamente Baclofen und Tizanidin nicht vor, obwohl diese für die Indikation zugelassen sind.

Für die symptomatische Behandlung der Spastik konnten kleinere Fallserien und Beobachtungen auch einen möglichen Effekt von Levetiracetam und Brivaracetam aufzeigen. Zur Behandlung der fokalen Spastik kann der Einsatz von Botulinumtoxin sinnvoll sein. Tolperison wird bei der ALS aufgrund einer eingeschränkten Zulassung (Spastizität bei Schlaganfall) und den bekannten Nebenwirkungen (Überempfindlichkeitsreaktionen) nur noch vereinzelt off-label eingesetzt.

11.3 Sekretmanagement

Durch die reduzierte Schluckfrequenz bei einem Bulbär- oder Pseudobulbärsyndrom kommt es zu einer oft sehr belastenden Sialorrhoe bzw. Pseudohypersalivation. Diese kann mit verschiedenen medikamentösen Maßnahmen, meist im Off-Label-Use, behandelt werden. Der führende pharmakologische Wirkmechanismus ist anticholinerg und die Optionen reichen von sublingual applizierten Atropin-Tropfen bis hin zur Botulinumtoxin-Behandlung der Speicheldrüsen (➤ Tab. 11.2). Ultima Ratio, da nicht reversibel, ist die Bestrahlung der Speicheldrüsen.

Seltener wird über störende Mundtrockenheit geklagt, welche mit Speichelersatzmitteln als Spray behandelt werden kann. Mundtrockenheit und Pseudohypersalivation können paradoxerweise auch gemeinsam auftreten.

Auch eine zunehmende Viskosität des Trachealsekrets wird als belastend empfunden und kann nur schwer abgehustet werden, meist durch einen begleitend vorliegenden abgeschwächten Hustenstoß. Hier sollte auf eine ausreichende Flüssigkeitsaufnahme geachtet werden. Mukolytika (z. B. ACC 600 mg 1 ×/d) können helfen, das Sekret zu lösen, sollten aber nur bei effektiver Sekretclearance eingesetzt werden. Das Problem der Hustenschwäche sollte, wenn nicht spontan berichtet, aktiv erfragt und untersucht werden. Oft wird ein relevantes Hustendefizit vom Patienten selbst nicht berichtet und bemerkt. Zur Unterstützung des Hustenstoßes kann ein sog. Hustenassistent (z. B. Cough Assist) eingesetzt werden. Bei sehr zähem Sekret kann die Kombination aus Hustenassistent und Inhalation mit Kochsalzlösung (NaCl) hilfreich sein (0,9 % oder 6 % NaCl; ➤ Kap. 10).

Tab. 11.2 Therapiemöglichkeiten bei Pseudohypersalivation

Substanz	Dosis	Zusatzinformation
Atropin-Tropfen 0,05 %	1 Trpf./d, bei Bedarf bis max. 12°Trpf./d s.l.	Gut steuerbar durch kurzfristige, lokale Speichelreduktion
Scopoderm TTS	1 mg/72h	Pflaster, allergische Hautreaktion möglich
Amitryptilin	25 mg abends, aufdosierbar bis 3 × 50 mg/d	Antidepressive Wirkung mit höherer Dosierung Kann sedierend/schlaffördernd wirken QTc-Zeit beachten Tropfen u. Tabletten
Ipatropium-bromid-Spray 0,25 /0,5 %	Bei Bedarf bis 20 Hübe/d	Muss in Apotheke hergestellt werden Vorteil: lokale Anwendung
Pirenzepin	25–50 mg, max. 3 ×/d	Kopfschmerzen, Sehstörungen, gastrointestinale Beschwerden
Botulinumtoxin	Incobotulinumtoxin A 100 MU alle 3 Mon. in Glandula parotis u. submandibularis	Schluckstörung als seltene Nebenwirkung, nicht gut steuerbar
Bestrahlung der Kopfspeicheldrüsen	6–8 Gy/Seite	Nicht überall verfügbar, irreversibel

Tab. 11.3 Medikamentöse Optionen bei Dysarthrie

Substanz	Dosis	Zusatzinformation
Physostigmin	Aufdosieren bis 4 × 60 mg nach Fachinformation	Faszikulationen u. Sialorrhö können verstärkt werden
Dextro-methorphan-hydrobromid/ Chinidinsulfat-Suspension	20 mg/10 mg	In Deutschland nur über Spezialapotheken verfügbar QTc-Verlängerung möglich Kontraindikation: gleichzeitige Behandlung mit MAO-Hemmern o. serotonerge Medikamente

11.3.1 Dysarthrie

Medikamentöse Therapieansätze zur Verbesserung der **Sprechstörung/Dysarthrie** mit Physostigmin oder Chinidin/Dextromethorphan haben einen begrenzten und transienten Effekt (➤ Tab. 11.3). Physostigmin hat zusätzlich durch die Nebenwirkungen einen begrenzten Einsatzbereich, v. a. bei bulbär betonter Dysarthrie. Chinidin/Dextromethorphan kann eine gering bis mittelgradig ausgeprägte Dysarthrie geringfügig verbessern und ist in Amerika zur Behandlung der motorischen Disinhibition zugelassen.

Bei hochgradiger Dysarthrie und Anarthrie ist eine medikamentöse Therapie nicht mehr sinnvoll.

11.3.2 Laryngospasmen

Laryngospasmen können häufig eine Ursache für eine akute Dyspnoe sein und als sehr beängstigend erlebt werden. Auslöser sind sehr unterschiedliche emotionale Reize, u. a. gastroösophagealer Reflux, oder kalte Temperaturen. Hier hilft die Aufklärung des Patienten und ggf. ein pragmatischer Therapieversuch mit Protonenpumpenhemmern (z. B. Pantoprazol 20–40 mg/d) oder Prokinetika (z. B. MCP 10 mg bis 1–3 ×/d).

11.4 Depression und Verhaltensstörungen

Die Diagnose oder die zunehmenden körperlichen Einschränkungen können akute Belastungsreaktionen bis hin zu depressiven Störungen bedingen. Dies betrifft dabei nicht nur allein den Patienten, sondern auch sein soziales Umfeld. Neben depressiven Symptomen können Ängste und Panikattacken im gesamten Krankheitsverlauf auftreten. Medikamentös werden in den Leitlinien unter Beachtung von Komorbiditäten und Begleitsymptomen Antidepressiva empfohlen. SSRI wie Sertralin (50–150 mg/d) und Citalopram (20–40 mg/d) sind bei begleitenden Angstattacken und Panikstörungen sinnvoll, bei Schlafstörungen und Unruhe kann Mirtazapin 7,5–45 mg off-label zur Nacht hilfreich sein, mit dem hier positiven Nebeneffekt der möglichen Appetit- und Gewichtssteigerung. Die anticholinerge Wirkung von Amitryptilin 25 mg bis 3 × 50 mg/d mit einem positiven Effekt auf die Pseudohypersalivation kann neben der antidepressiven Wirkung ebenfalls gezielt genutzt werden. Amitryptilin und Duloxetin 30 mg/d oder 60 mg/d sind bei einem generalisierten Schmerzsyndrom vorteilhaft. Pregabalin kann bei neuropathischen Schmerzen und Angstsymptomen additiv oder allein eingesetzt werden.

Nicht zu verwechseln mit einer Depression ist eine häufig vorliegende erhöhte Affektdurchlässigkeit/**pseudobulbärer Affekt** mit pathologischem Lachen und Weinen. Hier ist i. d. R. keine stimmungsmodulierende Therapie erforderlich. Für die Angehörigen und den Patienten ist es oft entlastend, dass sie die Ursache der verstärkten Emotionalität einordnen können. Bei großem Leidensdruck kann off-label medikamentös interveniert werden. Entweder ebenfalls mit einem SSRI wie Citalopram oder Amitryptilin oder auch mit einer Kombination aus Chinidinsulfat 10 mg/Dextramethorphan 20 mg 2 ×/d, die sich ebenfalls positiv auf die pseudobulbäre Sprechstörung auswirken kann (➤ Kap. 11.3.1). Beim letztgenannten Präparat besteht die Gefahr der QTc-Zeit-Verlängerung, Schwindel und

Kopfschmerzen sind häufig und auf eine Hypokaliämie und Hypomagnesiämie sollte geachtet werden.

Kognitive Störungen und Verhaltensstörungen können bei ALS-Betroffenen bis hin zum Vollbild einer frontotemporalen Demenz auftreten. Hier steht therapeutisch die Ergotherapie mit kognitivem Training im Vordergrund. Bei starker Unruhe oder Aggressivität können, wenn nötig, niedrig dosiert Neuroleptika wie Risperidon), Melperon oder Quetiapin eingesetzt werden (➤ Kap. 15).

LITERATUR

Bedlack RS, Pastula DM, Hawes J, Heydt D. Open-label pilot trial of levetiracetam for cramps and spasticity in patients with motor neuron disease. Amyotroph Lateral Scler. 2009; Aug;10(4): 210–215. doi: 10.1080/17482960802430773. PMID: 18821142.

Brooks BR, Miller RG, Swash M, Munsat TL., World Federation of Neurology Research Group on Motor Neuron Diseases, 2000. El Escorial revisited: revised criteria for the diagnosis of amyotrophic lateral sclerosis. Amyotroph Lateral Scler Other Motor Neuron Disord. 2000; 1: 293–299.

Chiò A, Mora G, Lauria G. Pain in amyotrophic lateral sclerosis. Lancet Neurol. 2017; Feb;16(2): 144–157.doi:10.1016/S1474–4422(16)30358-1. Epub 2016 Dec 8. pMID:27964824.

Meyer T, Funke A, Münch C et al. Real world experience of patients with amyotrophic lateral sclerosis (ALS) in the treatment of spasticity using tetrahydrocannabinol:cannabidiol (THC:CBD). BMC Neurol. 2019 Sep 7;19(1): 222. doi: 10.1186/s12883-019-1443-y. PMID: 31493784; PMCID: PMC6732193.

Riva N, Mora G, Soraru G et al. The canals study: a randomized, double-blind, placebo-controlled, multicentre study to assess the safety and efficacyon spasticity symptoms of a cannabis sativa extract in motor neuron disease patients; Amyotrophic lateral sclerosis and frontotemporal degeneration. Lancet Neurol. 2019; Feb;18(2): 155–164. doi: 10.1016/S1474–4422(18)30406-X. Epub 2018 Dec 13. PMID: 30554828.

Smith R, Pioro E, Myers K et al. Enhanced Bulbar Function in Amyotrophic Lateral Sclerosis: The Nuedexta Treatment Trial. Neurotherapeutics. 2017 Jul;14(3): 762–772. doi: 10.1007/s13311-016-0508-5.

Tabor Gray L, Locatelli E, Vasilopoulos T et al. Dextromethorphan/quinidine for the treatment of bulbar impairment in amyotrophic lateral sclerosis. Ann Clin Transl Neurol. 2023 Aug;10(8): 1296–1304. doi: 10.1002/acn3.51821.

KAPITEL

12

Patrick Weydt und Sarah Bernsen

Terminalphase der ALS

Kernaussagen

- Ängste und Depressionen kommen bei ALS-Betroffenen häufig vor.
- Eine Patientenverfügung sollte frühzeitig besprochen, formuliert und im Verlauf aktualisiert werden.
- Die Linderung belastender Symptome und die Verbesserung der Lebensqualität sind Ziele der Palliativmedizin.

12.1 Einleitung

Die schwerwiegende Prognose der ALS und die damit verbundenen rasch zunehmenden Einschränkungen von Autonomie und Lebensqualität können für Betroffene und Angehörige eine anhaltende und schwere psychische Belastung darstellen. Die konstante Änderung sowie die Verschlechterung der Symptome erschweren das Verarbeiten und die Anpassung an die Situation.

Die Planung und Begrenzung von Therapiewünschen und das Aufzeigen alternativer Behandlungsmöglichkeiten von belastenden Symptomen z. B. durch palliativmedizinische Maßnahmen sollte frühzeitig stattfinden.

12.2 Depressive Symptome und adaptive Prozesse

Ängste, Wut, Trauer, Depression und **Panikattacken** können zu jedem Zeitpunkt im Krankheitsverlauf auftreten. Insbesondere in der Zeit nach Diagnosestellung ist das Risiko für Depression und Suizid erhöht. Die Prävalenz von Depressionen ist hoch und liegt bei etwa 34 %, jedoch ist der Anteil schwerer depressiver Syndrome mit 0,08 % gering. Aufmerksamkeit und Bewusstsein für depressive Symptome ermöglichen eine rechtzeitige und adäquate Behandlung durch psychologische Intervention und Medikamente.

Antidepressive medikamentöse Therapiestrategien können unter Berücksichtigung des Nebenwirkungsspektrums einen therapeutischen Zusatznutzen erzielen, z. B. der anticholinerge Effekt trizyklischer Antidepressiva bei Sialorrhoe oder die schlaf- und appetitanregende Wirkung von Mirtazapin. Diese Effekte werden unabhängig vom Vorliegen einer Depression auch im Off-Label-Bereich genutzt.

Im Laufe der Erkrankung können sich für Patienten die individuelle Wahrnehmung und die subjektive Bedeutung von Lebensqualität durch adaptive Prozesse wandeln. Diese Anpassungsprozesse und die Akzeptanz der Erkrankung können durch psychotherapeutische Begleitung unterstützt werden.

Unabhängig von der Schwere der Krankheitssymptome und Funktionseinschränkungen berichten viele ALS-Patienten von einer guten oder zufriedenstellenden Lebensqualität, die auch in fortgeschrittenen Krankheitsphasen fortbesteht. Angehörige und Ärzte können die subjektiv empfundene Lebensqualität und das psychische Befinden Betroffener unterschätzen. Dies zeigt sich an invasiv beatmeten Patienten, die eine vergleichbare oder sogar höhere Lebensqualität im Vergleich zu unbeatmeten Patienten angeben, was aus ärztlicher Perspektive oft nicht so eingeschätzt wird.

Gleichwohl besteht bei etwa 10–20 % der Patienten ein Todeswunsch oder ein Wunsch nach Sterbehilfe, der nicht immer offen mit den behandelnden Ärzten kommuniziert wird und explizit erfragt werden sollte. Suizidale Gedanken oder vollendete Suizide sind häufiger als in der Gesamtbevölkerung. Aktivitäten, freundschaftliche und familiäre Beziehungen sind wesentliche stabilisierende Faktoren gegen das Gefühl von Einsamkeit und den Verlust von Lebenssinn. Umgekehrt kann die Sorge aufkommen, eine zu starke Belastung für die Angehörigen darzustellen.

Zu beachten ist, dass Angehörige, als wertvollste Ressource, ebenfalls oft an Ängsten und Depressionen leiden, verursacht durch Sorgen, Verlustängste und der physisch und psychisch belastenden Aufgaben. Es ist sinnvoll, ebenfalls bei den Angehörigen mögliche depressive Symptome und Belastungserleben zu erfragen. Strategien zur Selbstfürsorge, wie z. B. Wahrnehmung eigener Bedürfnisse und geplante Auszeiten von der häuslichen Pflege, können besprochen werden.

12.3 Advanced Care Planning

Die **Einstellung zu lebensverlängernden Maßnahmen** kann sich im Verlauf der Erkrankung ändern. Eine rechtzeitige Aufklärung und Planung (Advanced Care Planning) der vom Patienten gewünschten Therapien und Therapiebegrenzungen sollte bereits früh angesprochen und nach Bedarf aktualisiert werden.

Die umfassende Aufklärung über die Erkrankung sollte neben den zu erwartenden Einschränkungen die Erläuterung symptomatischer und palliativer Therapieansätze beinhalten. Ebenfalls sollte die Terminalphase der ALS besprochen und, wenn möglich, Ängste und Sorgen reduziert werden. Meistens ist dies durch die Überforderung des Patienten durch die Diagnosemitteilung und die Überflutung mit Informationen zu Beginn nicht immer umfassend möglich. Ein Aufschieben ist jedoch bei rascher Progressionsrate oder bereits stark fortgeschrittenen Symptomen nicht immer realisierbar. Vorzugsweise besteht eine kontinuierliche Anbindung an ein spezialisiertes Fachzentrum oder eine ALS-Ambulanz.

12.3.1 Patientenverfügung und Vorsorgevollmacht

Die **Patientenverfügung** sollte bereits früh in der Behandlung thematisiert und Unterstützung bei der Erstellung sowie bei offenen Fragen angeboten werden.

Relevante Punkte sind neben der Entscheidung hinsichtlich einer gewünschten Wiederbelebung/Reanimation der Wunsch oder der Ausschluss von künstlicher Ernährung und Beatmungsmaßnahmen (invasiv und nichtinvasiv) in bestimmten Situationen sowie die Dauer, für die diese lebenserhaltenden Maßnahmen gewünscht werden.

Eine fehlende spezifische Kommunikation im Vorfeld kann zur Überforderung der Behandler und Angehörigen im Notfall führen. Gelegentlich kommt es hierdurch zu Entscheidungen, die nicht dem Patientenwunsch entsprechen. Die klar formulierte und kommunizierte Patientenverfügung hilft, Unsicherheiten in Notfallsituationen zu vermeiden.

Die Einleitung lebensverlängernder Maßnahmen wie künstliche Ernährung oder Beatmung können meist rechtzeitig im Krankheitsverlauf mit dem Patienten besprochen und die Alternativen aufgezeigt werden. Notfallsituationen resultieren häufig aus einer hohen Ambivalenz des Patienten mit aufschiebendem Verhalten, Überforderung durch die rasche Symptomprogredienz oder fehlende regelmäßige Beratung zu diesem Thema.

Neben den möglichen Behandlungsangeboten sollte immer auch der Zeitpunkt einer möglichen elektiven Einstellung von getroffenen Maßnahmen besprochen werden. Die Patientenverfügung sollte immer unter der Berücksichtigung des klinischen Syndroms, kognitiver Einschränkungen/demenzielle Entwicklung, psychosozialen Ressourcen und persönlichen Wertvorstellungen erarbeitet werden. Die Möglichkeiten und auch die Grenzen der symptomatischen und palliativen Therapie sollten besprochen und verstanden sein.

Neben der Patientenverfügung empfiehlt es sich ebenfalls, eine **Vorsorgevollmacht** zu formulieren. Eine Vorsorgevollmacht benennt eine oder mehrere Personen, die im Namen und dem mutmaßlichen Willen des Vollmachtgebers folgend Entscheidungen treffen können, wenn dieser vorübergehend oder dauerhaft nicht mehr dazu fähig ist.

MERKE

Patientenverfügung und Vorsorgevollmacht (mit geringen Einschränkungen) sind auch ohne notarielle Beglaubigung gültig und können u. a. vom behandelnden Arzt bestätigt werden.

PRAXISTIPP

Speziell auf die Erkrankung ausgerichtete Vorlagen für eine Patientenverfügung und Vorsorgevollmacht finden sich u. a. auf der Website der ALS-Ambulanz der Charité:
als-charite.de/wp-content/uploads/2020/03/ALS-Ambulanz_Patientenverfuegung_V3_1_druck_02_FINAL.pdf

Die Linderung belastender Symptome wie Luftnot, Angst und Schmerzen sowie die Verbesserung der Lebensqualität sind Ziele der **Palliativmedizin.** Palliativmedizinische Angebote bestehen ambulant und stationär und unterstützen neben der vorausschauenden Therapieplanung die Unterstützung in Krisensituationen und die terminale Begleitung. Beispiele im ambulanten Bereich sind die spezialisierte ambulante Palliativversorgung (SAPV) und ambulante Hospizdienste, im stationären Bereich die Palliativstation und das Hospiz.

12.4 Sterbehilfe

Die lebensverlängernden Maßnahmen können jederzeit auf entsprechenden Wunsch oder nach formulierter Vorgabe des Patienten beendet werden und sollten, sofern möglich, palliativmedizinisch begleitet werden.

Der Oberbegriff **Sterbehilfe umfasst**

a) das Sterbenlassen durch Behandlungsverzicht (z. B. Unterlassen, Begrenzen oder Abbrechen lebenserhaltender oder -verlängernder Maßnahmen; frühere Bezeichnung: passive Sterbehilfe),

b) die indirekte Sterbehilfe (z. B. palliative Schmerzbehandlung mit Inkaufnahme eines (nicht intendierten) Lebensverkürzungsrisikos,
c) die Tötung auf Verlangen (aktive Sterbehilfe; absichtliche und aktive Beschleunigung oder Herbeiführung des Todeseintritts; im Gegensatz zur indirekten Sterbehilfe ist der Tod beabsichtigt) und
d) die Suizidhilfe (Hilfeleistung zur Selbsttötung, z. B. durch Beschaffung und Bereitstellung eines tödlichen Medikaments).

Aktive Sterbehilfe – also die Tötung auf Verlangen – ist in Deutschland nach dem Strafgesetzbuch StGB § 216 unter je dem Umstand verboten. **Passive** und **indirekte** Sterbehilfe sind in Deutschland legal und erlaubt. Das in Deutschland geltende Recht auf selbstbestimmtes Sterben schließt die Freiheit ein, sich das Leben zu nehmen. Ebenfalls ist die Beihilfe zur Selbsttötung unter bestimmten Voraussetzungen straflos.

12.4.1 Ärztlich assistierter Suizid

Das Verbot der Mitwirkung am assistierten Suizid ist seit 2021 aus der (Muster-)Berufsordnung der Ärzte und Ärztinnen gestrichen. Suizidbeihilfe wird jedoch von vielen Ärzten weiterhin nicht als ärztliche Aufgabe angesehen und dementsprechend nicht angeboten.

Eine respektvolle Auseinandersetzung und ein behutsamer Umgang mit dem Thema Suizid- und Sterbewunsch ist wichtig. Oftmals ist der geäußerte Wunsch **keine** Aufforderung an den Arzt/die Ärztin und kann implizit die Frage nach einer alternativen Behandlung des Leidens bedeuten und einen Kommunikationswunsch über die Ängste und Sorgen darstellen.

Die Sorge, eine Belastung zu sein, der zunehmende Autonomie- und Würdeverlust, einhergehend mit einer Abnahme des subjektiven Lebenssinns und die fehlende Aussicht auf Besserung, sind häufige Motive für einen Sterbewunsch. Dieses Nebeneinander von Sterbe- und Lebenswunsch wird als doppelte Bewusstheit bezeichnet, der Patient möchte **so** nicht mehr leben.

Es ist wichtig, dies mit dem Patienten zu thematisieren und alternative Optionen zur Leidensminderung aufzeigen. Dazu gehört eine umfassende Aufklärung über Möglichkeiten der Schmerz- und Symptomkontrolle und der Verzicht oder die Beendigung von lebenserhaltenden Behandlungsmaßnahmen, u. U. auch über die Option des freiwilligen Verzichts auf Essen und Trinken oder, in seltenen Fällen, der palliativen Sedierung. Auch können und sollten Kriseninterventionen durch Psychotherapeuten oder Seelsorgern angeboten werden.

12.4.2 Terminales Weaning

Die invasive Beatmung kann nach Berücksichtigung und Vorgabe des Patientenwunschs mit dem Wissen, in der Folge zu versterben, beendet werden. Bei der elektiven Beendigung der Beatmungstherapie handelt es sich um eine rechtlich akzeptierte Therapieoption und stellt keine Beihilfe zum Suizid dar. Der Patient verstirbt an der Schwere seiner Grunderkrankung.

Die palliativmedizinische Begleitung mit dem Ziel der Linderung und Symptomkontrolle steht im Vordergrund bei der Durchführung des terminalen Weanings (schrittweise Reduktion der Beatmung) oder der palliativen Extubation (Diskonnektion vom Beatmungsgerät).

Verfahrensbeispiele für das terminale Weaning bzw. die Sedierung (➤ Kap. 12.4.4) sind publiziert.

12.4.3 FVET

Der freiwillige und bewusste Verzicht auf Essen und Trinken (FVET; auch: „Sterbefasten") ist weder als Therapieverzicht noch als Suizid einzuordnen. FVET ist eine selbstbestimmte Entscheidung, um den Sterbeprozess zu beschleunigen, und sollte respektiert werden. FVET kann zur besseren Symptomkontrolle durch Aufnahme auf eine Palliativstation oder in adäquate spezialisierte ambulante Palliativversorgung unterstützt werden.

12.4.4 Palliative Sedierung

Die palliative Sedierung wird definiert als „*der überwachte Einsatz von Medikamenten mit dem Ziel einer verminderten oder aufgehobenen Bewusstseinslage und Reduktion der Symptomlast in ethisch akzeptabler Weise in anderweitig therapeutisch nicht zugänglichen Situationen*" (Alt-Epping 2010; Weixler 2016).

Die Sedierungstiefe sollte bei gleichzeitig angemessener Symptomkontrolle möglichst niedrig gehalten werden. Der Einsatz sedierender Medikamente sollte verhältnismäßig zur Intensität der Symptome sein. Die palliative Sedierung sollte erst als letzte Option beim Versagen aller anderen therapeutischen Optionen in der Terminalphase mit einer absehbaren Lebenserwartung von wenigen Stunden oder Tagen erwogen werden. Bei der palliativen Sedierung wird die Lebensverkürzung in Kauf genommen, aber nicht beabsichtigt. Die Maßnahme sollte mit dem Betroffenen und den Vertrauenspersonen besprochen sein.

LITERATUR

Alt-Epping B et al. Sedierung in der Palliativmedizin. Leitlinie für den Einsatz sedierender Maßnahmen in der Palliativversorgung. European Association for Palliative Care (EAPC). Schmerz 2010; 24: 342–354.

Cherny N, Radbruch L. EAPC recommended framework for the use of sedation in Palliative Care. Pall Med. 2009; 23(7): 581–559.

Deutsche Gesellschaft für Palliativmedizin (DGP). Positionspapier der Deutschen Gesellschaft für Palliativmedizin zum freiwilligen Verzicht auf Essen und Trinken, 16.10.2019. www.dgpalliativmedizin.de/category/167-stellungnahmen-2019.html?download=953.

Diaz JL, Sancho J, Barreto P et al. Effect of a short -term psychological intervention on the anxiety and depression of amyotrophic lateral sclerosis patients. J Health Psychol. 2016; 21: 1426–1435

Flemming K, Turner V, Bolsher S et al. The experiences of, and need for, palliative care for people with motor neurone disease and their informal caregivers: A qualitative systematic review. Palliat Med; 2020: 34, 708–730.

Heidari ME, Nadali J, Parouhan A et al. Prevalence of depression among amyotrophic lateral sclerosis (ALS) patients: A systematic review and meta-analysis. J Affect Disord. 2021; May 15;287: 182–190. doi: 10.1016/j.jad.2021.03.015. Epub 2021 Mar 12. PMID: 33799036.

Kettemann D, Funke A, Maier A et al. Clinical characteristics and course of dying in patients with amyotrophic lateral sclerosis withdrawing from long-term ventilation. Amyotroph Lateral Scler Frontotemporal Degener. 2017 Feb;18(1–2): 53–59. doi: 10.1080/21678421.2016.1214734. Epub 2016 Aug 18. PMID: 27534566.

Lulé D, Häcker S, Ludolph A et al. Depression and quality of life in patients with amyotrophic lateral sclerosis. Dtsch Arztebl Int. 2008; Jun;105(23): 397–403. doi: 10.3238/arztebl.2008.0397. Epub 2008 Jun 6. PMID: 19626161; PMCID: PMC2696844.

Meyer T, Dullinger JS, Münch C et al. Elektive Termination der Beatmungstherapie bei der amyotrophen Lateralsklerose [Elective termination of respiratory therapy in amyotrophic lateral sclerosis]. Nervenarzt. 2008; Jun;79(6): 684–690. German. doi: 10.1007/s00115-008-2439-9. PMID: 18330539.

Nauck F, Simon A. Der assistierte Suizid – Reflexionen nach dem Bundesverfassungsgerichtsurteil. Forum. 2021; 36: 150–154. https://doi.org/10.1007/s12312-021-00902-7.

Stutzki R, Schneider U, Reiter-Theil S, Weber M. Attitudes Toward Assisted Suicide and Life-Prolonging Measures in Swiss ALS Patients and Their Caregivers. Front Psychol. 2012; Oct 25;3: 443. doi: 10.3389/fpsyg.2012.00443. PMID: 23112784; PMCID: PMC3481003.

Stutzki R, Weber M, Reiter-Theil S et al. Attitudes towards hastened death in ALS: a prospective study of patients and family caregivers. Amyotroph Lateral Scler Frontotemporal Degener. 2014; Mar;15(1–2): 68–76. doi: 10.3109/21678421.2013.837928. Epub 2013 Sep 26. PMID: 24070371.

van Eenennaam RM, Kruithof W, Beelen A et al. Frequency of euthanasia, factors associated with end-of-life practices, and quality of end-of-life care in patients with amyotrophic lateral sclerosis in the Netherlands: a population-based cohort study. Lancet Neurol. 2023; Jul;22(7) 591–601. doi: 10.1016/S1474–4422(23)00155-2. PMID: 37353279.

Weixler D et al. Leitlinie zur Palliativen Sedierungstherapie. Ergebnisse eines Delphiprozesses der Österreichischen Palliativgesellschaft. Wiener Medizinische Wochenschrift 2016. DOI 10.1007/s10354-016-0533-3.

Windisch W, Dreher M, Geiseler J et al.; für die Leitliniengruppe „Nichtinvasive und invasive Beatmung als Therapie der chronischen respiratorischen Insuffizienz". S2k-Leitlinie: Nichtinvasive und invasive Beatmung als Therapie der chronischen respiratorischen Insuffizienz – Revision 2017 [Guidelines for Non-Invasive and Invasive Home Mechanical Ventilation for Treatment of Chronic Respiratory Failure – Update 2017]. Pneumologie. 2017; Nov;71(11): 722–795. German. doi: 10.1055/s-0043-118040. Epub 2017 Nov 13. PMID: 29139100.

KAPITEL

13 Sozialmedizinische Aspekte bei ALS

Patrick Weydt und Sarah Bernsen

Kernaussagen

- Der Grad der Behinderung (GdB) und Merkzeichen sind die Basis für die Inanspruchnahme von Nachteilsausgleichen und werden über das Versorgungsamt beantragt.
- Pflegegrade zeigen das Ausmaß der Beeinträchtigung der Selbstständigkeit und werden bei der Pflegekasse beantragt.
- Pflegegrad und GdB sollten rechtzeitig beantragt und im Verlauf angepasst werden.

13.1 Einleitung

Durch ALS kommt es zu einer zunehmenden Pflegebedürftigkeit und zum Autonomieverlust. Gesetzlich geregelte Nachteilsausgleiche, die Regelung der Unterstützung durch Kranken- und Pflegeversicherung und Erwerbsminderungsrente mit den Prozessen der Beantragung sind Betroffenen und Angehörigen nicht immer bekannt und können zunächst überfordernd wirken.

Für die Beratung von Patienten ist im Folgenden eine Auswahl häufig angesprochener Themenkomplexe aufgelistet. **Spezifische Beratungsangebote** werden zusätzlich von unabhängigen Einrichtungen, den Kranken- und Pflegekassen sowie der Rentenversicherung vorgehalten.

Die Vorschriften zur Rehabilitation und Teilhabe von Menschen mit Behinderung wird in Deutschland über das neunte Sozialgesetzbuch (SGB IX) eingeordnet. Das Verfahren und die Begutachtung von Pflegebedürftigkeit werden nach SGB XI verbindlich geregelt.

Der Anspruch auf medizinische Behandlungspflege, inklusive der außerklinischen Intensivpflege, sowie die Versorgung mit Hilfsmitteln, die benötigt werden, um die Krankenbehandlung zu sichern oder einer drohenden Behinderung vorzubeugen oder auszugleichen, sind im SGB V verankert.

13.2 Grad der Behinderung

Der Grad der Behinderung (GdB) ist ein Maß für die Funktionsbeeinträchtigung aufgrund eines Gesundheitsschadens. Dabei kann die Auswirkung auf die Einschränkung körperlicher, geistiger, seelischer und sozialer Art sein. Ein GdB von 50 zählt als Schwerbehinderung, maximal kann der GdB bei 100 liegen.

Der **GdB** und die im Schwerbehindertenausweis ausgewiesenen **Merkzeichen** sind die Basis und die Voraussetzung für die Inanspruchnahme von Nachteilsausgleichen.

Nachteilsausgleiche bedeuten abhängig vom GdB bestimmte arbeitsrechtliche Regelungen, Steuervergünstigungen oder die Berechtigung zur kostenlosen Nutzung des öffentlichen Personennahverkehrs. Dies soll zur Kompensation der privaten und beruflichen Nachteile beitragen, die durch die Funktionsbeeinträchtigung entstanden sind.

GdB-abhängige Nachteilsausgleiche können bei 50 u. a. eine Freistellung von Mehrarbeit oder Kündigungsschutz sein.

In ➤ Tab. 13.1 sind die Nachteilsausgleiche aufgelistet.

Zusätzlich zum GdB werden bei bestimmten Beeinträchtigungen Merkzeichen vergeben, die mit weiteren Vergünstigungen verbunden sind. Folgende Merkzeichen sind bei der ALS relevant:

- **G:** erheblich beeinträchtigte Gehfähigkeit (ortsübliche Gehstecken können nicht zurückgelegt werden)
- **aG:** außergewöhnlich gehbehindert (Fortbewegung nur mit großer Anstrengung oder fremder Hilfe)
- **B:** regelmäßig angewiesen auf Hilfe, Berechtigung zur Mitnahme von Begleitpersonen im Nah- und Fernverkehr
- **H:** hilflos, bedarf zur täglichen Sicherung der persönlichen Existenz in erheblichem Umfang fremder Hilfe

Tab. 13.1 GdB-abhängige Nachteilsausgleiche

Nachteilsausgleiche, die bei einem niedrigen Grad der Behinderung (GdB) angeführt sind, gelten auch für alle höheren GdB.
Kraftfahrzeughilfe u. kommunale Fahrdienste kommen bei Vorliegen weiterer Voraussetzungen für viele Menschen mit (Schwer-)Behinderung in Betracht.

20	50		60	80	90	100
Eine Funktionseinschränkung ab einem GdB von 20 gilt als Behinderung	Schwerbehinderteneigenschaft (§ 2 Abs. 2 SGB IX)	Preisnachlass bei mehreren Festnetz- u. Mobilfunkbetreibern	Behindertenpauschbetrag: 1440 EUR (§ 33b EStG)	Behindertenpauschbetrag: 2120 EUR (§ 33b EStG)	Behindertenpauschbetrag: 2460 EUR (§ 33b EStG)	Behindertenpauschbetrag: 2840 EUR (§ 33b EStG)
Behindertenpauschbetrag bei der Steuer absetzbar: 384 EUR (§ 33b Einkommensteuergesetz EStG)	Behindertenpauschbetrag: 1140 EUR (§ 33b EStG)	Abzug eines Freibetrags bei der Einkommensermittlung im Rahmen der sozialen Wohnraumförderung bei Pflegebedürftigkeit nach § 14 SGB XI: 2100 EUR (§ 24 Wohnraumförderungsgesetz)	Ermäßigter Rundfunkbeitrag von 6,12 EUR bei GdB allein wegen Sehbehinderung u. Merkzeichen RF (§ 4 RBeitrStV)	Abzug eines Freibetrags bei der Einkommensermittlung im Rahmen der sozialen Wohnraumförderung (wenn gleichzeitig Pflegebedürftigkeit nach § 14 SGB XI besteht): 4500 EUR (§ 24 Wohnraumförderungsgesetz)	Sozialtarif bei der Telekom mit zusätzlichem Merkzeichen Bl o. Gl: Ermäßigung um bis zu 8,72 EUR; nur für bestimmte Tarife, nicht bei Flatrates.	Freibetrag beim Wohngeld: 1800 EUR (§ 17 Wohngeldgesetz
30/40	Bevorzugte Einstellung, Beschäftigung (§§ 164, 205 SGB IX)	Freibetrag beim Wohngeld bei Pflegebedürftigkeit nach § 14 SGB XI u. häuslicher o. teilstationärer Pflege/Kurzzeitpflege: 1800 EUR (§ 17 Wohngeldgesetz)	Oranger Parkausweis bei bestimmten Behinderungen bzw. Erkrankungen	Behinderungsbedingte Fahrtkostenpauschale bei der Steuer absetzbar: 900 EUR (§ 33 Abs. 2a EStG)		Vorzeitige Verfügung über Bausparkassen- bzw. Sparbeträge (AGB der Anbieter)
Gleichstellung mit schwerbehinderten Menschen möglich (§ 2 Abs. 3 SGB IX)	Kündigungsschutz (§§ 168 ff. SGB IX)	Ermäßigung o. Befreiung bei Kurtaxen (Ortssatzungen)	**70**	Ermäßigter Rundfunkbeitrag von 6,12 EUR, wenn keine Teilnahme an öffentlichen Veranstaltungen möglich ist (§ 4 RBeitrStV)		Abzug eines Freibetrags bei der Einkommensermittlung im Rahmen der sozialen Wohnraumförderung: 4500 EUR (§ 24 Wohnraumförderungsgesetz)
Kündigungsschutz bei Gleichstellung (§§ 168 ff. i.V.m. § 151 Abs. 3 SGB IX)	Begleitende Hilfe im Arbeitsleben (§ 185 SGB IX)	Bei **Merkzeichen G** u. **aG** wahlweise bei der Steuer absetzbar: Entfernungspauschale 30 ct/km, ab dem 21. km 38 ct/km (§ 9 Abs. 1 Nr. 4 EStG) **oder** die **tatsächlichen** Aufwendungen für den Weg zur Arbeit (§ 9 Abs. 2 EStG)	Behindertenpauschbetrag: 1780 EUR (§ 33b EStG)			In vielen Kommunen Hundesteuerermäßigung für ausgebildete Hunde, z.T. auch bei niedrigerem GdB

Tab. 13.1 GdB-abhängige Nachteilsausgleiche *(Forts.)*

Begleitende Hilfe im Arbeitsleben (§ 185 SGB IX) bei Gleichstellung	Freistellung von Mehrarbeit (§ 207 SGB IX)	Pflegepersonen können **unabhängig vom GdB** einen **Pflegepauschbetrag** bei der Steuer absetzen (§ 33b Abs. 6 EStG): • Bei Pflegegrad 2: 600 EUR • Bei Pflegegrad 3: 1100 EUR • Bei Pflegegrad 4 o. 5: 1800 EUR • Bei Merkzeichen H 1800 EUR	**Wahlweise** bei der Steuer absetzbar: Entfernungspauschale 30 ct/km, ab dem 21. km 38 ct/km (§ 9 Abs. 1 Nr. 4 EStG) **oder** die tatsächlichen Aufwendungen für den Weg zur Arbeit (§ 9 Abs. 2 EStG)			
	Eine Arbeitswoche Zusatzurlaub (§ 208 SGB IX)					
	Abschlagsfreie Altersrente für schwerbehinderte Menschen 2 J. früher möglich; vorzeitige Altersrente um bis zu 5 J. mit Abschlägen (§§ 37, 236a SGB VI) bzw. vorzeitige Pensionierung von Beamten (§ 52 BBG) möglich					
	Stundenermäßigung bei Lehrern: je nach Bundesland					
Behindertenpauschbetrag: • GdB 30: 620 EUR • GdB 40: 860 EUR (§ 33b EstG)	Beitragsermäßigung bei Automobilclubs, z. B. ADAC, AvD (Satzungen der Clubs)		Bei **Merkzeichen G** behinderungsbedingte Fahrtkostenpauschale bei der Steuer absetzbar: 900 EUR (§ 33 Abs. 2a EStG)			
			Ermäßigte BahnCard			

[1]Quelle: beta Institut gemeinnützige GmbH, Kobelweg 95, 86156 Augsburg, www.beta-institut.de

Um auf ausgewiesenen Behindertenparkplätzen parken zu dürfen, benötigt man den **EU-Parkausweis,** dafür ist i. d. R. das Merkzeichen aG oder Bl (blind) erforderlich.

Der Antrag wird schriftlich mit allen vorhandenen Unterlagen bzw. mit so umfassender Dokumentation der Funktionseinschränkungen wie möglich an das zuständige Versorgungsamt gestellt. Aufgrund von Bearbeitungszeiten von nicht selten 3–6 Mon. wird angesichts der Progredienz der ALS eine frühzeitige Antragsstellung empfohlen.

13.3 Pflegegrad

Der Pflegegrad bestimmt, welche Leistungen der Pflegeversicherung in Anspruch genommen werden können. Anspruch auf Pflegeleistungen haben Versicherte, die in den letzten zehn Jahren vor der Antragstellung zwei Jahre als Mitglied in die Pflegekasse eingezahlt haben oder familienversichert gewesen sind.

Um einen Pflegegrad zu erhalten, um Leistungen in Anspruch nehmen zu können, muss ein Antrag bei der Pflegekasse gestellt werden. Dieser Antrag wird innerhalb von 25 d durch einen Gutachter geprüft und über die Bewilligung sowie die Höhe anhand eines spezifischen Modul- und Punktesystems entschieden.

Diese sechs unterschiedlich gewichteten Module werden geprüft:

1. Mobilität (10 %)
2. Geistige und kommunikative Fähigkeiten
3. Verhaltensweisen und psychische Problemlagen (Modul 2 und 3 zusammen: 15 %)
4. Selbstversorgung (40 %)
5. Selbstständiger Umgang mit krankheits- oder therapiebedingten Anforderungen und Belastungen sowie deren Bewältigung (20 %)
6. Gestaltung des Alltagslebens und sozialer Kontakte (15 %)

Für die Module wird je nach Funktionseinschränkung ein Punktwert ermittelt, aus denen mit unterschiedlicher Gewichtung ein Gesamtwert errechnet wird, der für einen der fünf Pflegegrade steht. Die Pflegegrade zeigen das Ausmaß der Beeinträchtigung der Selbstständigkeit. Zusätzlich zur Ermittlung des Pflegegrads besteht der Anspruch auf Pflegeberatung nach SGB XI § 7a durch die Krankenkasse, der kostenfrei in Anspruch genommen werden kann.

Je nach Betreuungs- bzw. Versorgungskonzept (z. B. Pflege durch Angehörige oder in Kombination mit Pflegedienst) gibt es unterschiedliche Leistungen der Pflegeversicherung. Ein monatliches Pflegegeld erhalten Pflegebedürftige ab Pflegegrad 2.

Wohnraumanpassungen und fachgerechte Umbaumaßnahmen werden von der Pflegekasse, bei anerkanntem Pflegegrad, mit bis zu 4000 EUR je Maßnahme unterstützt.

13.4 Persönliches Budget

Zusätzlich gibt es die Leistungsform des Persönlichen Budgets, die mit dem neunten Sozialgesetzbuch (§ 29 SGB IX) zum 1. Juli 2001 eingeführt wurde. Das Persönliche Budget ist eine individuell zu bestimmende Geldleistung, die Leistungsempfängern von Rehabilitationsträgern anstelle von Dienst- oder Sachleistungen zur Teilhabe gewährt wird und für die Aufwendungen des persönlichen Hilfebedarfs verwendet werden kann. Dies soll die Selbstbestimmung unterstützen, z. B. durch Finanzierung von Assistenzleistungen, die ein selbstbestimmtes Leben ermöglichen können.

13.5 Außerklinische Intensivpflege

Eine außerklinische Intensivpflege (§ 37c SGB V) bezeichnet die Versorgung von schwerstpflegebedürftigen Menschen außerhalb einer Klinik im eigenen Haushalt oder einer Wohneinrichtung durch geschulte Pflegefachkräfte. Die außerklinische bzw. ambulante Intensivpflege richtet sich an schwerstkranke Menschen, bei denen mit hoher Wahrscheinlichkeit täglich und zu unvorhersehbaren Zeiten lebensbedrohliche gesundheitliche Situationen auftreten können und eine ständige Überwachung erforderlich ist. Die Personen werden i. d. R. beatmet oder müssen häufig über eine Trachealkanüle abgesaugt werden.

Die außerklinische Intensivpflege gehört zur medizinischen Behandlungspflege und ermöglicht Betroffenen einen Verbleib im eigenen Wohnumfeld. Die Kosten werden bei entsprechender Indikation von der Kranken- und Pflegekasse übernommen.

13.6 Erwerbsminderungsrente

Die Erwerbsminderungsrente soll das Einkommen ersetzen, wenn die Arbeitsfähigkeit aus gesundheitlichen Gründen eingeschränkt ist. Unterschieden werden die **volle und teilweise** Erwerbsminderungsrente. Voraussetzung ist eine Versicherungszeit von mind. 5 J. in der deutschen Rentenversicherung und Zahlung der Pflichtbeiträge von mind. 3 J. Gesetzlich Krankenversicherte sollten vor Beantragung der Erwerbsminderungsrente den vollen Anspruch auf Krankengeld ausschöpfen. Der Antrag auf Erwerbsminderungs-, vorzeitige Alters- oder Regelaltersrente wird über die deutsche Rentenversicherung gestellt, die auch hierzu beraten kann.

NÜTZLICHE LINKS

www.bundesgesundheitsministerium.de/fileadmin/Dateien/5_Publikationen/Pflege/Broschueren/PSG_Alle_Leistungen.pdf

www.betanet.de/files/pdf/Pflegeleistungen-Tabelle.pdf

www.betanet.de/grad-der-behinderung.html

www.vdk.de/

www.bmas.de/DE/Soziales/Teilhabe-und-Inklusion/Rehabilitation-und-Teilhabe/Persoenliches-Budget/Fragen-und-Antworten-DGS/faq-persoenliches-budget.html

www.g-ba.de/themen/veranlasste-leistungen/ausserklinische-intensivpflege/

www.deutsche-rentenversicherung.de/DRV/DE/Rente/Allgemeine-Informationen/Rentenarten-und-Leistungen/Erwerbsminderungsrente/erwerbsminderungsrente_node.html

KAPITEL

14 Spinale Muskelatrophie (SMA)

Johannes Friese

Kernaussagen

- Die Chromosom-5q-assoziierte spinale Muskelatrophie (SMA) ist die häufigste Form der SMA.
- Allgemein liegen eine zunehmende Muskelhypotonie und Muskelschwäche vor. (untere Extremität > obere Extremität).
- Die Entwicklung neuer mutationsspezifischer Therapieformen führte zur Möglichkeit krankheitsmodifizierender Therapien. Im Fall einer präsymptomatischen Behandlung kann oft eine altersentsprechende Entwicklung erreicht werden. Fraglos eine der größten Fortschritte der Medizin der letzten Jahre dar.

14.1 Einleitung

Die folgenden Ausführungen und Betrachtungen fokussieren auf die **Chromosom-5q-assoziierte spinale Muskelatrophie (SMA),** der mit > 95 % der Fälle häufigsten Form der SMA. Weitere, sehr seltene spinale Muskelatrophien sind die X-chromosomal vererbte spinale Muskelatrophie (assoziiertes Gen *UBA1*), die spinale Muskelatrophie mit Atemnot Typ1 (Spinal Muscular Atrophy with Respiratory Distress Type 1, SMARD1, assoziiertes Gen *IGHMBP2*) sowie die spinale Muskelatrophie mit Betonung der unteren Extremitäten (Spinal Muscular Atrophy, Lower Extremety Predominant 1, SMALED1, assoziiertes Gen *DYNC1H1*). Diese werden hier nicht weiter thematisiert.

Das Krankheitsbild der SMA wurde erstmalig im Jahr 1891 durch Guido Werdnig und Johann Hoffmann beschrieben. (Werdnig 1891; Hoffmann 1891).

Die genetische Ursache der 5q-assoziierten SMA, homozygote Deletionen im *Survival-Motor-Neuron-1 (SMN1)*-Gen, wurde schließlich im Jahr 1995 entschlüsselt. (Lefebvre et al. 1995). Die Rolle der krankheitsmodifizierenden Splice-Varianten des *SMN2*-Gens wurden 1997 von Brunhilde Wirth und Kollegen aufgeklärt (➤ Abb. 14.1).

14.2 Epidemiologie

Die spinale Muskelatrophie (SMA) war bislang die häufigste genetisch bedingte Todesursache im Säuglingsalter und ist eine der häufigsten monogenetischen Erkrankungen im Kindesalter überhaupt.

Die 5q-SMA folgt einem autosomal-rezessiven Erbgang. 2 % der Bevölkerung sind heterozygote Anlageträger für eine *SMN1*-Deletion (1 : 50), die Inzidenz beträgt etwa 1 : 10.000 Neugeborene. Ein kleinerer Teil der SMA-Patienten (6 %), ist „compound heterozygot", d. h. es liegen in den beiden Allelen unterschiedliche DNA-Schädigungen vor. Im Fall der SMA bedeutet dies i. d. R. Regel eine Kombination aus Deletion auf dem einen Allel und einer Punktmutation auf dem anderen Allel. Die Kombination zweier Punktmutationen stellt eine ausgesprochene Rarität dar (Wirth 2021). Die Konsequenz ist bei allen Kombinationen immer eine **reduzierte Produktion des *SMN1*-Proteins** (➤ Kap. 14.3).

14.3 Pathophysiologie

Die SMA ist gekennzeichnet durch ein Absterben von Alpha-Motorneuronen im Rückenmark. Hieraus folgt ein neurogener Muskelschwund (➤ Abb. 14.2).

Genetisch liegt ein Funktionsverlust des *SMN1*-Gens zugrunde, in den meisten Fällen bedingt durch homozygote Deletionen von Exon 7 oder Exon 7 und Exon 8. Mutationen im *SMN1*-Gen führen zu einer reduzierten Konzentration des

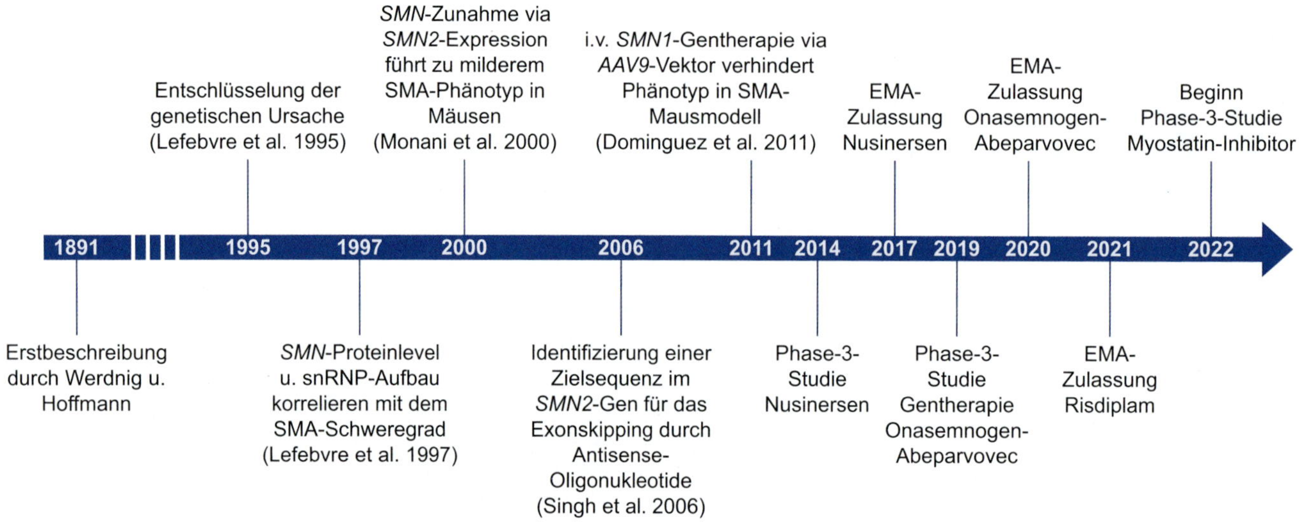

Abb. 14.1 Geschichte der Erforschung und Behandlung der SMA [L231]

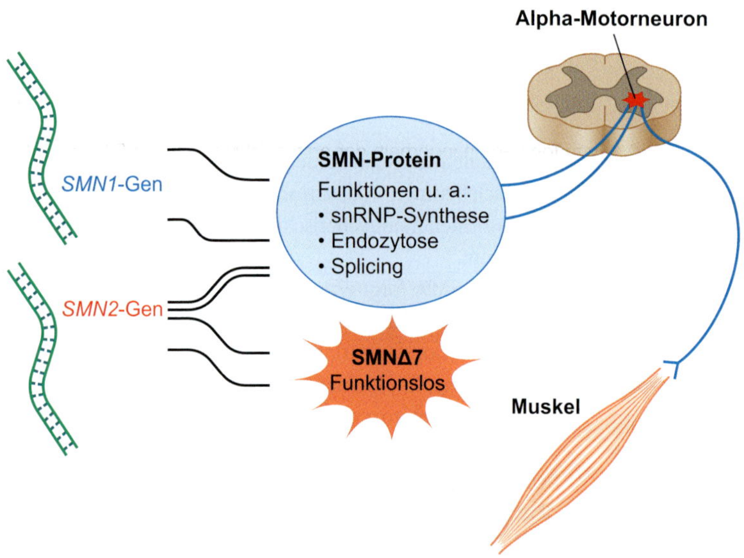

Abb. 14.2 Pathomechanismus [L231]

Survival-Motor-Neuron (SMN)-Proteins (Lefebvre et al. 1995; Lefebvre et al. 1997).

Auf Chromosom 5 ist beim Menschen neben dem *SMN1*-Gen das nahezu identische, aber beim Gesunden funktionell nicht relevante *SMN2*-Gen in einer oder mehreren Kopien vorhanden. Das *SMN2*-Gen unterscheidet sich vom *SMN1*-Gen 5 durch vereinzelte Nukleotidaustausche. Relevant ist hierbei ein Nukleotidaustausch in Exon 7, welcher zu einem veränderten Splice-Verhalten führt. Hierdurch fehlt bei der Mehrzahl des entstehenden mRNA-Transkripts Exon 7, man spricht auch von *SMNΔ7*. Diese *SMN2*-Transkripte resultieren in einem funktionslosen, instabilen SMN-Protein. 5–10 % der *SMN2*-Transkripte enthalten jedoch Exon 7 und führen zu funktionellem Formen des SMN-Proteins.

Die Zahl der *SMN2*-Kopien ist individuell unterschiedlich, zwischen 1 und 6 Kopien sind möglich, wobei die meisten Menschen 2 Kopien besitzen (Wirth 2021).

Die Menge an SMN-Protein korreliert positiv mit der Anzahl an *SMN2*-Kopien. Je mehr SMN-Protein wiederum vorhanden ist, desto milder ist der Krankheitsverlauf (Lefebvre et al. 1997; Calucho et al. 2018).

Das SMN-Protein wird in allen Zellarten exprimiert und findet sich sowohl im Zellkern als auch im Zytoplasma. Es ist bisher nicht bekannt, warum insbesondere Alpha-Motorneurone auf eine ausreichende Konzentration funktionellen SMN-Proteins angewiesen sind, wobei sich die Hinweise verdichten, dass es sich auch bei der SMA um eine Multisystemerkrankung handelt (Yeo und Darras 2020).

14.4 Klinik

Allgemein liegen eine zunehmende **Muskelhypotonie** und **Muskelschwäche** vor. Die Muskelschwäche betrifft die untere Extremität mehr als die obere Extremität und ist insgesamt proximal betont sowie relativ symmetrisch.

Die Muskeleigenreflexe sind nicht auslösbar bzw. bei den milderen Formen anfangs noch abgeschwächt auslösbar (Prior et al. 1993).

Die Kreatinkinase (CK) ist zumindest zu Beginn der Erkrankung nicht wesentlich erhöht, worin sich die SMA von primären Muskelerkrankungen unterscheidet. Als alleiniges Unterscheidungsmerkmal ist die CK jedoch nicht geeignet.

Kognitive Einschränkungen liegen bei der SMA üblicherweise nicht vor. Insbesondere Kinder mit SMA Typ 1 fallen sogar durch eine auffallende Wachheit und Aufmerksamkeit auf, die im starken Kontrast zu ihrer Muskelschwäche steht. Hierdurch kann die SMA von den zahlreichen genetischen Erkrankungen unterschieden werden, die mit einer **zerebral** bedingten Muskelhypotonie einhergehen. Bei diesen zeigt sich als weiteres Symptom einer gestörten Gehirnfunktion oft eine Intelligenzminderung.

Bei der SMA handelt es sich in Bezug auf den Schweregrad um ein Krankheitsspektrum (Dubowitz 1964), das klassischerweise nach Erreichen von motorischen Entwicklungsmeilensteinen (s. u.n) drei Verlaufsformen aufweist: SMA Typ 1, 2 und 3. Zuletzt wurden die Verlaufsformen um die SMA Typ 0 sowie die SMA Typ 4 erweitert (➤ Abb. 14.3; Mercuri et al. 2018).

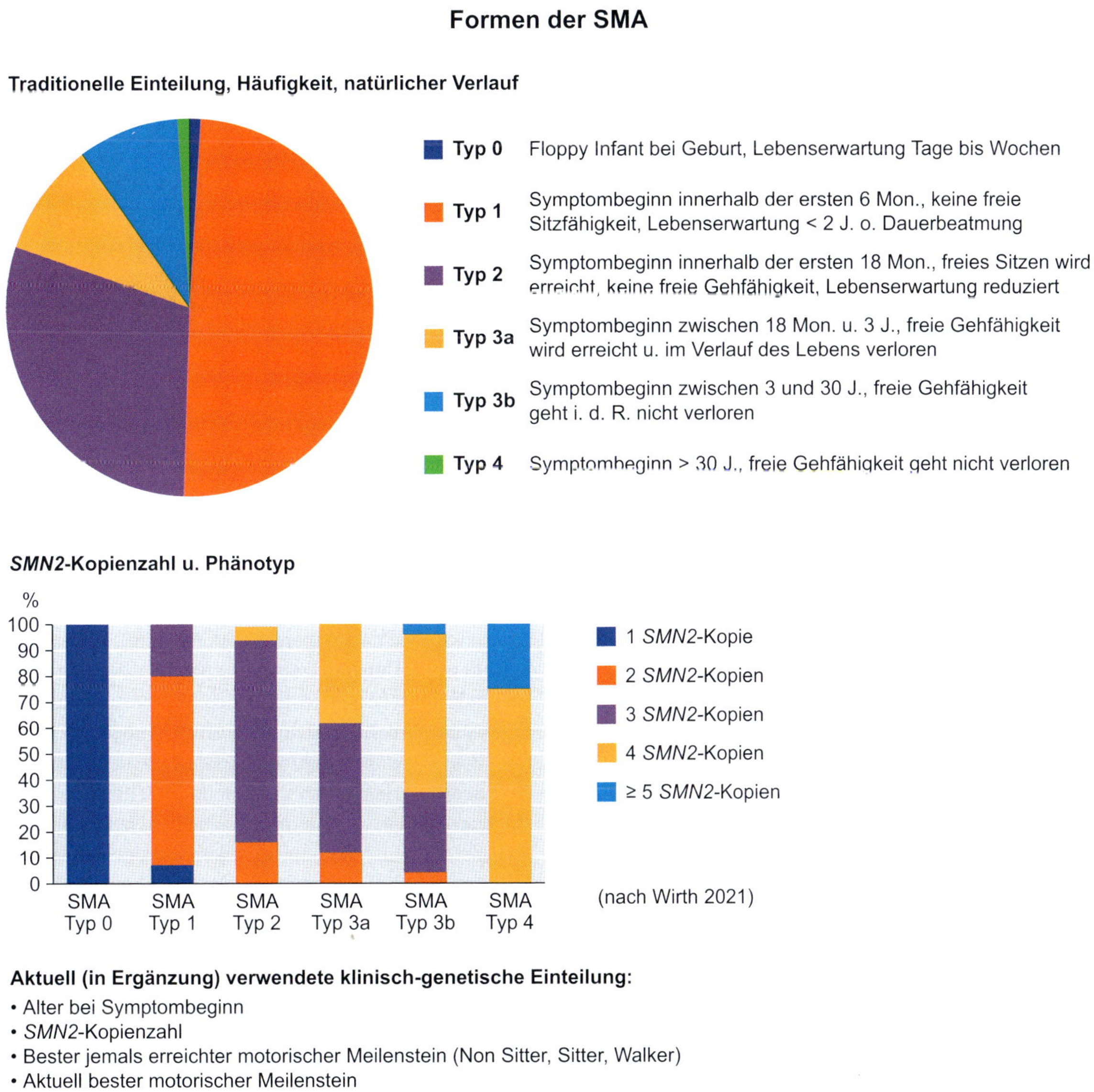

Abb. 14.3 Formen der SMA – klinische Einteilung [L231]

- **SMA Typ 0:** Dies ist die schwerste Unterform der SMA und betrifft < 1 % der Patienten (Wirth 2021). Die Erkrankung beginnt pränatal, Kinder sind bereits bei Geburt ateminsuffizient und weisen eine ausgeprägte Muskelhypotonie auf. Die Lebenserwartung beträgt wenige Tage bis Wochen.
- **SMA Typ 1:** Die ersten Symptome treten innerhalb der ersten 6 Lebensmonate auf, das freie Sitzen wird hier im natürlichen Krankheitsverlauf nicht erreicht.
  Das typische Erscheinungsbild ist das eines Floppy Infant mit ausgeprägter Muskelhypotonie, deutlich eingeschränkter Spontanmotorik und Irreflexive. Die Beine können zu Beginn oder im Verlauf in der Rückenlage nicht gegen die Schwerkraft angehoben werden. Das Atembild wird mit zunehmender Krankheitsprogression auffällig. Die Interkostalmuskeln sind stärker betroffen als das Zwerchfell, was zu einer paradoxen Atmung führt: Bei der Inspiration wird der Thorax eingezogen und das Abdomen herausgestreckt, zudem entwickelt sich eine Tachypnoe.
  Ohne Behandlung versterben diese Kinder vor dem 2. Geburtstag oder sind dauerhaft von einer Beatmung abhängig. Die SMA Typ 1 ist die **häufigste Form** der SMA. In der Praxis wird oft eine weitere klinische Unterteilung der SMA Typ 1 vorgenommen, die zwischen Typ 1 a, b und c unterscheidet. Patienten mit Typ 1a werden vor der 2. Lebenswoche symptomatisch, Patienten mit Typ 1b vor dem 3. Lebensmonat und Patienten mit Typ 1c zwischen dem 3. und 6. Lebensmonat. Die häufigste Unterform stellt hier die SMA Typ 1b dar (Bertini et al. 2005).
- **SMA Typ 2:** Die SMA Typ 2 manifestiert sich innerhalb der ersten 18 Lebensmonate, das freie Sitzen wird erreicht, jedoch nicht das freie Gehen. Die Patienten zeigen eine verzögerte motorische Entwicklung. Die bulbären Funktionen sind i. d. R. nicht beeinträchtigt. Es entwickeln sich Kontrakturen und eine Skoliose. Die Lebenserwartung ist ohne Therapie eingeschränkt, ca. 50 % der Patienten versterben bis zum 40. Lj. (Zerres et al. 1997).
- **SMA Typ 3:** Bei der SMA Typ 3 wird das freie Gehen erreicht, der Beginn im Kindes- oder Jugendalter ist schleichender. Der Krankheitsverlauf ist über Jahre oder Jahrzehnte langsam progredient, sodass die Gehfähigkeit häufig wieder verloren geht.
  Die SMA Typ 3 kann weiter unterteilt werden in eine SMA Typ 3a mit ersten Symptomen zwischen 18 Monaten und dem 3. Geburtstag sowie Typ 3b mit Symptomen nach dem 3. und vor dem 30. Geburtstag.
  Die Lebenserwartung ist nicht relevant eingeschränkt (Zerres et al. 1997).
- **SMA Typ 4:** Die SMA Typ 4 beginnt im Erwachsenenalter und stellt den mildesten Phänotyp innerhalb des Spektrums dar. Die Gehfähigkeit bleibt erhalten, die Lebenserwartung ist nicht eingeschränkt.
  Die Verlaufsform der SMA wird wesentlich bestimmt durch die Anzahl der *SMN2*-Kopien:
  - Patienten mit 2 *SMN2*-Kopien entwickeln i. d. R. eine SMA Typ 1.
  - Patienten mit 3 Kopien eine SMA Typ 2 oder 3. Patienten mit ≥ 4 Kopien eine SMA Typ 3 (Calucho et al. 2018).

Die o. g. traditionelle Einteilung der SMA hat weiterhin einen Stellenwert in der Prognoseabschätzung. Jedoch können im natürlichen Krankheitsverlauf die Typen 2 und 3 überlappen, sodass ein Patient mit Typ 3 nach Verlust der Gehfähigkeit wie ein Typ-2-Patient imponiert (Mercuri et al. 2018).

Im Zeitalter der neuen Therapien werden die Unterschiede zwischen allen SMA-Subtypen unschärfer. Daher wird mittlerweile zur Einteilung eine Kombination der genetischen Klassifikation mit der Angabe der *SMN2*-Kopienzahl und der Angabe des besten erreichten **motorischen Meilensteins** (➤ Abb. 14.4) verwendet. Hierbei wird zwischen Nichtsitzer (Non-Sitter), Sitzer (Sitter) und Geher (Walker) unterschieden (Mercuri et al. 2018).

Die *SMN2*-Kopienzahl ist auch in Bezug auf die Therapieentscheidung relevant, da die Indikationsstellung der Therapie mit Risdiplam (Evrysdi®) und Onasemnogen-Abeparvovec (Zolgensma®) von der *SMN2*-Kopienzahl abhängt (➤ Kap. 14.5).

Die insgesamt sechs motorischen Meilensteine werden nach WHO definiert (Wijnhoven et al. 2004**):**

- **Freies Sitzen:** mind. 10 s freies Sitzen ohne Abstützen mit den Händen/Armen
- **Krabbeln auf Händen und Füßen:** alternierendes Vor- oder Rückwärtsbewegen auf Händen und Füßen, der Bauch darf den Untergrund nicht berühren, mind. 3 kontinuierliche Bewegungsabläufe hintereinander
- **Stehen mit Unterstützung:** in aufrechter Position auf beiden Füßen, sich mit beiden Händen an einem Gegenstand festhalten, ohne sich anzulehnen, die Beine tragen überwiegend das Körpergewicht, für mind. 10 s
- **Gehen mit Unterstützung:** in aufrechter Position mit geradem Rücken, Schritte seitlich oder vorwärts an Gegenständen entlang, sich mit einem oder beiden Händen festhalten, ein Bein geht vorwärts, während das andere Bein das Körpergewicht trägt, mind. 5 Schritte
- **Freies Stehen:** in aufrechter Position auf beiden Füßen (nicht auf den Zehen) mit geradem Rücken, die Beine tragen 100 % des Körpergewichts, kein Kontakt zu einer Person oder einem Gegenstand, für mind. 10 s
- **Freies Gehen:** mind. 5 Schritte in aufrechter Position mit geradem Rücken, ein Bein bewegt sich vorwärts, während das andere das überwiegende Körpergewicht trägt, kein Kontakt zu einer Person oder einem Gegenstand

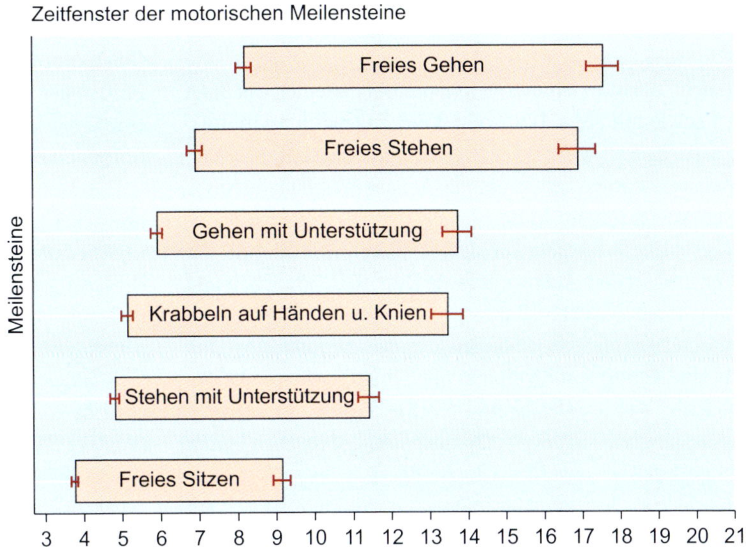

Abb. 14.4 Zeitfenster der motorischen Meilensteine (WHO Motor Milestones) [F1172-002/L231]

14.5 Therapie

Bis zum Jahr 2017 (für die EU, in den USA bis 2016) beschränkten sich die Möglichkeiten auf supportive und palliative Therapien.

Die Entwicklung neuer mutationsspezifischer Therapieformen führte zur Möglichkeit krankheitsmodifizierender Therapien. Im Fall einer präsymptomatischen Behandlung kann oft eine altersentsprechende Entwicklung erreicht werden und stellt fraglos einen der größten Fortschritte der Medizin der letzten Jahre dar. Die bisher verfügbaren Langzeitdaten decken allerdings nur einen Zeitraum von max. 8 J. ab.

Im Folgenden werden die drei aktuell zur Verfügung stehenden Therapieoptionen erläutert.

14.5.1 Nusinersen

Nusinersen (Spinraza®) war die erste krankheitsmodifizierende Therapie der spinalen Muskelatrophie und wurde 2017 in der EU zugelassen (➤ Abb. 14.5). Die Indikation umfasst alle Typen der 5q-SMA. Nusinersen ist ein Antisense-Oligonukleotid (ASO) und wird via Lumbalpunktion intrathekal verabreicht, die Dosierung von 12 mg/Injektion (= 5 ml Volumen) ist für alle Alters- und Gewichtsgruppen identisch. Die Therapie beginnt mit einer Aufsättigungsphase an d 0, 14, 28 und 63, danach folgt eine nach jetzigem Erkenntnisstand lebenslange Erhaltungsphase mit intrathekalen Gaben alle 4 Mon. Die Wirkung beruht auf einer Splice-Modifikation des *SMN2*-Gens auf prä-mRNA-Ebene, was zu einem vermehrten Einschluss von Exon 7 in die mRNA führt und somit zur Ausbildung relevanter Mengen funktionellen SMN-Proteins.

Bisherige klinische Erfahrung: Die Zulassungsstudie wurde aufgrund herausragender Wirksamkeit (21 von 51 Patienten in der Verumgruppe erlangten neue motorische Meilensteine vs. 0 von 27 Patienten in der Placebogruppe) nach der Zwischenanalyse vorzeitig beendet.

Die Patienten aus dieser 2014 begonnenen randomisierten und doppelblinden Phase-3-Studie (Finkel et al. 2017) werden inzwischen entsprechend seit fast 10 J. behandelt. Publizierte Langzeitdaten liegen für einen Verlauf von max. 3 J. nach Beginn der Therapie vor und zeigen bis zu diesem Zeitpunkt einen Zugewinn an motorischen Funktionen (Darras et al. 2019; Erdos und Wild 2022). Weltweit wurden bisher 14.000 Patienten behandelt.

Nebenwirkungen: Typische Nebenwirkungen der Behandlung, die auftreten können, aber keinesfalls müssen, sind Kopfschmerzen, Rückenschmerzen und Erbrechen (Biogen 2021; Erdos und Wild 2022), als Folgen der Lumbalpunktion.

14.5.2 Risdiplam

Risdiplam (Evrysdi®) wurde im März 2021 in der EU zugelassen (➤ Abb. 14.5). Die Zulassung besteht für Patienten mit 5q-SMA mit einer klinisch diagnostizierten SMA Typ 1, 2 und 3 oder mit bis zu 4 Kopien des *SMN2*-Gens, zunächst ab einem Alter von 2 Mon. Seit August 2023 ist Risdiplam ab Geburt zugelassen (Roche 2023).

Risdiplam wird 1 ×/d p. o. eingenommen, die Dosis ist angepasst an Alter und Körpergewicht, max. 5 mg/d.

Die Therapie muss nach jetzigem Kenntnisstand lebenslang erfolgen. Das Wirkprinzip beruht wie bei Nusinersen auf einer Splice-Modifikation des *SMN2*-Gens infolgedessen die Produktion von funktionsfähigem SMN-Protein via Aktivierung des *SMN2*-Gens gesteigert wird. Risdiplam ist ein Small Molecule

(➤ Kap. 7.4.2) und als solches im Gegensatz zu Nusinersen in der Lage die Blut-Hirn-Schranke zu überwinden. Es kann daher p. o. eingenommen werden.

In den Zulassungsstudien zeigte sich bei Patienten mit SMA Typ 1 sowie mit SMA Typ 2 und 3 ein Zugewinn an motorischen Funktionen (Darras et al. 2021; Mercuri et al. 2022).

Weltweit wurden bisher über 8000 Patienten behandelt.

Nebenwirkungen: In den Zulassungsstudien wurden als häufigste unerwünschte Ereignisse Fieber, Infektionen der oberen und unteren Atemwege sowie Durchfall, Erbrechen und Obstipation beobachtet (Baranello et al. 2021).

In tierexperimentellen Studien konnte eine Retinotoxizität nach Applikation von Risdiplam über eine Dauer von 39 Wo. beobachtet werden (Ratni et al. 2018). Diese konnte jedoch trotz umfangreicher Untersuchungen beim Menschen bisher nicht nachgewiesen werden (Roche 2021).

In präklinischen, tierexperimentellen Studien zeigt sich ein Spermienstillstand und ein embryotoxisches Potenzial, weshalb Risdiplam bei weiblichen Patienten mind. 1 Mon. und bei männlichen Patienten mind. 4 Mon. vor Planung einer Schwangerschaft abgesetzt werden muss (Roche 2023).

14.5.3 Onasemnogen-Abeparvovec

Onasemnogen-Abeparvovec (Zolgensma®) wurde im Mai 2020 in der EU zugelassen (➤ Abb. 14.5). Es handelt sich um eine Genadditionstherapie der SMA. Das bedeutet, dass dem Körper eine gesunde Kopie des defekten Gens zugeführt wird.

Das Medikament ist zugelassen für Patienten mit 5qSMA und einer klinisch diagnostizierten SMA Typ 1 und für Patienten mit 5qSMA mit bis zu 3 Kopien des *SMN2*-Gens. Die Dosierung ist gewichtsadaptiert. In klinischen Studien wurden Patienten bis zu einem Alter von 8 Mon. und bis zu einem Körpergewicht von 8,4 kg behandelt. Ausweislich der publizierten Fälle wurden nach Zulassung Patienten bis zu einem Körpergewicht von 15 kg und einem Alter bis knapp 5 J. behandelt (Weiß et al. 2022).

Das Medikament besteht aus einem adenoassoziierten Virus Typ 9 *(AAV9)*, der als Vektor für eine gesunde Kopie des *SMN1*-Gens dient und über eine einmalige i. v. Infusion verabreicht wird. Der Virusvektor ist in der Lage, die Blut-Hirn-Schranke zu überwinden und Alpha-Motorneurone im Rückenmark zu transfizieren. Das *SMN1*-Gen verbleibt als ringförmiges

Nusinersen (Spinraza®)
Antisense-Oligonukleotid
Zugelassen seit 2017
Indikationsbereich: alle Patienten mit 5q-SMA
Anzahl behandelter Patienten: > 10.000
Gabeschema: intrathekal, 5 × im 1. J., danach 3 ×/J. lebenslang
Häufige Nebenwirkungen: mit der LP bzw. Analgosedierung
Assoziierte Nebenwirkungen: Kopfschmerzen, Übelkeit, Erbrechen
Kosten: im 1. J. 572.383 EUR, danach 286.191 EUR /J.

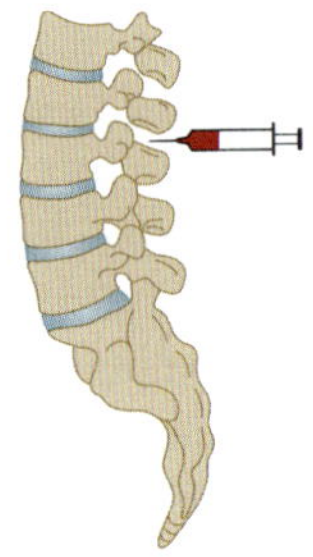

Risdiplam (Evrysdi®)
Antisense-Oligonukleotid/Small Molecule
Zugelassen seit 2021
Indikationsbereich: Patienten ≥ 2 Mon., bis 4 *SMN2*-Kopien
Anzahl behandelter Patienten: > 8000
Gabeschema: täglich p. o., lebenslang
Häufige Nebenwirkungen: orale Aphten, Durchfall
Kosten max. (bei Gewicht > 20 kg): 332.851 EUR/J.

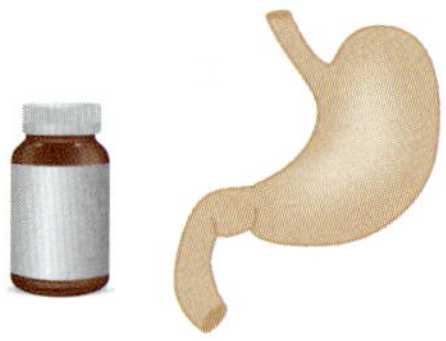

Onasemnogen-Abeparvovec (Zolgensma®)
Genadditionstherapie via AAV9-Vektor
Zugelassen seit 2020
Indikationsbereich: bis 3 *SMN2*-Kopien, etablierter Gewichtsbereich ≤ 13,5 (15) kg
Anzahl behandelter Patienten: > 2300
Gabeschema: einmalige i. v. Gabe
Häufige Nebenwirkungen: Transaminasenanstieg, autoimmune Hepatitis, Thrombozytopenie, Leukopenie, Fieber, Erbrechen
Kosten: einmalig 2.260.000 EUR

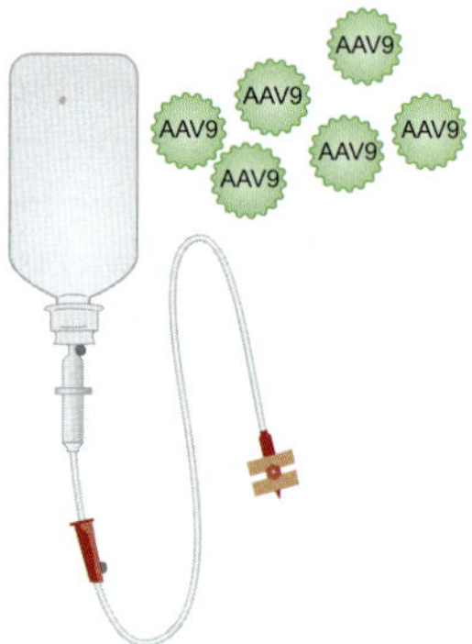

Abb. 14.5 Medikamentöse Therapien der SMA [L231]

DNA-Molekül (sog. Episom) im Zellkern. Das Virus ist nicht replikationsfähig und nicht humanpathogen.

Weltweit wurden bisher über 2300 Patienten behandelt.

Die bisher am längsten nachbeobachteten Patienten aus einer der Zulassungsstudien wurden bisher max. 6 J. verfolgt und zeigen bisher eine anhaltende Wirkung der Therapie (Mendell et al. 2021).

Nebenwirkungen: Die Nebenwirkungen der Therapie mit Zolgensma® sind immunologisch vermittelt. Darüber hinaus scheinen die Nebenwirkungen positiv mit dem Körpergewicht sowie dem Alter zu korrelieren.

Nach Infusion von Zolgensma® werden Fieber, Erbrechen, ein Anstieg von Transaminasen bis hin zu akutem Leberversagen sowie Thrombozytopenien beobachtet.

In der Zulassungsstudie wurden Leberwerterhöhungen bei 12 % der Patienten beobachtet (Novartis 2021). In den Fallberichten nach Zulassung des Medikaments, welche im Vergleich zur Zulassungsstudie auch ältere und schwerere Patienten enthielten, kam es deutlich häufiger (67–100 %) zu einer transienten Erhöhung der Leberwerte. Bei ca. 10 % wurden stärkere Erhöhungen der Transaminasen im Sinne akuter Hepatopathien beobachtet, die z. T. eine Hochdosissteroidtherapie notwendig machten (Waldrop et al. 2020; Friese et al. 2021; Weiß et al. 2022).

Bisher sind zwei Fälle mit akuten Hepatopathien mit tödlichem Ausgang über die Medien bekannt geworden, diese wurden jedoch bisher nicht wissenschaftlich publiziert.

Anaphylaktische Reaktionen während oder kurz nach der Infusion sind grundsätzlich denkbar, aber bisher nicht publiziert.

Eine seltene Nebenwirkung stellt die thrombotische Mikroangiopathie dar, die zu einem Nierenversagen führen kann. Bisher wurden neun Fälle berichtet, einer davon mit tödlichem Ausgang (Guillou et al. 2022).

Alle Patient*innen erhalten daher routinemäßig ab dem Tag vor der Zolgensma®-Infusion eine p. o. Prednisolon-Therapie (1 mg/kg/d) zur Immunmodulation. Diese wird für mind. 1 Mon. fortgeführt und danach ausgeschlichen. Die Dosis kann bei steigenden Transaminasen und/oder fallenden Thrombozytenzahlen erhöht werden. Die Behandlungsdauer muss oft individuell verlängert werden.

Nach Behandlung mit Zolgensma® schließt sich eine intensive Nachsorge an. Die Routinevisiten erfolgen wöchentlich in den ersten 4 Wo., 2-wöchentlich im 2. und 3. Mon., monatlich bis Ende des 6. Mon., 3-monatlich bis Ende des ersten Jahres und danach alle 4 Mon. (Ziegler et al. 2020).

14.5.4 Vor- und Nachteile der verschiedenen Therapieoptionen der SMA

Bisher liegen keine direkt vergleichenden Studien zu den drei medikamentösen Therapien der SMA vor. Der Therapieeffekt hängt aber bei allen Therapien v. a. vom Alter und vom Krankheitsstadium bei Beginn der Therapie ab. Je früher die Therapien eingesetzt werden, desto besser ist der klinische Verlauf. Besonders beeindruckende Ergebnisse erzielt man bei einer präsymptomatischen Therapie.

Für **Nusinersen** liegt die längste Nachbeobachtungsdauer hinsichtlich Wirksamkeit und Sicherheit vor. Die ältesten behandelten Patienten aus der Zulassungsstudie sind 7 J. alt, eine weiterführende Open-Label-Studie zeigte im Verlauf eine anhaltende Wirkung (Castro et al. 2020).

Die Nebenwirkungen umfassen zumeist die typischen Nebenwirkungen einer Lumbalpunktion. Hinzu kommen potenzielle Nebenwirkungen im Falle einer Analgosedierung für die Lumbalpunktion.

Insgesamt sind schwere Nebenwirkungen sehr selten (Darras et al. 2019). Ob eine Behandlung in demselben Intervall auch noch im Erwachsenenalter notwendig ist, bleibt offen, ebenso, ob eine Dosissteigerung oder Verkürzung der Dosisintervalle zu einem verbesserten Therapieansprechen führt.

Bei der Behandlung mit **Onasemnogen-Abeparvovec** handelt es sich um eine Einmalinfusion, was hinsichtlich Hospitalisierungszeit deutliche Vorteile gegenüber einer lebenslangen Behandlung mit Nusinersen bietet. Jedoch ist die Last an möglichen, auch ernsten Nebenwirkungen in den ersten 3 Mon. nach der Infusion erheblich, genau wie die Anzahl an geplanten und ungeplanten Follow-up-Terminen. Nach den ersten 6 Mon. wird die Frequenz der Visiten auf alle 4 Mon. gestreckt, ab einem Zeitraum von 5 J. werden jährliche Visiten bis mind. 15 J. nach der Gentherapie empfohlen.

Es ist nicht bekannt, wie lange eine stabile *SMN1*-Expression nach der Genersatztherapie anhält. Die ältesten behandelten Patient*innen aus der Zulassungsstudie sind ca. 6 J. alt. Es zeigt sich bei diesen eine anhaltende Wirksamkeit der Behandlung (Mendell et al. 2021).

Für eine Behandlung mit Onasemnogen-Abeparvovec existiert bisher Erfahrung in der Behandlung bei Patienten bis zu einem Gewicht von 15 kg, wobei die aktuellen Leitlinien ein Maximalgewicht von 13,5 kg nahelegen. Daher kommen grundsätzlich für Patient*innen mit einem höheren Körpergewicht außerhalb von klinischen Studien aktuell nur Nusinersen und Risdiplam als Medikation infrage (Kirschner et al. 2020).

Im Verlauf kommt es bei den sitz-, aber nicht stehfähigen Patient*innen i. d. R. zu einer Skoliose (Wijngaarde et al. 2019). Diese kann eine Lumbalpunktion deutlich erschweren, sodass eine CT-gesteuerte Lumbalpunktion mit der entsprechenden Strahlenbelastung notwendig werden kann oder im Extremfall eine Lumbalpunktion unmöglich wird. In diesen Fällen bietet sich als krankheitsmodifizierende Therapie **Risdiplam** an, da dieses Patientenkollektiv i. d. R. aufgrund des zu hohen Körpergewichts für die Gentherapie nicht infrage kommt.

Ein gewichtiger offener Punkt ist die **Frage nach Vor- und Nachteilen der Kombination** verschiedener SMA-Therapeutika. Erste Erfahrungen wurden in Fallberichten veröffentlicht (Wood et al. 2017; Oechsel und Cartwright 2021), klinische Studien laufen aktuell.

14.6 Neugeborenen-Screening

Um dem Anspruch einer frühen Identifikation entsprechender Patient*innen gerecht zu werden, wurde ab dem 01.10.2021 in Deutschland das Neugeborenen-Screening auf das Vorliegen einer 5qSMA-Mutation eingeführt.

Erstmals wurde hier, wie auch bei dem zeitgleich eingeführten Screening auf schwere kombinierte Immundefekte, eine genetische Methode im Neugeborenen-Screening in Deutschland eingesetzt. Das Screening erfolgt mittels PCR zum Nachweis einer homozygoten *SMN1*-Deletion.

Das Ergebnis muss durch eine zweite, unabhängige Blutprobe bestätigt werden, i. d. R. wird in diesem Zuge auch die Bestimmung der *SMN2*-Kopienzahl erfolgen.

Nach Erhalt des Screening-Ergebnisses müssen die Patient*innen innerhalb von 3 Werktagen einen Termin in einem pädiatrischen neuromuskulären Zentrum zur Beratung und Einleitung einer Behandlung erhalten.

14.7 Zukünftige Herausforderungen

Die 5–6 % Fälle von compound heterozygoten SMA-Patienten (➤ Kap. 14.2) werden im Neugeborenen-Screening nicht detektiert.

Unter anderem deswegen ist es auch weiterhin für alle Kinderärzte von Bedeutung SMA-verdächtige Symptome rasch zu erkennen und auch bei negativem Neugeborenen-Screening eine rasche genetische Diagnostik einzuleiten. Hierbei ist es entscheidend, auch nach Punktmutationen im *SMN1*-Gen suchen zu lassen.

Die neuen Therapieoptionen geben den Patient*innen und ihren Familien Hoffnung auf ein Überleben und im Fall der präsymptomatisch behandelten Kinder auch auf ein Leben ohne Muskelschwäche. Für die behandelnden Ärzt*innen erweitert sich nunmehr das Krankheitsspektrum und die Komplexität des Managements der Erkrankung.

So dürften verschiedene **Patientengruppen** unterschiedliche **Bedürfnisse** im Laufe ihres Lebens haben:

1. Die Gruppe der in den Studien zum Neugeborenen-Screening identifizierten Patienten und die immer größer werdende Gruppe der seit dem 01.10.2021 gescreenten Kinder hat im besten Falle keine Symptome der SMA. Diese können jedoch bereits kurz nach Geburt auftreten, was die Wichtigkeit einer schnellen Therapie-Initiierung bei diesen Kindern unterstreicht: **„Time is motor neuron“.**
   Auch bei optimalem Verlauf verbleiben Belastungen für die Kinder und ihre Familien: Nach jetzigem Stand sind entweder lebenslange Gaben von Nusinersen oder Risdiplam notwendig oder eine engmaschige Nachsorge nach Therapie mit Zolgensma®, die nach aktuellem G-BA-Beschluss auf mind. 15 J. ausgelegt ist.
2. Eine zweite, kleinere Gruppe stellt Kinder dar, die zwar im Neugeborenen-Screening detektiert wurden, jedoch zum Zeitpunkt der Diagnosestellung bereits Symptome hatte (SMA Typ 0 und Typ 1a). Hier kann keine normale motorische Entwicklung erwartet werden, die Kinder bedürfen neben den medikationsspezifischen Visiten bzw. der Nachsorge weiterer Therapien. In erster Linie Physiotherapie und im Verlauf auch eine Versorgung mit Hilfsmitteln. Die Familien müssen sich trotz Neugeborenen-Screenings mit einer drohenden erheblichen Behinderung ihres Kindes auseinandersetzen.
   Ein Großteil dieser beiden genannten Gruppen wird der persönlichen Erfahrung nach mit der Gentherapie mit Zolgensma® behandelt.
3. Daneben gibt es eine größere Gruppe von älteren Kindern und Jugendlichen, die erst im Laufe des Lebens eine krankheitsmodifizierende Therapie erhalten konnten, entweder, weil sie bereits vor der Zulassung der spezifischen SMA-Therapien symptomatisch waren, und/oder in Ländern aufwuchsen, wo diese Therapien nicht verfügbar waren. Hier sind i. d. R. aufgrund des bereits zu hohen Gewichts bzw. Alters (wahrscheinlich verringert die mit zunehmendem Alter dichtere Blut-Hirn-Schranke zunehmend eine effektive Transduktion der Motorneurone; Wirth 2021) nur die Therapieoptionen Nusinersen (➤ Kap. 14.5.1) oder Risdiplam (➤ Kap. 14.5.2) verfügbar.
   Ihnen kann die Hoffnung auf ein Sistieren der Krankheitsprogression gegeben werden, um nicht weitere motorische Funktionen zu verlieren. Therapien, Hilfsmittel und Abhängigkeiten von sozialen Hilfen und Barrierefreiheit gehören zu ihrem Alltag.
4. Darüber hinaus gibt es die am schwersten betroffenen Jugendlichen und Erwachsenen, die keine motorischen Meilensteine erreicht, oder diese wieder verloren und oft deutlich eingeschränkte bulbäre Funktionen haben und daher von einer Ernährung per PEG-Sonde und Atemunterstützung bis hin zu permanenter invasiver Beatmung abhängig sind. Diese Gruppe kann am wenigsten von den neuartigen Therapien profitieren, da einmal untergegangene Motoneurone nicht wiederhergestellt werden können. Hier stellt sich oft die Frage, ob überhaupt eine medikamentöse Therapie sinnvoll ist, i. d. R. wird man hier zu dem Medikament Evrysdi® (Risdiplam) greifen, da diese p. o. Therapie eine deutlich geringere Belastung als die Nusinersen-Applikation darstellt.

14.8 Interdisziplinäre Versorgung

Bei allen symptomatischen Patienten ist eine interdisziplinäre Betreuung notwendig.

Wichtig sind regelmäßige **Physiotherapie** zur Vermeidung von Kontrakturen und zur Kräftigung der Muskulatur sowie **Atemtherapie.**

Bei nicht sitzfähigen und stehfähigen Patienten besteht ein Risiko für Hüftreifungsstörungen, sodass regelmäßige kinderorthopädische Kontrollen mit Röntgen der Hüften wichtig sind.

Sitzfähige, aber nicht gehfähige Patienten entwickeln i. d. R. im Laufe der Kindheit eine Skoliose, die orthopädisch kontrolliert und ggf. behandelt werden muss. Möglicherweise nimmt durch die Anzahl behandelter Patienten mit zwei *SMN2*-Kopien die Zahl an Kindern mit Skoliosen zu.

Kontrakturen führen des Weiteren oft zur Notwendigkeit von orthopädischen Eingriffen, wie z. B. Achillotenotomien.

Nicht gehfähige Patienten müssen regelmäßige Lungenfunktionstests erhalten und bei Auffälligkeiten eine Schlaflabordiagnostik.

Im Zusammenspiel mit Neuropädiatrie, Physiotherapie und Kinderorthopädie spielen Hilfsmittelversorger eine wichtige Rolle. **Hilfsmittel** dienen der Prävention von Komplikationen (z. B. Nachtlagerungsschienen zur Prävention von Achillessehnenverkürzungen) oder zur Verbesserung der Teilhabe und Mobilität (Therapiestuhl, Rollstuhl).

Psychologische Diagnostik, Beratung und Therapie sowie sozialarbeiterischer Beratung der Familien stellen eine weitere Säule der Versorgung von SMA-Patienten dar.

Dies alles unterstreicht die Wichtigkeit des interdisziplinären Ansatzes, wie er in sozialpädiatrischen Zentren als Schwerpunkte neuropädiatrischer Versorgung verwirklicht ist.

LITERATUR

Baranello G, Darras BT, Day JW et al. Risdiplam in Type 1 Spinal Muscular Atrophy. The New England journal of medicine. 2021; 384(10): 915–923. DOI: 10.1056/NEJMoa2009965.

Bertini E, Burghes A, Bushby K et al. 134th ENMC International Workshop: Outcome Measures and Treatment of Spinal Muscular Atrophy, 11–13 February 2005, Naarden, The Netherlands. Neuromuscular Disorders. 2005; 15(11): 802–816. DOI: 10.1016/j.nmd.2005.07.005.

Biogen. Fachinformation Spinraza. 2021.

Calucho M, Bernal S, Alías L et al. Correlation between SMA type and SMN2 copy number revisited: An analysis of 625 unrelated Spanish patients and a compilation of 2834 reported cases. Neuromuscular disorders, NMD. 2018; 28(3): 208–215. DOI: 10.1016/j.nmd.2018.01.003.

Castro D, Finkel RS, Farrar MA et al. Nusinersen in Infantile-onset Spinal Muscular Atrophy: Results from Longer-term Treatment from the Open-label SHINE Extension Study (1640). Neurology. 2020; 94 (15 Supplement): 1640.

Darras BT; Chiriboga CA, Iannaccone ST et al. Nusinersen in later-onset spinal muscular atrophy: Long-term results from the phase 1/2 studies. Neurology. 2019; 92(21): e2492-e2506. DOI: 10.1212/WNL.0000000000007527.

Darras BT, Masson R, Mazurkiewicz-Bełdzi⊠ska MR et al. Risdiplam-Treated Infants with Type 1 Spinal Muscular Atrophy versus Historical Controls. The New England journal of medicine. 2021; 385(5): 427–435. DOI: 10.1056/NEJMoa2102047.

Dubovitz V. Infantile Muscular Atrophy. A Prospective Study with Particular Reference to a Slowly Progressive Variety. Brain: a journal of neurology. 1964; 87: 707–718. DOI: 10.1093/brain/87.4.707.

Erdos J, Wild C. Mid- and long-term (at least 12 months) follow-up of patients with spinal muscular atrophy (SMA) treated with nusinersen, onasemnogene abeparvovec, risdiplam or combination therapies: A systematic review of real-world study data. European journal of paediatric neurology, EJPN: official journal of the European Paediatric Neurology Society. 2022; 39: 1–10. DOI: 10.1016/j.ejpn.2022.04.006.

Finkel RS, Mercuri E, Darras BT et al. Nusinersen versus Sham Control in Infantile-Onset Spinal Muscular Atrophy. The New England journal of medicine. 2017; 377(18): 1723–1732. DOI: 10.1056/NEJMoa1702752.

Friese J, Geitmann S, Holzwarth D et al. Safety Monitoring of Gene Therapy for Spinal Muscular Atrophy with Onasemnogene Abeparvovec – A Single Centre Experience. Journal of neuromuscular diseases. 2021; 8(2): 209–216. DOI: 10.3233/JND-200593.

Guillou J, Pellegars A de, Porcheret F et al. Fatal thrombotic microangiopathy case following adeno-associated viral SMN gene therapy. Blood advances. 2022; 6(14): 4266–4270. DOI: 10.1182/bloodadvances.2021006419.

Hoffmann J. Weiterer Beitrag zur Lehre von der progressiven neurotischen Muskelatrophie. Deutsche Zeitschrift f. Nervenheilkunde. 1891; 1(1–2): 95–120. DOI: 10.1007/bf01669211.

Kirschner J, Butoianu N, Goemans N et al. European ad-hoc consensus statement on gene replacement therapy for spinal muscular atrophy. European journal of paediatric neurology : EJPN : official journal of the European Paediatric Neurology Society. 2020; 28: 38–43. DOI: 10.1016/j.ejpn.2020.07.001.

Kwon D. Genetic therapies offer new hope against incurable brain diseases. Nature. 2021; 592(7853): 180–183. DOI: 10.1038/s41586-020-2388-4.

Lefebvre S, Bürglen L, Reboullet S et al. Identification and characterization of a spinal muscular atrophy-determining gene. Cell. 1995; 80(1): 155–165. DOI: 10.1016/0092-8674(95)90460-3.

Lefebvre S, Burlet P, Liu Q et al. Correlation between severity and SMN protein level in spinal muscular atrophy. Nature genetics. 1997; 16(3): 265–269. DOI: 10.1038/ng0797-265.

Mendell JR, Al-Zaidy SA, Lehman KJ et al. Five-Year Extension Results of the Phase 1 START Trial of Onasemnogene Abeparvovec in Spinal Muscular Atrophy. JAMA neurology. 2021; DOI: 10.1001/jamaneurol.2021.1272.

Mercuri E, Deconinck N, Mazzone ES et al.: Safety and efficacy of once-daily risdiplam in type 2 and non-ambulant type 3 spinal muscular atrophy (SUNFISH part 2): a phase 3, double-blind, randomised, placebo-controlled trial. The Lancet Neurology. 2022; 21(1): 42–52. DOI: 10.1016/S1474–4422(21)00367-7.

Mercuri E, Finkel RS, Muntoni F et al. Diagnosis and management of spinal muscular atrophy: Part 1: Recommendations for diagnosis, rehabilitation, orthopedic and nutritional care. Neuromuscular disorders, NMD. 2018; 28(2): 103–115. DOI: 10.1016/j.nmd.2017.11.005.

Novartis. Fachinformation Zolgensma®. 2021.

Oechsel KF, Cartwright MS. Combination therapy with onasemnogene and risdiplam in spinal muscular atrophy type 1. Muscle & nerve. 2021; 64(4): 487–490. DOI: 10.1002/mus.27375.

Prior TW, Leach ME, Finanger E. GeneReviews®. Spinal Muscular Atrophy. Hrsg. v. Adam MP, Everman DB, Mirzaa GM et al., Seattle (WA), 1993.

14

Ratni H, Ebeling M, Baird J et al. Discovery of Risdiplam, a Selective Survival of Motor Neuron-2 (SMN2) Gene Splicing Modifier for the Treatment of Spinal Muscular Atrophy (SMA). Journal of medicinal chemistry. 2018; 61(15): 6501-6517. DOI: 10.1021/acs.jmedchem.8b00741.
Roche. Fachinformation Evrysdi®. 2021.
Waldrop MA, Karingada C, Storey MA et al. Gene Therapy for Spinal Muscular Atrophy: Safety and Early Outcomes. Pediatrics. 2020; 146(3). DOI: 10.1542/peds.2020-0729.
Weiß C, Ziegler A, Becker LL et al. Gene replacement therapy with onasemnogene abeparvovec in children with spinal muscular atrophy aged 24 months or younger and bodyweight up to 15 kg: an observational cohort study. The Lancet Child & Adolescent Health. 2022; 6(1): 17–27. DOI: 10.1016/S2352–4642(21)00287-X.
Werdnig G. Zwei frühinfantile hereditäre Fälle von progressiver Muskelatrophie unter dem Bilde der Dystrophie, aber anf neurotischer Grundlage. Archiv f. Psychiatrie. 1891; 22(2): 437–480. DOI: 10.1007/BF01776636.
Wijngaarde CA, Brink RC, Kort Floor AS de et al. Natural course of scoliosis and lifetime risk of scoliosis surgery in spinal muscular atrophy. Neurology. 2019; 93(2): e149-e158. DOI: 10.1212/WNL.0000000000007742.
Wijnhoven TM, Onis M de, Onyango AW et al. Assessment of gross motor development in the WHO Multicentre Growth Reference Study. Food and nutrition bulletin. 2004; 25(1 Suppl): 37–45. DOI: 10.1177/15648265040251S105.
Wirth B. Spinal Muscular Atrophy: In the Challenge Lies a Solution. Trends in neurosciences. 2021; 44(4): 306–322. DOI: 10.1016/j.tins.2020.11.009.
Wood MJA, Talbot K, Bowerman M. Spinal muscular atrophy: antisense oligonucleotide therapy opens the door to an integrated therapeutic landscape. Human molecular genetics. 2017; 26(R2): R151–R159. DOI: 10.1093/hmg/ddx215.
Yeo CJJ, Darras BT. Overturning the Paradigm of Spinal Muscular Atrophy as Just a Motor Neuron Disease. Pediatric neurology. 2020; 109: 12–19. DOI: 10.1016/j.pediatrneurol.2020.01.003.
Zerres K, Rudnik-Schöneborn S, Forrest E et al. A collaborative study on the natural history of childhood and juvenile onset proximal spinal muscular atrophy (type II and III SMA): 569 patients. Journal of the Neurological Sciences. 1997; 146(1): 67–72. DOI: 10.1016/S0022–510X(96)00284-5.
Ziegler A, Wilichowski E, Schara U et al. Handlungsempfehlungen zur Gentherapie der spinalen Muskelatrophie mit Onasemnogene Abeparvovec – AVXS-101: Konsensuspapier der deutschen Vertretung der Gesellschaft für Neuropädiatrie (GNP) und der deutschen Behandlungszentren unter Mitwirkung des Medizinisch-Wissenschaftlichen Beirates der Deutschen Gesellschaft für Muskelkranke (DGM) e.V. Der Nervenarzt. 2020; 91(6): 518–529. DOI: 10.1007/s00115-020-00919-8.

KAPITEL

15

Péter Körtvélyessy

Die Frontotemporale Demenz

Kernaussagen

- Etwa 35 % aller ALS-Patienten entwickeln kognitive Defizite.
- 15 % aller ALS-Patienten entwickeln kognitive Defizite, die die Diagnosekriterien einer Frontotemporalen Demenz (FTD), mehrheitlich die Verhaltensvariante, erfüllen.
- 20 % aller Patienten mit einer FTD entwickeln eine ALS.
- Die TDP-43-Pathologie ist bei der ALS in 95 % und bei der FTD in mindestens 45 % der Fälle nachweisbar.
- Die FTD-Symptome bei FTD-ALS werden genauso behandelt wie bei FTD und vice versa.

15.1 Kognitive Störungen bei ALS – Gemeinsamkeiten mit der FTD

2005 bestätigte eine Studie klinische Beobachtungen, wonach viele Patienten mit einer ALS schon bei der Diagnosestellung, wenn auch nicht unbedingt bei den Erstsymptomen, kognitive Defizite oder Verhaltensauffälligkeiten aufwiesen. Zuerst vermutete man diese Symptome bei ungefähr der Hälfte der ALS-Patienten, was sich mittlerweile auf ca. ein Drittel der ALS-Patienten reduziert hat. Das Ausbilden von kognitiven oder behavioralen Symptomen wird auch mit einer schnelleren Progressionsrate der ALS in Verbindung gebracht. Ein **frühes Merkmal** der kognitiven Störungen bei der ALS ist ein Defizit in der Wortflüssigkeit. Bei diesen Patienten sieht man dann auch im Verlauf eine Zunahme der exekutiven Defizite oder Verhaltensauffälligkeiten (z.B läppischer Affekt und Distanzlosigkeit oder Apathie). ALS-Patienten, die nicht im Lauf des ersten Jahres ein kognitives Defizit entwickeln, sollten diese auch im Lauf der Erkrankung nicht ausbilden.

Die Ursachen sowohl für die kognitiven als auch Verhaltensstörungen bei ALS werden primär in einer Störung der Exekutivfunktionen gesehen, also klassischen, den frontalen Regionen zugesprochenen Attributen. So ist z.B. der Test zur Wortflüssigkeit bei Patienten mit einer ALS und zusätzlichem neuropsychologischem Defizit häufig auffällig langsam. Ausgestanzte Gedächtnisdefizite sind bei ALS nicht beobachtet worden, ähnlich der FTD.

Der „pseudobulbäre Affekt“ mit der emotionalen Instabilität wird heute nicht als Störung aus dem FTD-Formenkreis angesehen und bei FTD-Patienten auch nicht berichtet. In funktionellen MRT-Aufnahmen, aber auch MRT-Atrophiedaten, zeigt sich, dass der pseudobulbäre Affekt aus einer Störung des kortikopontinen-zerebellären Netzwerks heraus entsteht. Aus dieser Netzwerkstörung heraus erklärt sich auch das häufige Auftreten dieser Störung bei ALS-Patienten mit bulbärer Symptomatik. Der pseudobulbäre Affekt muss klinisch klar von den anderen Verhaltensstörungen getrennt werden, welche eine andere Behandlung erfordern und dem frontotemporalen Netzwerk zugeordnet werden, wie Apathie etc.

Etwa ein Fünftel der Patienten mit einer FTD entwickelt im Laufe der Erkrankung eine Motoneuronerkrankung. Diese wird dann genauso wie eine "reine" ALS mit Riluzol behandelt.

Eine weitere Gemeinsamkeit von ALS und FTD zeigte sich 2006 als die Genmutation *C9orf72* als Hauptursache der familiären ALS und familiären FTD gefunden wurde (s.u.).

Mittlerweile wurden über einen Konsensus diagnostische Kriterien für eine ALS-FTD definiert (Strong et al. 2017).

Aufgrund der häufigen Koinzidenz von bvFTD und PPA mit der ALS liegt in diesem Kapitel der Schwerpunkt auf diesen FTD-Syndromen und nicht den FTD-Syndromen mit dominanten extrapyramidalen Störungen wie der progressiven supranukleären Blickparese vom Richardson-Typ (PSP-RS), dem kortikobasalen Syndrom (CBS) oder der reinen Sprechapraxie (Apraxia of Speech, AOS; ➤ Abb. 15.1).

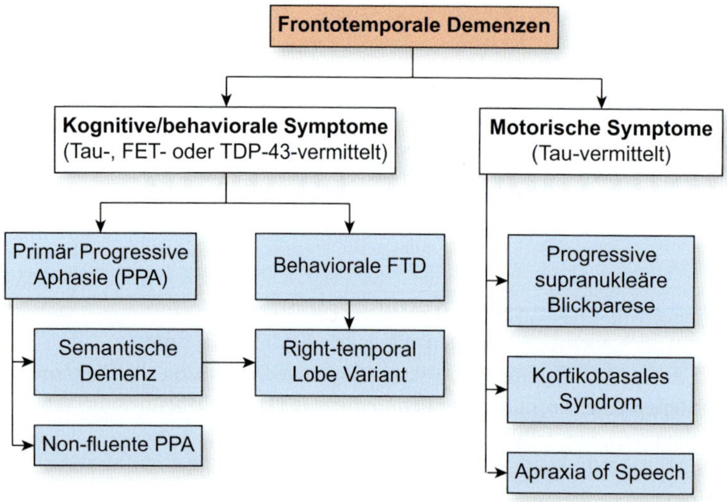

Abb. 15.1 Übersicht über die verschiedenen Formen der frontotemporalen Demenzen, unterschieden nach Symptomen [L231]

INFO

Konsensuskriterien für ALS-FTD[1]

Die Diagnose einer ALS-FTD basiert neben den bekannten Kriterien einer ALS auf der Existenz folgender Kriterien:
- Nachweis einer progredienten Verschlechterung des Verhaltens oder der Kognition **und**
  a) dem Vorhandensein von mind. 3 Kriterien von Rascovsky et al. (2011) für eine bVFTD **oder**
  b) 2 Kriterien nach Rascovsky et al. (2011) und einer Psychose oder mangelnder Krankheitseinsicht.
- Nachweis einer Verschlechterung in der Sprache oder Sprachproduktion, welche die Kriterien einer PPA nach Gorno-Tempini et al. (2011) erfüllen.

[1]nach Strong et al. 2017

15.2 Überblick über frontotemporale Demenzen

Die Frontotemporale Demenz ist die zweithäufigste Demenzform (nach der Alzheimer Demenz) bei einem Erkrankungsbeginn < 70 J. Die Bezeichnung frontotemporale Demenzen ist eine Zusammenfassung von pathologisch und klinisch heterogenen Krankheitsbildern, denen gemein ist, dass sie überwiegend von frontalen oder temporalen Gehirnregionen, zumeist einseitig, ausgehen. Diese betroffenen Regionen kann man neuropsychologisch in der Diagnostik gut eingrenzen. Ein wichtiges Unterscheidungskriterium ist außerdem die Abwesenheit von Alzheimer-typischen pathologischen Veränderungen, z. B. bei den Liquorparametern.

In der Gruppe der FTD werden klinisch wie neuropsychologisch verschiedene Formen unterschieden:
- die Verhaltensvariante der FTD, die sog. behaviorale FTD (bvFTD),
- die große, heterogene Gruppe der primär progressiven Aphasien (PPA) mit den Krankheitsbildern
  - nonfluente primär progressive Aphasie (nfPPA) und
  - semantische Demenz (semantische Variante der PPA svPPA).

Bisher sind epidemiologische Daten schwierig zu interpretieren, da häufig psychiatrische Erkrankungen oder Alzheimer-Demenz-Subtypen mit einer FTD verwechselt werden. Zum anderen gibt es langsam verlaufende bvFTD vom Verhaltenstyp, welche erst spät oder mittels Biomarker in der psychiatrischen Grundversorgung gefunden werden. Die FTD-Erkrankungen mit dominanten Bewegungsstörungen, wie die PSP-RS, die CBD oder die große Gruppe der PPA sind allerdings leicht zu diagnostizieren und fallen somit schnell auf. Die Epidemiologie der Gruppe der FTD ohne Bewegungsstörungen wird auf ca. 10–15 Fälle pro 100.000 geschätzt. Die Inzidenz liegt bei 2,7–4,1 Fälle auf 100.000 Personen in der Altersspanne von 45–64 J. Auch innerhalb der FTD-Symptome zeigt sich eine Altersverteilung. So beginnt eine bvFTD sehr selten nach dem 65. Lj., während die nfPPA sowie die FTD mit Bewegungsstörungen, insbesondere die PSP-RS, auch erst nach dem 65. Lj. auftritt.

Die durchschnittliche Überlebenszeit liegt bei der kombinierten ALS-FTD bei ca. 2,8 J. Sobald keine Motoneuronerkrankung zusätzlich vorhanden ist, verlängert sich die Überlebenszeit drastisch. So beträgt die mittlere Überlebenszeit bei der bvFTD 9,6 J., bei der nfPPA 7,7 J. und bei der svPPA 12,2 J. Bisher konnten weder Erkrankungsalter oder Bildungsgrad noch Lebensalter als Faktoren für ein längeres Überleben bei der FTD bestätigt werden. Weitere Risikofaktoren sind nicht bekannt. Es gibt Hinweise aus Autopsiestudien, dass Afroamerikaner seltener an einer FTD erkranken als Kaukasier.

Im Verlauf entwickeln FTD-Patienten zusätzlich Symptome der anderen Subtypen. So können bvFTD-Patienten aphasisch und/oder apraktisch, PPA-Patienten aggressiv und verhaltensauffällig werden. Im letzten Viertel der Erkrankung sind die

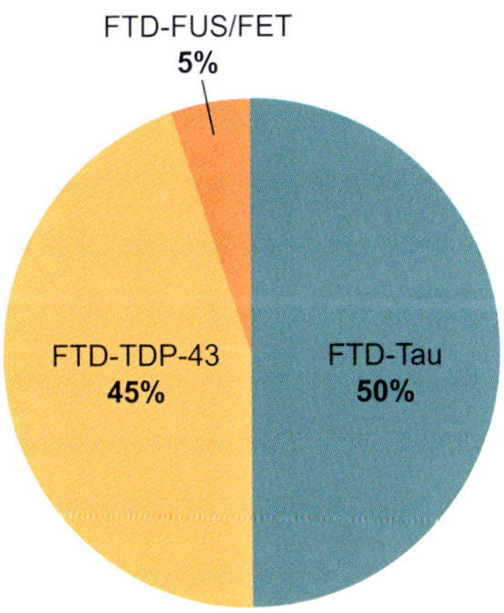

Abb. 15.2 Aufteilung der verschiedenen Pathomechanismen bei der FTD [L231]

Patienten meistens inert und adynam. Im Verlauf nehmen die **Schluckstörungen** aufgrund einer ALS oder einer Apraxie zu und sind die **Haupttodesursache.**

15.3 Pathomechanismus der FTD

Im Gegensatz zur ALS sind die einzelnen bei der FTD betroffenen Neuronengruppen kaum bekannt. Auch ist nicht klar, wie die Progression innerhalb des Gehirns abläuft. Es werden sowohl konnektivitätsbasierte als auch prionenähnliche Progressionsmuster diskutiert. Die Pathomechanismen können aber eindeutig in proteinbasierte und RNA-basierte Pathomechanismen differenziert werden (➤ Abb. 15.2).

15.3.1 Proteinbasierter Pathomechanismus – Tau

Etwa 50 % der FTD-Erkrankungen werden durch eine pathologische Akkumulation eines Tau-Proteins verursacht. Hier entstehen verschiedene spezifische Tau-Proteinformen, welche durch alternatives Spleißen entstanden sind. Diese akkumulieren in eine für die jeweilige Erkrankung spezifische Struktur als Tau-Einschlüsse. Das bedeutet, dass eine Erkrankung wie die PSP-RS oder die schwerste Ausprägung der bvFTD, dem Morbus Pick, jeweils unterschiedliche Tau-Einschlussstrukturen an verschiedenen Lokalisationen haben. Diese Strukturen kann man histopathologisch schon unter dem Mikroskop unterscheiden.

15.3.2 RNA-basierter Pathomechanismus – TDP-43 und FUS-FET

Die weiteren 50 % der FTD werden durch Akkumulation von Proteinen erzeugt, welche einen unmittelbaren Einfluss auf den RNA-Haushalt haben. Am häufigsten mit 90% ist die Akkumulation von Tar-DNA-Binding-Protein 43kDa (TDP-43). Das TDP-43-Protein steht an zentraler Stelle im RNA-Haushalt einer Zelle. Bei der FTD-TDP ist das TDP-43-Protein im Zytosol nachweisbar, obwohl es normalerweise nur im Zellkern vorhanden und dort für die Verteilung der RNA aus dem Zellkern zuständig ist. Bei der FTD lagert es sich im Zytosol häufig am Beginn des Axons an. Bei der TDP-43-FTD sind bei jeder bisher bekannten Form histopathologisch im Neuron TDP-43 Einschlüsse gefunden worden, wohingegen in den Gliazellen, wie z.B. den Oligodendrozyten, nur selten TDP-43-Einschlüsse gefunden werden. Diese TDP-43-Einschlüsse zeigen zudem ein unterschiedliches Muster bei den jeweiligen Syndromen. Auch bei den neuronalen Einschlüssen kann man für das jeweilige FTD-Syndrom typische histopathologische Formen erkennen.

Insgesamt werden ca. 10 % der Nicht-Tau-Erkrankungen von Störungen im FET-Proteinhaushalt hervorgerufen. Die große Familie der FUS-Ewing-Sarcoma-TAF15 (FET)-Proteine, zu denen auch das Fused-in-Sarcoma (FUS)-Protein gehört, haben allesamt eine bedeutende Stellung im RNA-Haushalt der Zelle. Einzig bei der FTD, welche eine FUS-Mutation als Ursache hat, findet man ausschließlich FUS-Proteine in den Proteinaggregaten. Mutationen im *FUS*-Gen rufen allerdings nur sehr selten eine FTD hervor. Im Allgemeinen löst eine FUS-Mutation das klinische Bild einer ALS aus.

Bei den sporadischen FTD-FET-Syndromen sind alle Proteine der Familie der FET-Proteine in den Einschlüssen zu finden.

15.4 Diagnostik

Die Diagnose der FTD kann in der überwiegenden Mehrzahl der Fälle mit der neurologischen Untersuchung und einer speziellen Anamneseerhebung sowie neuropsychologischer Testung gesichert werden. Allerdings gibt es gerade bei der bvFTD viele Grenzfälle oder bvFTD in frühen Stadien, die in einem Graubereich der neuropsychologischen Resultate enden. Hier werden sowohl bei der FTD als auch der ALS zunehmend Biomarker eine wichtige Rolle zukommen.

15.4.1 Klinik

FTD-Patienten behalten über den Krankheitsverlauf nicht einen Subtyp der FTD bei, sondern nehmen Merkmale anderer Subtypen auf. So haben Patienten mit einer bvFTD im Verlauf häufig sowohl klinische als auch neuropsychologische Zeichen der PPA. Auch kommen im Verlauf bei 20% Zeichen einer Beteiligung eines Motoneurons dazu. Insofern ist eine wiederholte klinisch-neurologische Untersuchung und Anpassung der Therapie notwendig.

Eine Zuordnung des jeweiligen Subtyps zu einer pathologischen Proteinopathie ist leider nur unzureichend möglich. Man findet in allen hier aufgeführten Subtypen jeweils Tau-, FET- und TDP-43-Pathologien.

- **Verhaltensvariante (bvFTD; ➤ Tab. 15.1):** Dieses Syndrom zeigt verschiedene klinische Ausprägungen. So muss das häufig blumig beschriebene Essverhalten nicht unbedingt zu Beginn gestört sein (s.u.). Insgesamt konnten bislang nur wenige klinische Merkmale als belastbare Hinweise auf eine bvFTD-Diagnose festgestellt werden. Hierzu gehören die mangelnde Selbstkontrolle (Disinhibition) mit den daraus resultierenden Störungen im Sozialverhalten, die ritualhaften, persevierenden, fast schon zwanghaft anmutenden stereotypen Verhaltensweisen oder aber auch die Hyperoralität, die zuerst durch unkontrolliertes Essen auffällig wird. Ein wichtiger Punkt in der Anamneseerhebung ist hier, dass das Verhalten im Vergleich mit der Primärpersönlichkeit abweicht. In der neuropsychologischen Testung zeigen sich dann auch Defizite in klassischen exekutiven Funktionen, wie beim Planungsverhalten oder in einer mangelnden Krankheitseinsicht.
- **Primär progressive Aphasien (PPA):** Allgemein gilt, dass bei jeder Aphasie, sei es nun mit einer FTD- oder Alzheimer-Pathologie, die einfache Frage, ob die Erkrankung mit einer Wortfindungsstörung begonnen hat, mit einem „Ja" beantwortet werden muss (➤ Tab. 15.2).
- **Nonfluente primär progressive Aphasie (nfPPA):** Bei diesem FTD-Syndrom ist die Sprache angestrengt und verlangsamt. Auch fallen Paraphasien und ein zunehmend vereinfachter Wortschatz auf (z. B. „Vogel" statt „Amsel"). In der Folge ist der Wortfluss vermindert. Die nfPPA-Patienten verfügen im Verlauf über keinen „motorisch-verfügbaren" Wortschatz und keine Grammatik mehr, um einen konstruierten Satz zu bilden. Im klaren Gegensatz zu Alzheimer-Patienten mit der logopenischen Variante der PPA, die den Beginn des Satzes vergessen und so nicht mehr beenden können. Die aphasische Störung bezieht sich meist auch auf das Sprachverständnis, wobei das Lesen sowie das Schreiben meist lange möglich sind. Dies zeigt sich in der neurologischen Untersuchung bei Patienten mit einer nfPPA sehr deutlich, da schon eine wenig komplexe Aufforderung oder mehrere Aufforderungen in einem Satz nicht mehr befolgt werden können, die Kommunikation über Schrift oder per Tablet aber noch gut funktioniert.
- **Semantische Demenz (svPPA):** Bei diesem FTD-Syndrom sind das gestörte Verständnis von einzelnen Wörtern sowie die Benennung von Objekten die prominentesten Merkmale. Im großen Gegensatz zur nfPPA sprechen

Tab. 15.1 Diagnostische Kriterien für die bvFTD[1]

Neurodegenerative Erkrankung	Um die Kriterien für eine bvFTD zu erfüllen, müssen diese Symptome vorhanden sein: Fortschreitende Verschlechterung des Verhaltens u./o. der kognitiven Fähigkeiten durch Beobachtung o. Anamnese (die von einem nahestehenden Angehörigen geliefert wird).
Mögliche bvFTD	Drei der verhaltensbezogenen/kognitiven Symptome müssen vorhanden sein. Die Feststellung erfordert, dass die Symptome anhaltende o. wiederkehrende Symptome u. nicht einzelne o. seltene Ereignisse sind: 1. Früh im Krankheitsverlauf: Verhaltensenthemmung 2. Früh im Krankheitsverlauf: Apathie o. Trägheit 3. Früh im Krankheitsverlauf: Verlust von Sympathie 4. Früh im Krankheitsverlauf: perseveratives, stereotypes o. zwanghaftes/ritualistisches Verhalten 5. Hyperoralität u. Ernährungsumstellung 6. Neuropsychologisches Profil: Exekutiv-/Generationsdefizite mit relativer Schonung der Gedächtnis- u. visuell räumlichen Funktionen
Bildgebungsergebnisse, die mit einer bvFTD übereinstimmen	Einer der beiden Punkte muss vorhanden sein: 1. Frontale u./o. anteriore temporale Atrophie auf MRT o. CT 2. Frontale u./o. anteriore temporale Hypoperfusion o. Hypometabolismus auf PET o. SPECT
Wahrscheinliche bvFTD	Alle Kriterien müssen erfüllt sein: 1. Erfüllt die Kriterien für mögliche bvFTD 2. Erhebliche funktionelle Beeinträchtigung 3. Bildgebungsergebnisse, die auf bvFTD hindeuten
Verhaltensabhängige FTD-Variante mit eindeutiger FTLD-Pathologie:	1. Kriterium u. entweder 2. o. 3. Kriterium müssen vorhanden sein: 1. Erfüllt die Kriterien für mögliche o. wahrscheinliche bvFTD 2. Histopathologischer Nachweis von FTLD in der Biopsie o. bei der Autopsie 3. Vorhandensein einer bekannten pathogenen Mutation
Ausschlusskriterien für bvFTD	1. u. 2. Kriterium müssen für jede bvFTD-Diagnose negativ beantwortet werden. Das 3. Kriterium kann positiv für eine mögliche bvFTD sein, muss aber negativ sein für eine wahrscheinliche bvFTD. 1. Das Muster der Defizite lässt sich besser durch andere, nicht degenerative Störungen des Nervensystems o. medizinische Erkrankungen erklären. 2. Die Verhaltensstörung ist besser durch eine psychiatrische Diagnose zu erklären. 3. Biomarker, die stark auf die Alzheimer-Krankheit o. einen anderen neurodegenerativen Prozess hinweisen.

[1] nach Rascovsky et al. 2011

Tab. 15.2 Kriterien für eine PPA[1]

Einschluss Die Kriterien 1–3 müssen positiv beantwortet werden.	1. Auffälligstes klinisches Merkmal sind Schwierigkeiten mit der Sprache. 2. Diese Defizite sind die Hauptursache für die Beeinträchtigung der Aktivitäten des täglichen Lebens. 3. Die Aphasie sollte das auffälligste Defizit bei Symptombeginn u. in der Anfangsphase der Erkrankung sein.
Ausschluss Die 4 Kriterien dürfen **nicht** erfüllt sein.	1. Das Muster der Defizite lässt sich besser durch andere nicht degenerative Erkrankungen des Nervensystems o. medizinische Erkrankungen erklären. 2. Die kognitive Störung lässt sich besser durch eine psychiatrische Diagnose erklären. 3. Ausgeprägte anfängliche Beeinträchtigungen des episodischen Gedächtnisses, des visuellen Gedächtnisses u. visuell perzeptive Beeinträchtigungen. 4. Ausgeprägte, anfängliche Verhaltensstörung.

[1] nach Mesulam 2003

svPPA-Patienten sehr viel und man hat Mühe, den Redefluss der Patienten zu unterbrechen. Da Objekte nicht gezielt benannt werden können, werden diese ausführlich umschrieben. Diese Einschränkung gilt auch für die Schriftsprache, sodass hier generell die Kommunikation auf allen Kanälen eingeschränkt ist. Eine Unterform der svPPA ist die svPPA mit Verhaltensstörungen, welche mit dem rechten, nicht dominanten Temporallappen (Right-Temporal-Variant) assoziiert wird. Diese Patienten haben nicht nur die Symptome einer semantischen Variante der PPA sondern zeigen bereits gleichzeitig mit Symptombeginn Verhaltensauffälligkeiten (➤ Tab. 15.3).

15.4.2 Neuropsychologie

Die FTD kann manchmal nur mit differenzierten neuropsychologischen Tests gut eingeteilt oder überhaupt diagnostiziert werden. Ein sehr einfacher, im klinischen Alltag wertvoller neuropsychologischer Test ist die **Einschätzung des visuell perzeptiven räumlichen Wahrnehmens.** Hierfür genügt es, eine wenig komplexe Figur (etwa die Figur aus dem MMST) nachzeichnen zu lassen.

Die neuropsychologische Testung sollte Testungen der Domänen soziale Kognition, exekutive Funktion, Sprache, episodisches Gedächtnis, Aufmerksamkeit und visuell räumliche Funktionen beinhalten. Auffällig ist bei FTD-Patienten, dass die Orientierung im Raum noch sehr lange gelingt unabhängig vom Subtyp.

Tab. 15.3 Diagnostische Kriterien für svPPA und nfPPA

Kriterien für die svPPA	
Beide **Hauptmerkmale** müssen vorhanden sein	1. Beeinträchtigung beim Konfrontationenbenennen 2. Beeinträchtigung des Ein-Wort-Verständnisses
Mindestens 3 der weiteren **diagnostischen Merkmale** müssen vorhanden sein	1. Beeinträchtigte Objektkenntnis, insbesondere bei niederfrequenten o. wenig geläufigen Objekten 2. Dyslexie o. Dysgrafie 3. Reduzierte Wortwiederholung 4. Reduzierte Sprachproduktion (Grammatik u. motorische Sprache)
Bildgestützte Diagnose der svPPA	
Beide Kriterien müssen vorhanden sein	1. Klinische Diagnose der svPPA 2. Bildgebung muss ein o. mehrere der folgenden Ergebnisse zeigen: a) Vorherrschende Atrophie des vorderen Temporallappens b) Vorherrschende Hypoperfusion des vorderen Temporallappens o. Hypometabolismus auf SPECT o. PET
svPPA mit eindeutiger Pathologie	
Klinische Diagnose (1. Kriterium) u. entweder 2. o. 3. Kriterium müssen vorhanden sein	1. Klinische Diagnose der semantischen Variante der PPA 2. Histopathologischer Nachweis einer spezifischen neurodegenerativen Pathologie (z. B. FTLD-Tau, FTLD-TDP, Alzheimer-Demenz u.a.) 3. Vorhandensein einer bekannten pathogenen Mutation
Klinische Diagnose der nfPPA	
Mindestens eines der beiden **Hauptmerkmale** muss vorhanden sein	1. Agrammatismus in der Sprachproduktion 2. Bemühtes, stockendes Sprechen mit inkonsistenten Sprach-Lautfehlern u. Verzerrungen (Sprechapraxie)
Mindestens 2 der 3 **weiteren Merkmale** müssen vorhanden sein	1. Beeinträchtigtes Verständnis von syntaktisch komplexen Sätzen 2. Beeinträchtigtes Verständnis von Einzelwörtern 3. Verschontes Objektwissen
Bildunterstützte Diagnostik der nfPPA	
Beide Kriterien müssen vorhanden sein	1. Klinische Diagnose der nfPPA 2. Bildgebung muss einen o. mehrere der folgenden Befunde zeigen: a) Vorherrschende linksposteriore frontoinsuläre Atrophie im MRT b) Vorherrschende linksposteriore frontoinsuläre Hypoperfusion o. Hypometabolismus auf SPECT oder PET
nfPPA mit eindeutiger Pathologie	
Klinische Diagnose (1. Kriterium) u. entweder 2. o. 3. Kriterium müssen vorhanden sein	1. Klinische Diagnose der nfPPA 2. Histopathologischer Nachweis einer spezifischen neurodegenerativen Pathologie (z. B. FTLD-Tau, FTLD-TDP, Alzheimer-Demenz u.a.) 3. Vorhandensein einer bekannten pathogenen Mutation

15

15.4.3 Bildgebung – MRT und PET

Jedes FTD-Syndrom hat spezifische Atrophiemuster im Gehirn. Bei nfPPA ist es der inferiore frontale Gyrus, bei svPPA ist es der inferiomesiale Temporalpol und bei bvFTD das Cingulum sowie frontale Inseln. Eine singuläre Hippocampusatrophie tritt bei der FTD im Frühstadium nicht auf. Im Allgemeinen gilt, dass alle drei PPA-FTD-Syndrome ein einseitiges Atrophiemuster zeigen. Die bvFTD betrifft beide Frontallappen und beide Temporallappenpole gleichermaßen. In frühen und mittleren Stadien hilft der Nachweis eines Hypometabolismus im FDG-PET sehr gut bei der Differenzierung von anderen Erkrankungen, da die Atrophiemuster, v.a. wenn sie beidseitig ausgeprägt sind, im MRT meist nicht eindeutig sind. Man weiß von großen Beobachtungsstudien asymptomatischer Mutationsträger mittels MRT-Bildverarbeitung, dass die Atrophien schon Jahre vor dem Symptombeginn detektiert werden können (Staffaroni et al. 2022).

15.4.4 Fluid Biomarker

Alzheimer-Biomarker Amyloidbeta 1–40 und 1–42/Gesamt-Tau/Tau181p

Es bestehen mittlerweile Möglichkeiten sowohl im Hirnwasser als auch im Blut demenzspezifische Proteine nachzuweisen. Im Allgemeinen gilt, dass Biomarker für die Alzheimer-Demenz, welche als Nachweis für eine Amyloidpathologie gelten, bei der FTD negativ sind. Sollte man bei einer PPA positive Alzheimer-Demenz-Biomarker im Liquor finden, ist dies ein Hinweis für die logopenische Variante der Alzheimer-Demenz. Es sei an dieser Stelle angemerkt, dass die üblichen Tau-Nachweise im Liquor keinen Bezug zu einer Tau-Pathologie haben, sondern nur zu Tau-Proteinen, welche im Rahmen einer Alzheimer-Demenz auftreten. Der Nachweis von Gesamt-Tau im Liquor zeigt einen nicht spezifischen Neuronenuntergang an, welcher bei der FTD diagnostisch nicht aussagekräftig ist.

Neurofilament Light Chain in Liquor und Blut

Neurofilament Light Chain (NfL) ist ein Protein, welches nahezu ausschließlich in Neuronen vorkommt und sehr gut einen neuroaxonalen Schaden abbildet. Wie bei der ALS, ist der Nachweis von NfL im Liquor auch bei der FTD von großem diagnostischem Gewinn. So zeigt sich, dass der NfL-Wert im Liquor bei > 90 % der FTD-Patienten pathologisch erhöht ist. In der Konstellation mit negativen Alzheimer-Markern im Liquor kann man so sehr gut eine Nichtalzheimer-Demenz abgrenzen und den neurologisch, sowie neuropsychologisch getätigten V.a. eine FTD bestätigen. Dies ist insbesondere zur Abgrenzung zu psychiatrischen Erkrankungen hilfreich, da diese keinen pathologischen NfL-Wert haben. Schwierig ist hier, dass die Altersgrenzen bei Liquor-NfL nicht so gut definiert sind, wie bei Serum-NfL. Der NfL-Wert ist aber aufgrund seiner nicht ausreichenden Spezifität und Sensitivität bei der FTD nur ein wichtiger Baustein. Niedrige, nicht pathologische NfL-Werte können bei langsam verlaufenden FTD genauso vorkommen, wie bei den ALS-Patienten mit langsamem Verlauf. Diese seltene Konstellation gilt es, zu beachten. Auch eignet sich der Serum-NfL-Wert nicht so gut für die Diagnostik, wie der Liquor-NfL-Wert, da der Serum-NfL-Wert vielen Einflussfaktoren unterliegt, z.B. Körpervolumen, Nierenfunktion und v.a. Schäden des peripheren Nervensystems, wie sie z.B. bei einem Sturz vorkommen. Die Serum-NfL-Werte schwanken schon bei Gesunden je nach Publikation um ca. 40–50 %, sodass in der Summe, gerade bei unklaren Fällen, einer Liquorpunktion mit Alzheimer-Biomarker- und NfL-Bestimmung der Vorzug zu geben ist. Bei asymptomatischen *FTD*-Gen-Mutationsträgern zeigen Modellberechnungen, dass der Anstieg des Serum-NfL und damit der vermutete Beginn der Pathologie 2–3 J. bei *MAPT*-Mutationsträgern und bis zu 10 J. bei *C9orf72*-Mutationsträgern vorher beginnt (Staffaroni et al. 2023).

Progranulin in Liquor und Serum

Der Nachweis von Progranulin sowohl im Serum als auch im Liquor ist immer noch Forschungszentren vorbehalten und hat sich in der Routine nicht durchgesetzt. Die Progranulin-Werte sind bei einer Mutation im Granulin-Gen sehr stark erniedrigt, insofern wäre die Bestimmung ein geeigneter Marker, um eine Mutation im *GRN*-Gen aus der Routine heraus zu entdecken. Auch gibt es zurzeit eine Vielzahl an experimentellen Therapiemöglichkeiten bei *GRN*-Mutationen auf Studienbasis, welche allesamt den Progranulin-Wert anheben müssten. In der Routine hat sich zwar die genetische Bestimmung von *GRN* als einem der drei Hauptgene bei der FTD durchgesetzt, aber nicht die routinemäßige Bestimmung des Progranulin-Proteins, obwohl es mehrere Studien gab, die einen erniedrigten Progranulin-Wert im Liquor bei FTD-Patienten gezeigt haben (Körtvelyessy et al. 2018)

15.5 Genetik

Die FTD ist eine Erkrankung mit einem sehr hohen Anteil an pathologischen, autosomal-dominanten Mutationen beim Pathomechanismus. In verschiedenen Studien zeigten sich zwischen 15 und 25 % aller FTD-Patient*innen mit einer autosomal-dominanten Genmutation, was für eine neurodegenerative Erkrankung hoch ist. Zum Vergleich: Bei der deutlich häufigeren Alzheimer-Demenz geht man von 1% der Patienten mit autosomal-dominanten Mutationen aus. Bei der FTD sind drei Mutationen verantwortlich für ca. 95 % aller genetischen FTD.

1. Punktmutationen im *MAPT*-Gen (codierend für das Protein Tau),
2. Punktmutationen im *GRN*-Gen (codierend für das Protein Progranulin) und
3. Mutationen als CCCCGG-Hexanucleotid-Repeat-Expansionen im *C9orf72*-Gen.

Die Häufigkeit der drei Mutationen ist regional äußerst unterschiedlich. So haben schätzungsweise 30 % aller FTD- + ALS-Patienten in Finnland eine *C9orf72*-Mutation, während andere Mutationen, wie die *MAPT* fast unbekannt sind. In Deutschland haben ca. 60 % aller FTD-Patienten mit einer autosomal-dominanten Mutation eine Hexanucleotid-Repeat-Expansion im *C9orf72*-Gen. In Japan hingegen ist diese Mutation eher sporadisch bekannt und die *MAPT*-Mutation eindeutig dominierend.

Symptombeginn und Erkrankungsdauer sind bei der *MAPT*-Mutation innerhalb einer Familie relativ ähnlich, während bei der *GRN*- und v.a. bei der *C9orf72*-Mutation große Unterschiede innerhalb der Familie bestehen können. Insbesondere die *C9orf72*-Mutation kann bei Mutationsträgern innerhalb einer Familie einmal einen Beginn mit FTD und einmal mit ALS auslösen. Die konkreten Gründe für diese Unterschiede sind nicht genau bekannt. Man geht von zusätzlichen genetischen, aber auch Umweltfaktoren aus, die hier kausal sein könnten. Zusätzlich ist unklar, wieso das FUS-Protein bei 5 % der FTD-Patienten histopathologisch identifiziert wird, aber nur in sehr seltenen Fällen Mutationen im *FUS*-Gen eine FTD auslösen, sondern nahezu immer eine ALS.

Andere wichtige Gene bei der FTD sind das *VCP*-Gen, *TMEM106B* als möglicher genetischer Modifikator bei der *GRN*- und *C9orf72*-Mutation, *TBK1*, *TARDBP* oder *OPTN*. Diese und andere Gene machen die restlichen ca. 5 % der genetischen FTD aus.

Mutationen im *GRN*, *VCP*- und *C9orf72*-Gen lösen einen TDP-43-vermittelten Pathomechanismus aus. Aber nur Mutationen im *VCP*- und *C9orf72*-Gen können auch zu einer ALS führen, nicht aber *GRN*-Mutationen. Auch hier sind die Gründe unbekannt.

15.6 Therapie

15.6.1 Kausale Therapie – in Studien und Einzelfällen

Es gibt zurzeit keine kausale Therapie der FTD unabhängig vom zugrunde liegenden Pathomechanismus. Allerdings ist in den letzten Jahren einiges in Bewegung geraten, v.a. bei genetisch verursachten FTD-Erkrankungen. Der Grund, wieso gerade bei genetisch verursachten FTD-Erkrankungen Therapien entwickelt werden, ist die Gewissheit über den kausalen Pathomechanismus. Insofern wird in absehbarer Zeit nur für FTD-Erkrankungen, die durch autosomal-dominante Mutationen verursacht wurden, eine kausale Therapie in Studien verfügbar sein, in der Hoffnung, dass diese Therapien dann auch bei nicht genetischen FTD eingesetzt werden können. Sowohl für *MAPT*- als auch für *C9orf72*- als auch *FUS*-Mutationen wurden und werden Antisense-Oligonukleotide (➤ Kap. 7.3) produziert. Diese sind noch im Studienstatus, sind aber besonders bei *MAPT*- und *FUS*-Mutationen durchaus Erfolg versprechend.

15.6.2 Symptomatische Therapie – wenige Studien, viele Fallserien

Im Allgemeinen gilt, dass die FTD sowie die FTD + ALS immer in Phasen verläuft und im letzten Drittel der FTD mit Apathie und inertem Verhalten andere Medikamente gegeben werden müssen, als z. B. bei einem hoch aggressiven bvFTD-Patienten.

Es gibt zahlreiche Fallserien über einen therapeutischen Effekt bei bestimmten FTD-Syndromen, welche sich dann in placebokontrollierten Studien nicht wiederholen ließen. Die nachfolgend aufgeführten Medikamente sind alle nicht für die FTD zugelassen und können daher nur nach sorgfältiger Abwägung und Besprechung mit dem Patienten in der **Off-Label-Therapie** angewandt werden.

- **Dextromethorphan/Chinidin (DMC):** funktioniert hauptsächlich über Dextromethorphan, einem NMDA-Rezeptor-Antagonist. DMC ist in den USA zur Behandlung des pseudobulbären Affekts zugelassen, welcher manchmal bei ALS-Patienten vorliegt. In Europa ist diese Substanz nur über die internationale Apotheke auf eigene Kosten zu beziehen. Die Kosten belaufen sich auf bis zu 2000 EUR/Mon.
- **Memantin:** ebenfalls ein NMDA-Rezeptor-Antagonist und in Deutschland für die Behandlung bei der Alzheimer-Demenz im mittleren und schweren Stadium zugelassen. Memantin ist ein immer noch häufig eingesetztes Medikament, da es positive Fallserien bei der FTD gab. Dies führte dann zu einer randomisiert-kontrollierten Studie, die keinen Vorteil von Memantin zeigte.
- **Tolcapon:** ein Catechyl-O-Methlytransferase-Hemmer und für die Behandlung bei Parkinson-Syndromen zugelassen. Eine kleine Studie hatte den Effekt bei bvFTD-Patienten untersucht und hier Verbesserungen bei neuropsychologischen Tests gesehen, obwohl die primären Endpunkte verfehlt wurden. Insgesamt sollte dieses Medikament, auch im Hinblick auf den starken Einfluss auf den Dopamin-Stoffwechsel, nur zurückhaltend angewandt werden, zumal größere Studien fehlen.
- **Trazodon:** Eigentlich ein deaktivierendes Antidepressivum mit einer Hauptwirkachse auf den Serotonin-Stoffwechsel. Bei bvFTD-Patienten zeigte es als bisher einziges

Medikament einen signifikanten Effekt auf Agitation, Störung des Essverhaltens, Irritabilität und allgemeine depressiven Symptome.
- **Citalopram:** Dieses häufiger verschriebene Antidepressivum hat bisher keine signifikanten, placebokontrollierten Daten bei FTD-Patienten gezeigt.
- **Hydroxychloroquin:** In einer tierexperimentellen Vergleichsstudie zeigte sich, dass Chloroquin die Progranulin-Konzentration im Gehirn erhöht und damit neuroprotektiv wirkt. Angesichts der reichhaltigen Erfahrung mit Chloroquin aus anderen Fachbereichen und des günstigen Preises hat diese Medikation im Off-Label-Bereich zunehmend Anhänger gefunden.

Im Allgemeinen gilt, dass die FTD sowie die FTD + ALS immer in Phasen verläuft und im letzten Drittel der FTD mit Apathie und inertem Verhalten andere Medikamente gegeben werden müssen, als bei einem hoch aggressiven bvFTD-Patienten.

LITERATUR

Gorno-Tempini ML, Hillis AE, Weintraub S et al. Classification of primary progressive aphasia and its variants. Neurology [Internet]. 2011; Mar 15 [cited 2019 Mar 25];76(11): 1006–1014. www.ncbi.nlm.nih.gov/pubmed/21325651.

Körtvelyessy P, Heinze HJ, Prudlo J, Bittner D. CSF biomarkers of neurodegeneration in progressive non-fluent aphasia and other forms of frontotemporal dementia: Clues for pathomechanisms? Front Neurol. 2018; 9(JUL).

Mesulam M-M. Primary Progressive Aphasia – A Language-Based Dementia. N Engl J Med [Internet]. 2003; Oct 16;349(16): 1535–542. https://doi.org/10.1056/NEJMra022435.

Rascovsky K, Hodges JR, Knopman D et al. Sensitivity of revised diagnostic criteria for the behavioural variant of frontotemporal dementia. Brain. 2011; 134(9): 2456–2477.

Staffaroni AM, Quintana M, Wendelberger B et al. Temporal order of clinical and biomarker changes in familial frontotemporal dementia. Nat Med [Internet]. 2022; 28(10): 2194–2206. https://doi.org/10.1038/s41591-022-01942-9.

Strong et al. Amyotroph Lateral Scler Frontotemporal Degener. 2017 May; 18(3–4): 153–174. doi:10.1080/21678421.2016.1267768.

KAPITEL

16 Zusammenfassung

Patrick Weydt

Kernaussagen

- ALS und die anderen Motoneuronerkankungen sind aktuell nicht heilbar. Dies bedeutet aber nicht, dass sie nicht behandelbar sind.
- Das komplexe und sich meist rasch entwickelnde und schwere Krankheitsbild erfordert idealerweise eine koordinierte Behandlung durch ein gut abgestimmtes multidisziplinäres Team.
- Die dynamischen wissenschaftlichen Fortschritte auf verschiedenen Gebieten der ALS-Forschung geben Anlass zu wachsender Hoffnung auf eine nachhaltige Besserung der immer noch begrenzten therapeutischen Optionen. Die Vermittlung und Einordnung dieser Entwicklungen macht es notwendig, dass sich Ärzten, die ALS-Patienten betreuen, auf diesen Gebieten orientieren, um eine optimale Behandlung dieser komplexen Erkrankung zu ermöglichen.

Die ALS gilt als eine der schwerwiegendsten Diagnosen in der Medizin. Der unerbittliche Verlauf und die damit verbundenen erheblichen körperlichen und seelischen Belastungen für die Erkrankten, die Angehörigen sowie die Ärzten und Therapeuten haben zu einer starken Stigmatisierung geführt und leider lange Zeit einen therapeutischen Nihilismus bedingt. Dieser ist so nicht mehr gerechtfertigt.

Unterschiedliche ermutigende Fortschritte und Entwicklungen haben dazu geführt, dass über Jahrzehnte diese negativistische Grundhaltung langsam aufgebrochen werden konnte.

Sicher hatte 1995 die Zulassung von Riluzol als erstem Medikament, das den Verlauf der ALS positiv beeinflusst, eine wichtige Signalwirkung, selbst wenn der absolute Überlebenseffekt zwar statistisch robust nachweisbar, so doch für die Betroffenen kaum subjektiv erfahrbar ist.

Auch die Identifizierung von verschiedenen genetischen Ursachen der seltenen autonomen vererbten familiären Formen der ALS und die damit verbundene Entwicklung von aussagekräftigen Tiermodellen hat ganz neue Wege der Therapieentwicklung denkbar und begehbar gemacht. Zum einen hat die „Stummschaltung" des *SOD1*-Gens in klinischen Studien zu so vielversprechenden Effekten auf Biomarker und den klinischen Verlauf von familiären Formen der Erkrankung geführt, dass die ersten Zulassungsbehörden eine Markteinführung solcher Medikamente ermöglicht haben. Zum anderen macht die Identifizierung von asymptomatischen Mutationsträgern einen Therapiebeginn vor Manifestation der ersten Symptome prinzipiell denkbar, auch wenn hier noch komplexe logistische und ethische Herausforderungen zu bewältigen sind.

Bewegungen wie die Ice Bucket Challenge im Sommer 2014 und immer wieder engagierte einzelne Betroffene haben dazu beigetragen, dass die ALS und das Schicksal der ALS-Betroffenen entstigmatisiert und immer stärker in das öffentliche Bewusstsein gerückt wird. Dadurch werden private und öffentliche Mittel mobilisiert, mit denen die Versorgungsinfrastruktur für ALS-Patienten langsam verbessert wird.

Es hat sich gezeigt, dass sich auch abseits der Verfügbarkeit von effektiven pharmakologischen Therapien ein konzertiertes interdisziplinäres Versorgungskonzept direkt und positiv auf die Lebensqualität und möglicherweise sogar das Überleben von ALS-Erkrankten auswirkt. Eine zeit- und bedarfsgerechte Versorgung mit Hilfsmitteln und Pflegeangeboten ist entscheidend, um die Autonomie und Lebensqualität von ALS-Erkrankten und ihren Angehörigen so lange wie möglich zu erhalten. Dies erfordert nicht zuletzt handlungsfähige und gut informierte Ärzten, Therapeuten, Pflege- und Sozialberateren. Es bleibt zu hoffen und anzustreben, dass über verbesserte und gut koordinierte Behandlungsangebote an ALS-Erkrankte eine intensivierte klinische Forschung ermöglicht wird und eine Art „positiver" Circulus virtuosus entsteht, der letztendlich zur Entwicklung effektiver Therapien der ALS führt (➤ Abb. 16.1).

Ein positives Beispiel dafür, wie die Verfügbarkeit von effektiven krankheitsmodifizierenden Therapien Patienten-Communities mobilisieren kann, stellt sicher die spinale Muskelatrophie dar. Die verfügbaren genbasierten Therapien stellen bei Weitem noch keine Heilung der Erkrankung dar, auch wenn die Effekte bei sehr jungen Betroffenen sehr beeindruckend

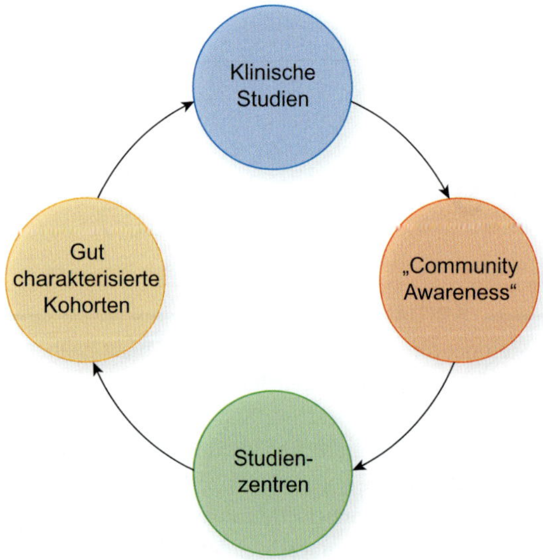

Abb. 16.1 Möglicher „positiver“ Circulus virtuosus [L231]

sind. Sie haben aber dazu geführt, dass SMA-Betroffene vermehrt Anschluss an Behandlungszentren suchen und so Fortentwicklungen der Therapieansätze ermöglichen.

KAPITEL

17

Patrick Weydt

Nützliche Adressen und Links

Adressen

Aachen
PD Dr. Robert Brunkhorst
Neuromuskuläre Ambulanz
Universitätsklinikum Aachen
Pauwelsstraße 30
52074 Aachen
https://www.ukaachen.de/kliniken-institute/neuromuskulaeres-zentrum-aachen/neuromuskulaeres-zentrum

Berlin
Prof. Dr. Thomas Meyer
Ambulanz für ALS und andere Motoneuronerkrankungen
Charité – Universitätsmedizin Berlin
Campus Virchow-Klinikum
Neurologische Poliklinik
Augustenburger Platz 1
13353 Berlin
www.als-charite.de
@als.nachrichten (Instagram)
Nachrichten für Menschen mit Amyotropher Lateralsklerose (facebook/YouTube)

Bochum
Dr. Ute Weyen
ALS-Ambulanz
Berufsgenossenschaftliches
Universitätsklinikum Bergmannsheil GmbH
Bürkle-de-la-Camp-Platz 1
44789 Bochum
www.bg-kliniken.de/universitaetsklinikum-bergmannsheil-bochum

Bonn
PD Dr. Patrick Weydt
Motoneuron-Ambulanz Bonn
Klinik für Neurodegenerative Erkrankungen
Universitätsklinikum Bonn
Venusberg-Campus 1
53127 Bonn
www.neurodeg.uni-bonn.de/motoneuronambulanz
@als_doc (Instagram)/@alsdocBonn (Twitter/X)

Dresden
PD Dr. René Günther
Universitätsambulanz für Motoneuronerkrankungen
des Universitätsklinikum Carl Gustav Carus Dresden
Fetscherstraße 74
01307 Dresden
www.als-dd.de

Düsseldorf
ALS-Ambulanz
PD Dr. Annemarie Hübers
Universitätsklinikum Düsseldorf
Moorenstraße 5
40225 Düsseldorf

Erlangen
PD Dr. med. Martin Regensburger
ALS-Ambulanz
Kopfkliniken
Universitätsklinikum Erlangen
Schwabachanlage 6
91054 Erlangen
www.molekulare-neurologie.uk-erlangen.de

Essen
Dr. Torsten Grehl
Ambulanz für Amyotrophe Lateralsklerose (ALS) und andere Motoneuronerkrankungen
Alfried Krupp Krankenhaus, Essen Rüttenscheid
Alfried-Krupp-Straße 21
45131 Essen
www.krupp-krankenhaus.de/neurologie/leistungsspektrum/amyotrophe-lateralsklerose-als-mit-ambulanz.html

Prof. Dr. Tim Hagenacker
Zentrum für Neuromuskuläre Erkrankungen
Klinik für Neurologie
Universitätsklinikum Essen
Hufelandstraße 55
45147 Essen
https://neuromuskulaer-essen.uk-essen.de/

Göttingen
N. N.
Spezialambulanz für ALS und andere Motoneuronerkrankungen
Klinik für Neurologie
Universitätsmedizin Göttingen
Robert-Koch-Straße 40
37075 Göttingen
https://neurologie.umg.eu/aerzte-zuweiser/spezialambulanzen/als-und-andere-motoneuronenerkrankungen/

Halle (Saale)
Prof. Dr. Markus Otto
Universitätsklinikum Halle (Saale)
Neuro-Ambulanz
Ernst-Grube-Straße 40
06120 Halle (Saale)
www.umh.de/einrichtungen/zentren/neuromuskulaeres-zentrum-halle-muskelzentrum

Hannover
Prof. Dr. Susanne Petri
Neuromuskuläre Sprechstunde/ALS-Ambulanz
MHH Hannover
Carl-Neuberg-Straße 1
30625 Hannover
www.mhh.de/neurologie/struktur-der-klinik/als-/-muskelsprechstunde

Jena
Dr. Annekathrin Rödiger
Neuromuskuläres Zentrum
Universitätsklinikum Jena
Neuromuskuläres Zentrum
Am Klinikum 1
07747 Jena
www.uniklinikum-jena.de/neuro/neuromuskulaer_undmotoneuron.html

Kassel
Dr. Clemens Eickhoff
Helios MVZ Kassel
Fachbereich Neurologie
Bergmannstraße 30
34121 Kassel
www.helios-gesundheit.de/ambulant/facharztpraxen-kassel/fachbereiche/neurologie

Leipzig
PD Dr. Petra Baum
Klinik und Poliklinik für Neurologie
Universitätsklinikum Leipzig
Liebigstraße 20
04103 Leipzig
www.uniklinikum-leipzig.de/einrichtungen/neurologie

Lübeck
Prof. Dr. Julian Großkreutz
Universitätsklinikum Schleswig-Holstein Campus Lübeck
Klinik für Neurologie
Neurologische Tagesklinik
Ratzeburger Allee 160
Haus D1
23538 Lübeck
www.uksh.de/zse-luebeck/Fachzentren/Fachzentrum+f%C3%BCr+seltene+neuromuskul%C3%A4re+Erkrankungen.html

Mannheim
PD Dr. Joachim Wolf
Diako Mannheim
Klinik für Neurologie
Spezialambulanz für Motoneuronerkrankungen und ALS
Speyerer Straße 91–93
68163 Mannheim
www.diako-mannheim.de/diako/medizin-pflege/fachabteilungen/neurologie

Prof. Dr. Jochen Weishaupt
Universitätsmedizin Mannheim
Universität Heidelberg
Theodor-Kutzer-Ufer 1–3
68167 Mannheim
www.umm.uni-heidelberg.de

München
Prof. Dr. Paul Lingor
Spezialambulanz für Motoneuronerkrankungen
Klinik und Poliklinik für Neurologie
Klinikum rechts der Isar der TU München
Ismaninger Straße 22
81675 München
www.premodials.med.tum.de

PD Dr. Peter Reilich MA
Klinikum der Ludwig-Maximilians-Universität München
Campus Innenstadt
Ziemsenstraße 1
80336 München
www.klinikum.uni-muenchen.de/Friedrich-Baur-Institut/de/institut/index.html

Dr. Florian Schöberl, MHBA
Klinikum der Ludwig-Maximilians-Universität München
Campus Großhadern
Marchioninistraße 15
81377 München
www.lmu-klinikum.de/neurologie/uber-uns/team/oberarztinnen/pd-dr-med-f-schoberl-mhba/c1778cd2dfc5d548

Prof. Dr. Thomas Klopstock
Friedrich-Baur-Institut
Ziemssenstraße 1a
80336 München
www.klinikum.uni-muenchen.de/Friedrich-Baur-Institut/de/institut/index.html

Münster
PD Dr. Matthias Boentert
Leiter ALS-Ambulanz/Bereich Neurologie am UKM-MHS
Klinik für Innere Medizin
UKM Marienhospital Steinfurt GmbH
Mauritiusstraße 5
48565 Steinfurt

Klinik für Neurologie mit Institut für Translationale Neurologie
Universitätsklinikum Münster
Albert-Schweitzer-Campus 1
48149 Münster
www.ukm.de/kliniken/neurologie

Regensburg
PD Dr. Zacharias Kohl
Klinik und Poliklinik für Neurologie
der Universität und des Universitätsklinikum Regensburg
Universitätsstraße 84
93053 Regensburg
www.ukr.de/zentrum-fuer-tiefe-hirnstimulation

Rostock
Prof. Dr. Johannes Prudlo
Neurologische Poliklinik der Universität Rostock
Gehlsheimerstraße 20
18147 Rostock
https://neurologie.med.uni-rostock.de/

Prof. Dr. Andreas Hermann
Sektion für Translationale Neurodegeneration „Albrecht Kossel"
Universität Rostock
18051 Rostock
https://albrecht-kossel-institut.med.uni-rostock.de/

Ulm
Prof. Dr. Johannes Dorst
Prof. Dr. Albert Ludolph (em.)
Spezialambulanz für Motoneuronerkrankungen
Universitätsklinikum Ulm
Klinik für Neurologie
Oberer Eselsberg 45
89081 Ulm
www.uniklinik-ulm.de/neurologie/team/albert-ludolph.html

Wiesbaden
Dr. med. Bertold Schrank
DKD Helios Klinik Wiesbaden
Neuromuskuläres Zentrum Rhein-Main
Fachbereich Neurologie
Aukammallee 33
65191 Wiesbaden
www.helios-gesundheit.de/kliniken/wiesbaden-dkd/unser-angebot/unsere-fachbereiche/neurologie/neuromuskulaere-erkrankungen/

Würzburg
Prof. Dr. Daniel Zeller
Motoneuronambulanz
Neurologische Klinik und Poliklinik
Universitätsklinikum Würzburg
Josef-Schneider-Straße 11 (Haus B1)
97080 Würzburg
www.ukw.de/neurologie

Schweiz
St. Gallen
Prof. Dr. Markus Weber
Kantonsspital St.Gallen
Muskelzentrum/ALS Clinic
Rorschacher Strasse 95
CH-9007 St.Gallen
www.kssg.ch/muskelzentrum

Links

Ohne Anspruch auf Vollständigkeit

Amyotrophe Lateralsklerose
www.mnd-net.de
www.orpha.net
www.dgm.org/diagnosegruppe/als-amyotrophe-lateralsklerose
www.dzne.de/aktuelles/hintergrund/amyotrophe-lateralsklerose-als
www.als-hilfe-bayern.de
www.lateralsklerose.info
www.hirnstiftung.org/alle-erkrankungen/amyotrophe-lateralsklerose-als/
dgn.org/junge-neurologie/amyotrophe-lateralsklerose-als/
www.alpha-nrw.de/wp-content/uploads/2020/06/alpha-amyotrophe-lateralsklerose-web.pdf
www.gesund.bund.de/amyotrophe-lateralsklerose
www.alleliebenschmidt.de
www.khagatharied.de/die-medizin-2/neurologie/als-home-care/

Spinale Muskelatrophie
www.ambulanzpartner.de
www.als-mobil.de
www.dgm.org/muskelerkrankungen/spinale-muskelatrophie-sma
www.initiative-sma.de/
www.hirnstiftung.org/alle-erkrankungen/spinale-muskelatrophie-sma/
www.muskelgesellschaft.ch/diagnosen/spinale-muskelatrophien-sma/
www.patientenstimme-sma.de/
www.vfl-wolfsburg.de/der-vfl/soziales-engagement/regionale-unterstuetzung/krzysztof-nowak-stiftung

Hereditäre spastische Spinalparalyse
www.hsp-info.de
www.gehn-mit-hsp.de
www.hsp-selbsthilfegruppe.de/hsp/
www.dzne.de/forschung/studien/klinische-studien/hsp-net/
www.hsp-hilfe.de/

Spinobulbäre Muskelatrophie
www.dgm.org/muskelerkrankungen/spinobulbaere-muskelatrophie-typ-kennedy-sbma
www.kennedysdisease.org/

Frontotemporale Demenz
www.dzne.de/aktuelles/hintergrund/frontotemporale-demenz-ftd/
www.deutsche-alzheimer.de/demenz-wissen/frontotemporale-demenz

Links International

Amyotrophe Lateralsklerose
www.als.net
www.encals.eu
www.alsnewstoday.com
www.mda.org/disease/amyotrophic-lateral-sclerosis
www.als.org/
www.als-mnd.org/
www.mndassociation.org/

Register